国家卫生健康委员会"十四五"规划教材

全国中医药高职高专教育教材

供中医学、针灸推拿、临床医学、康复治疗技术等专业用

医学心理学

第5版

主　编　孙　萍

副主编　杨小兵　张　帆

编　委　（按姓氏笔画排序）

孙　萍（重庆三峡医药高等专科学校）

李明芳（重庆三峡医药高等专科学校）

杨小兵（湖南中医药高等专科学校）

张　帆（山东中医药高等专科学校）

陆　璐（安徽中医药高等专科学校）

周立超（黑龙江护理高等专科学校）

孟艳君（山西中医药大学）

饶　睿（江西中医药高等专科学校）

贺彦芳（运城护理职业学院）

栗　艳（山西卫生健康职业学院）

徐　娜（滨州医学院）

龚　超（赣南卫生健康职业学院）

学术秘书　李明芳（兼）

人民卫生出版社

·北京·

图书在版编目（CIP）数据

医学心理学 / 孙萍主编 . —5 版 . —北京：人民
卫生出版社，2023.7（2024.11 重印）

ISBN 978-7-117-34919-2

Ⅰ.①医… Ⅱ.①孙… Ⅲ.①医学心理学 – 医学院校
– 教材 Ⅳ.①R395.1

中国国家版本馆 CIP 数据核字 (2023) 第 143474 号

人卫智网	www.ipmph.com	医学教育、学术、考试、健康，购书智慧智能综合服务平台
人卫官网	www.pmph.com	人卫官方资讯发布平台

医学心理学
Yixue Xinlixue
第 5 版

主　　编：孙　萍
出版发行：人民卫生出版社（中继线 010-59780011）
地　　址：北京市朝阳区潘家园南里 19 号
邮　　编：100021
E - mail：pmph @ pmph.com
购书热线：010-59787592　010-59787584　010-65264830
印　　刷：廊坊一二〇六印刷厂
经　　销：新华书店
开　　本：850×1168　1/16　　印张：11
字　　数：310 千字
版　　次：2005 年 6 月第 1 版　　2023 年 7 月第 5 版
印　　次：2024 年 11 月第 2 次印刷
标准书号：ISBN 978-7-117-34919-2
定　　价：49.00 元
打击盗版举报电话：010-59787491　E-mail：WQ @ pmph.com
质量问题联系电话：010-59787234　E-mail：zhiliang @ pmph.com
数字融合服务电话：4001118166　E-mail：zengzhi @ pmph.com

《医学心理学》
数字增值服务编委会

主　编　孙　萍

副主编　杨小兵　张　帆　李明芳　龚　超

编　委（按姓氏笔画排序）

孙　萍（重庆三峡医药高等专科学校）

李明芳（重庆三峡医药高等专科学校）

杨小兵（湖南中医药高等专科学校）

张　帆（山东中医药高等专科学校）

陆　璐（安徽中医药高等专科学校）

周立超（黑龙江护理高等专科学校）

孟艳君（山西中医药大学）

饶　睿（江西中医药高等专科学校）

贺彦芳（运城护理职业学院）

栗　艳（山西卫生健康职业学院）

徐　娜（滨州医学院）

龚　超（赣南卫生健康职业学院）

学术秘书　李明芳（兼）

修订说明

为了做好新一轮中医药职业教育教材建设工作，贯彻落实党的二十大精神和《中医药发展战略规划纲要（2016—2030 年）》《教育部 国家卫生健康委 国家中医药管理局关于深化医教协同进一步推动中医药教育改革与高质量发展的实施意见》《教育部等八部门关于加快构建高校思想政治工作体系的意见》《职业教育提质培优行动计划（2020—2023 年）》《职业院校教材管理办法》的要求，适应当前我国中医药职业教育教学改革发展的形势与中医药健康服务技术技能人才培养的需要，人民卫生出版社在教育部、国家卫生健康委员会、国家中医药管理局的领导下，组织和规划了第五轮全国中医药高职高专教育教材、国家卫生健康委员会"十四五"规划教材的编写和修订工作。

为做好第五轮教材的出版工作，我们成立了第五届全国中医药高职高专教育教材建设指导委员会和各专业教材评审委员会，以指导和组织教材的编写与评审工作；按照公开、公平、公正的原则，在全国 1 800 余位专家和学者申报的基础上，经中医药高职高专教育教材建设指导委员会审定批准，聘任了教材主编、副主编和编委；确立了本轮教材的指导思想和编写要求，全面修订全国中医药高职高专教育第四轮规划教材，即中医学、中药学、针灸推拿、护理、医疗美容技术、康复治疗技术 6 个专业共 89 种教材。

党的二十大报告指出，统筹职业教育、高等教育、继续教育协同创新，推进职普融通、产教融合、科教融汇，优化职业教育类型定位，再次明确了职业教育的发展方向。在二十大精神指引下，我们明确了教材修订编写的指导思想和基本原则，并及时推出了本轮教材。

第五轮全国中医药高职高专教育教材具有以下特色：

1.立德树人，课程思政　教材以习近平新时代中国特色社会主义思想为引领，坚守"为党育人、为国育才"的初心和使命，培根铸魂、启智增慧，深化"三全育人"综合改革，落实"五育并举"的要求，充分发挥思想政治理论课立德树人的关键作用。根据不同专业人才培养特点和专业能力素质要求，科学合理地设计思政教育内容。教材中有机融入中医药文化元素和思想政治教育元素，形成专业课教学与思政理论教育、课程思政与专业思政紧密结合的教材建设格局。

2.传承创新，突出特色　教材建设遵循中医药发展规律，传承精华，守正创新。本套教材是在中西医结合、中西药并用抗击新型冠状病毒感染疫情取得决定性胜利的时候，党的二十大报告指出促进中医药传承创新发展要求的背景下启动编写的，所以本套教材充分体现了中医药特色，将中医药领域成熟的新理论、新知识、新技术、新成果根据需要吸收到教材中来，在传承的基础上发展，在守正的基础上创新。

3.目标明确，注重三基　教材的深度和广度符合各专业培养目标的要求和特定学制、特定对象、特定层次的培养目标，力求体现"专科特色、技能特点、时代特征"，强调各教材编写大纲一定要符合高职高专相关专业的培养目标与要求,注重基本理论、基本知识和基本技能的培养和全面素质的提高。

4. 能力为先,需求为本　教材编写以学生为中心,一方面提高学生的岗位适应能力,培养发展型、复合型、创新型技术技能人才;另一方面,培养支撑学生发展、适应时代需求的认知能力、合作能力、创新能力和职业能力,使学生得到全面、可持续发展。同时,以职业技能的培养为根本,满足岗位需要、学教需要、社会需要。

5. 规划科学,详略得当　全套教材严格界定职业教育教材与本科教育教材、毕业后教育教材的知识范畴,严格把握教材内容的深度、广度和侧重点,既体现职业性,又体现其高等教育性,突出应用型、技能型教育内容。基础课教材内容服务于专业课教材,以"必需、够用"为原则,强调基本技能的培养;专业课教材紧密围绕专业培养目标的需要进行选材。

6. 强调实用,避免脱节　教材贯彻现代职业教育理念,体现"以就业为导向,以能力为本位,以职业素养为核心"的职业教育理念。突出技能培养,提倡"做中学、学中做"的"理实一体化"思想,突出应用型、技能型教育内容。避免理论与实际脱节、教育与实践脱节、人才培养与社会需求脱节的倾向。

7. 针对岗位,学考结合　本套教材编写按照职业教育培养目标,将国家职业技能的相关标准和要求融入教材中,充分考虑学生考取相关职业资格证书、岗位证书的需要。与职业岗位证书相关的教材,其内容和实训项目的选取涵盖相关的考试内容,做到学考结合、教考融合,体现了职业教育的特点。

8. 纸数融合,坚持创新　新版教材进一步丰富了纸质教材和数字增值服务融合的教材服务体系。书中设有自主学习二维码,通过扫码,学生可对本套教材的数字增值服务内容进行自主学习,实现与教学要求匹配、与岗位需求对接、与执业考试接轨,打造优质、生动、立体的学习内容。教材编写充分体现与时代融合、与现代科技融合、与西医学融合的特色和理念,适度增加新进展、新技术、新方法,充分培养学生的探索精神、创新精神、人文素养;同时,将移动互联、网络增值、慕课、翻转课堂等新的教学理念、教学技术和学习方式融入教材建设之中,开发多媒体教材、数字教材等新媒体形式教材。

人民卫生出版社成立70年来,构建了中国特色的教材建设机制和模式,其规范的出版流程,成熟的出版经验和优良传统在本轮修订中得到了很好的传承。我们在中医药高职高专教育教材建设指导委员会和各专业教材评审委员会指导下,通过召开调研会议、论证会议、主编人会议、编写会议、审定稿会议等,确保了教材的科学性、先进性和适用性。参编本套教材的1 000余位专家来自全国50余所院校,希望在大家的共同努力下,本套教材能够担当全面推进中医药高职高专教育教材建设,切实服务于提升中医药教育质量、服务于中医药卫生人才培养的使命。谨此,向有关单位和个人表示衷心的感谢!为了保持教材内容的先进性,在本版教材使用过程中,我们力争做到教材纸质版内容不断勘误,数字内容与时俱进,实时更新。希望各院校在教材使用中及时提出宝贵意见或建议,以便不断修订和完善,为下一轮教材的修订工作奠定坚实的基础。

人民卫生出版社有限公司

2023年4月

前　言

本次《医学心理学》(第 5 版)教材修订,是在全面贯彻落实党的二十大精神、《国家职业教育改革实施方案》和持续推进"三教"改革的大背景下进行的。本教材主要供三年制专科中医学、针灸推拿、临床医学、康复治疗技术等专业学生学习,也可作为临床一线医护人员继续教育培养和提高医学心理学知识必备的学习用书。

教材修订紧密对接新时代健康中国高质量卫生人才培养新需求,融合思政、融合标准、融合准入、融合资源更新教材内容,着力体现"以服务为宗旨,以就业为导向,以能力为本位"的人才培养模式,在教材编写和资源建设两个方面推进。突出新技术、新形式,体现新内涵、新资源,充分展示线上、线下混合式教学等特点编写而成。

章节安排上,保留上一版教材基本知识框架体系,按照心理学基础理论、心理社会因素与健康、心身障碍与临床、医学心理学基本治疗技术与临床应用四大模块,遵循基础理论知识递进、理论与实践应用统一,融学生价值塑造、专业知识传授和能力培养"三位"一体组织编写模式。强化"岗课赛证"融通,体现高职高专医学人才培养"应用型、技能型"特点,体现现代医学整体观,充分展现医学职业教育教学改革发展导向。修订再版的重点包括:

①突出思政育人。坚持正确的政治方向和价值导向,落实社会主义核心价值观。重视课程思政与医学心理学专业知识的有机融合。修订增加了课程思政育人要求,设立了"思政元素"模块,更新了学习目标,丰富了学习内容。②突出教材整体知识内容构建的科学性。以案例、问题为切入点,以"学习目标"为引导,从"课堂互动"切入,将医学心理学学科前沿新知识、新技术融入教材知识体系编写,将学科基本概念、基础知识、基本方法与临床实践应用有机融合,与执业医师资格考试紧密结合,强化学生解决实际问题能力和实践技能培养,结构设计合理,内容编排科学、梯度明晰。③突出"融合"创新。充分利用现代信息技术,通过视频、动画等数字资源形式,增强教材的适用性,是一本可读性较强的新型融合教材。④突出"双元"教材特色。编写团队既有高校教师,也有来自临床一线的专家骨干,较好地体现了医教融合、工学结合的现代职业教育先进理念。

本教材由来自全国 10 余所医药院校的教师和医药行业专家共 12 位编委共同编写完成。

由于学识、水平有限,编写时间仓促,教材中难免存在缺点和不当之处,恳请广大师生在使用过程中多提宝贵意见和建议,以便再版时修订。

《医学心理学》编委会

2023 年 4 月

目 录

第一章 绪 论

PPT课件

知识导览

ER-1-1

学习目标

1. 掌握医学心理学、医学模式的概念；医学心理学的基本观点、研究对象与研究任务。
2. 熟悉医学模式的转变与医学心理学的发展。
3. 了解医学心理学学科性质、发展简史；医学心理学的研究方法。

随着医学模式的发展与转变，现代健康观、疾病观被广泛应用于生命科学研究领域和临床医学与医疗实践中，对健康和疾病及其相关因素的认识，也从单一的重视生物、遗传等因素向心理社会因素拓展，心理学与医学的相互作用关系逐渐成为生命科学关注和研究的热点问题，医学也更加关注心理社会因素对人类身心健康和疾病的影响。由此，心理医学在现代医学中显示出越来越重要的作用，并逐渐发展形成为医学专业学生一门新兴的必修课程。

第一节 医学心理学概述

课堂互动

某三甲医院主任医生张某，男，45岁，博士研究生导师，市级重点学科带头人、知名胸外科专家。事业有成，婚姻美满，家庭和睦，孩子尚年幼。在一次医院组织的健康体检中，被确诊为晚期肺癌。入院时面色苍白、消瘦，情绪处于极度恐慌和焦虑不安中，否认患病，拒不入院，被同事强行护送肿瘤科接受检查和治疗。入院后神情淡漠、不吃、不喝、不睡，有严重的自杀倾向，拒绝所有检查和治疗。家属情绪激动，将患者生病的原因归咎于医院过重的工作和科研压力，不愿与医师、护士配合，医患关系紧张。

请思考：

1. 对照教材目录，该情景可能会涉及本书哪些章节的内容？
2. 医学心理学知识可能给予该患者及家属什么样的专业帮助？

一、医学心理学的基本概念

医学心理学（medical psychology）是心理学与医学相结合的产物，是心理学发展的一个重要分支。它将心理学的知识、理论和实验技术应用于现代医学领域，研究心理因素在人体健康和疾病的发生、发展、诊断、治疗和预防中的作用，并侧重从医学情境中身心相互影响的观点出发，研究在临床医学实践中个体心理活动发生、发展及其变化的规律。从广义上讲，医学心理学运用心理学的理论与方法探索心理因素对健康与疾病的作用方式、途径与机制，更全面地阐明人类躯体疾病与心理疾病的本质，协助医学揭示人类健康、战胜疾病的规律，寻找与丰富人类疾病诊断、治疗与预防的更全面、更有效的方法，提高医疗水平，促进人的身心健康。从狭义上说，医学心理学侧重研究心理因素在躯体疾病中的作用，关注心理因素与健康和疾病的关系，解决医学领域中有关健康和疾病的心理活动规律及其相应的最佳心理医学手段。

现代医学以促进人类健康，保持患者在医疗情景中身心处于最佳状态为医学工作的目标和重要工作任务。人是身心合一的统一体，"细胞 - 组织 - 器官"构成了生命的生物学特征，"意识 - 情感 - 个性"等构成了生命个体独特的精神心理活动。人的任何心理活动也同其生理活动一样，必然会反映在健康和疾病的问题上。心理学与现代医学的关系随着医学科学的发展更加紧密并有着千丝万缕的联系，具体表现在以下几个方面。

1. 心理社会因素是致病的重要原因　生物 - 心理 - 社会医学模式带来人类对健康和疾病的重新认识，揭示心理社会因素对健康和疾病的影响。在我国人群中最常见的病死原因已从过去的传染病，转变为心、脑血管疾病和肿瘤等，而这些疾病被认为与心理社会因素有密切关系。

知识链接

已有研究显示：发达国家综合性医院的门诊患者中，纯属躯体性疾病的患者约占 1/3，神经症和心身疾病患者约各占 1/3。与心理社会因素有关的患者数要占门诊患者总数的 60%～70%。在国内也有类似的报道。

2. 心理学理论知识已成为现代医学理论的重要基础　心理学的应激与应对理论、心理诊断与心理咨询、心理评估手段和方法等均已被广泛应用于现代医学实践中，并促进现代医学理论的创新发展。在现代整体医学中，应用心理学技术和方法评估患者心理状态，提出心理问题是整体医学的重要程序。

3. 心理学知识有助于建立良好的医疗人际关系　"语言能治病，也能致病"，说明了良好的医患人际交流具有药物无法替代的作用。医患关系的好坏直接影响临床医疗质量和医疗效果，而医护人员具备一定的心理学知识是医疗实践中建立医疗人际关系的基础。

4. 心理学技术和方法有助于疾病的治疗　许多躯体疾病都伴随有心理状态改变，特别在疾病早期，心理或情绪容易发生变化。而疾病早期生物学上往往只有功能变化，现有的许多生物学检查，一般在机体器质上的改变时才能显示出异常。因此，应用心理学的观察方法和测量技术，及时发现患者心理行为和情绪改变，可为疾病早期诊断治疗提供重要信息。

二、医学心理学的基本观点

医学心理学历经 100 多年学术思想的研究发展和医学心理学工作者多年科学的研究与实践，总结并形成自己的学科理论体系和思想观念，并在对人在健康和疾病的若干关系问题上建立了自己的理论体系，可归纳为以下六个方面。

1. 心身统一的观点　一个完整的个体应包括心、身两个部分，两者相辅相成。人对外界环境的任何刺激，心、身都是作为一个整体反应，即生理和心理反应。

2. 个体与社会保持和谐的观点　人不仅具有生物属性，而且具有社会属性。一个完整的个体不仅是生物的人，也是一个社会的人，他生活在特定的社会环境和人际关系网中，在庞大的社会关系和人际网络关系中相互作用又相互影响。人需要同这个外界环境系统保持和谐统一，才能维护身心健康。

3. 认知与评价的观点　心理、社会因素能否影响健康或导致疾病，不仅取决于心理、社会因素的性质和强度，还取决于个体对外界刺激的认知和评价，有时后者甚至占主导地位。

4. 主动适应与自我调节的观点 心理的主动适应和自我调节是个体与环境保持相对和谐一致的主要因素，也是个体抵御疾病和保护健康的重要力量。

5. 情绪因素作用的观点 情绪是人的精神心理活动的重要表现形式，对人类心理活动和社会实践有着极其重要的影响，其作用主要通过情绪对行为的调节和对外界环境的适应来实现。

6. 个性心理特征作用的观点 在成长发育的过程中，个体逐渐对外界事物形成了一个特定的反应模式，这种模式构成了个体相对稳定的个性心理特点，也成为某些疾病的易患因素。

上述六个观点贯穿于医学心理学研究和临床医疗实践的各个领域，不断丰富和完善医学心理学的理论并指导其实践工作。

三、医学心理学的学科性质及相关学科

医学心理学是生物 - 心理 - 社会医学模式下研究医学情景中与个体健康和疾病密切相关的心理现象的科学。了解医学心理学的相近学科，有助于我们更全面认识人的生理、心理的整体联动性，也更有利于深化医学从人的生命现象的宏观大体认识到微观和精神心理层面的认识。

从学科性质看，医学心理学既关注生命个体在疾病状态下生理和心理活动过程，也关注生命个体在社会和自然环境中心理发展的过程，它兼有自然科学和社会科学双重属性，属于自然科学和社会科学相结合的交叉学科，也是多学科知识交融的一门新兴边缘应用学科。

1. 健康心理学 健康心理学（health psychology）是心理学与预防医学相结合的一门学科。它侧重应用心理学知识与技术来增进心身健康和预防疾病，是把心理学的知识和技术应用于预防医学，研究维持心身健康的原则和措施，保持和促进心身健康，达到预防疾病的目的。

2. 心身医学 心身医学（psychosomatic medicine）是研究心身疾病的病因、发病机制、病理、临床表现、诊断、治疗和预防，即研究生物、心理和社会因素相互作用对人类健康和疾病影响及其相互关系的学科。随着心身疾病发病率越来越高，心身医学研究范畴更是不断扩大，已成为医学心理学的一个重要分支学科。

3. 心理生理学 心理生理学（psychological physiology）是研究心理活动与各种行为引起某些生理变化机制的学科，着重探讨生理活动，尤其是脑神经活动所导致的心理功能的变化。其研究成果为医学心理学的心身中介机制提供了许多理论依据。

4. 临床心理学 临床心理学（clinical psychology）是应用心理学的一个分支，是根据心理学知识和技术，解决人们心理问题的应用心理学科，1896 年首次由美国心理学家韦特默（Witmer L）提出，并以创建的第一个心理诊所为其产生标志。该学科研究的重点是借助心理测验对患者的心理和行为进行评估，并通过心理咨询和心理治疗等手段调整和解决个体的心理困扰和心理问题。

5. 异常心理学 异常心理学（abnormal psychology）也称病理心理学（pathological psychology），属于医学心理学的基础分支学科，是研究异常心理活动与病态行为发生、发展、变化原因以及发病机制及演变规律的学科。变态心理学的某些研究成果是医学心理学理论的重要来源，同时变态心理学研究的多种异常心理又是医学心理学中心理咨询、诊断、治疗等的服务内容。

6. 心理诊断学 心理诊断学（psychodiagnostics）是应用心理测验和临床评估等手段，对个体进行心理诊断的学科，是医学心理学重要的应用分支学科。

7. 心理治疗学 心理治疗学（psychotherapeutics）是指在心理学理论指导下，应用多种技术治疗各种心理行为障碍的学科，也是医学心理学重要的分支学科。

8. 咨询心理学 咨询心理学（counseling psychology）是研究心理咨询理论、咨询过程和咨

询方法等的学科,是应用心理学的理论指导生活实践的一个重要领域。为解决人们在学习、工作、生活、保健和防治疾病方面出现的心理问题提供有关的理论指导和实践依据,促进更好地适应社会、环境,增进身心健康。同时,也对心身疾病、变态心理、神经症和精神疾病恢复期的患者及家属进行疾病的诊断、治疗和康复等方面提供支持和指导,也是医学心理学的重要应用分支学科。

第二节　医学模式与医学心理学发展

一、现代心理学的产生与演变

ER 1-3

威廉·冯特与现代心理学

两千多年以前,人类就已经开始追寻心理现象的奥秘,但心理学从哲学的母腹中分化出来并成为一门独立的科学,是以 1879 年德国心理学家冯特在德国莱比锡建立的第一个心理实验室为标志。心理学在百余年时间以飞快的速度发展,特别是在 20 世纪二三十年代形成了许多心理学流派,同时也派生出许多分支学科,不断揭示人类心理和行为的奥秘,推动了心理学的科学发展。诞生于 19 世纪末叶的构造主义心理学,其创始人是冯特;19 世纪 90 年代产生于美国的功能主义心理学,其创始人是杜威(Dewey J);产生于 19 世纪末 20 世纪初的精神分析理论,创始人是奥地利的精神病学家弗洛伊德(Freud S);其后产生于美国的行为主义心理学和德国的完形心理学,其创始人分别是华生(Watson JB)和韦特默(Witmer L);产生于 20 世纪 50 年代末 60 年代初的人本主义心理学,创始人是美国心理学家马斯洛;20 世纪 50 年代后期产生于美国的认知心理学,创始人是西蒙(Simon HA)等人。

二、医学心理学的诞生与发展

1852 年,德国的洛采(Lotze RH)出版第一本《医学心理学》著作,提出医学心理学的概念,也标志着医学心理学的诞生。1890 年,美国心理学家卡特尔(Cattell JM)提出了"心理测验"这一术语。1896 年,冯特的学生韦特默在宾夕法尼亚大学建立了第一所以治疗"问题儿童"为主的心理诊疗所,并首先采用临床心理学一词。至此,医学心理学步入了逐步发展壮大的阶段。1908 年,耶鲁大学商科的大学生皮尔斯(Beers CW)出版《一颗失而复得的心》(*A Mind that Found Itself*),开创了心理卫生运动的先河。1909 年,为庆祝克拉克大学 20 周年校庆,弗洛伊德到美国讲学,首次将精神分析的方法介绍到美国。同年,芝加哥成立了第一个儿童行为指导诊疗所。医学心理学在美国发展较为迅速,特别是在第二次世界大战爆发前后,美国在部队中开展了大量的心理咨询、心理治疗、心理测验与心理康复工作。战后,因战争带来的精神心理创伤更需要心理的治疗与康复,美国退伍军人管理局也成为临床心理学工作者的最大雇主。在此时期,医学心理学逐步向应用方面发展。

从 20 世纪 50 年代以来,医学心理学有了长足的进步。许多新的研究成果与社会的需要紧密结合,如"恐惧易发生于妇女和左利手"的研究,引起了社会的反响。1977 年,美国成立了"行为医学研究组";1978 年,"健康心理学"作为医学心理学一个新的分支引起了广泛的关注。医学心理学的基础研究逐步深入,并形成一定的理论体系,临床心理学在综合医院里的应用也日益广泛。总之,国外医学心理学的发展不仅从理论上丰富了医学和心理学的基础理论知识,而且也直接为人类防治疾病作出了积极的贡献。

我国的心理学是在不断学习吸收和借鉴西方心理学的基础上逐渐形成并发展壮大的。20 世纪初我国第一本大学心理学课本《心理学大纲》出版,标志着我国现代科学心理学的开端。

1949 年，新中国成立以后，中国的心理学进入了新的历史时期。1955 年中国心理学会恢复，1956 年中国科学院心理研究所成立。1985 年，中国心理卫生协会成立。1990 年，中华医学会行为医学分会建立。1993 年，中华医学会心身医学分会成立。目前，已有 13 000 名会员的中国心理学会以及 30 000 名会员的中国心理卫生协会，与医学心理学相关的近 20 多种专业刊物，标志着国内医学心理学的学科建设和发展进入新的发展阶段。

三、医学模式转变与医学心理学

医学心理学随着医学模式及人类健康观的转变而得到快速的发展和广泛的应用。所谓医学模式是指一定时期内人们对疾病和健康的总的观点与认识，是医学发展的指导思想。在社会发展的不同历史时期，随着医学自身发展以及人类对健康需求的不断变化与提高，医学模式也不断发展和完善。其终极目标是运用医学模式思想，不断发展和完善医疗医学理论与实践，满足人类对健康的要求。医学模式的发展经历了以下几个阶段：

1. 神灵主义医学模式 神灵主义医学模式大约出现在 10 000 年前的原始社会，生产力水平极其低下，科学技术思想尚未建立，人们对健康和疾病的理解是超自然的，相信"万物有灵"，认为人类的生命和健康由"神灵"主宰，疾病和灾祸是天谴神罚。因此，当时治疗疾病的方法是祈求神灵和巫医、巫术。这种模式随着生产力水平的提高逐渐失去其存在的意义，但在一些偏远地区和某些文化群体还可见到它的遗迹。

2. 自然哲学医学模式 自然哲学医学模式于公元前 3 000 年前后开始出现。在我国，古代医学著作中提出"天人合一""天人相应"的观点；在西方，希波克拉底指出"治病先治人""一是语言，二是药物"的治疗观。这些观点至今仍有一定的指导意义，但毕竟是朴素的唯物论，带有一定的局限性。

3. 生物医学模式 生物医学模式诞生于欧洲文艺复兴后，随着自然科学的发展，人类自身奥秘得以揭示，西方医学开始摆脱宗教的禁锢，进入了一个崭新发展的时期。随着哈维创立血液循环说，魏尔啸在细胞病理学方面取得的重要成就，解剖学、生理学、微生物学和免疫学等生物科学体系的形成，外科领域消毒和麻醉技术的出现，各种抗生素和激素的研究与临床应用，以及研究者在细胞和分子领域取得的研究成果，人们在认识疾病和治疗疾病、预防疾病方面都取得了突破性进展。

生物医学模式使人类对疾病的认识从宏观到微观纵深发展，实现了医学发展的第一次飞跃，对人类健康与疾病有着不可磨灭的贡献。但在其发展中也逐渐暴露出生物医学的片面性和局限性。在认识论上，它往往倾向于将人看成是单纯的生物个体，而忽视了人的社会属性；在实际工作中，它重视躯体因素而不重视心理和社会因素；在科学研究中，它较多地着眼于躯体生物活动过程，而较少注意心理和行为的过程，以及对健康的影响；在思维的形式上，它往往强调"不是，就是"（不是有病就是健康），因而对某些功能性或心因性疾病，无法作出正确的解释，更无法得到满意的治疗效果，更将人类对疾病和健康的认识带入狭小的天地，也无法完全阐明人类健康和疾病的全部本质。在生物医学模式的影响下，人类对疾病的认知和关注更多地集中在机体生理病理的变化，忽略了心理社会因素对疾病的影响和作用，由此形成医学发展的第一时期——"以疾病为中心"阶段。医学理论和实践都关注的是疾病的病症和所导致的躯体障碍及其治疗措施和与之配套的治疗操作程序，医学工作的主要任务是协助医师诊断疾病、执行医师的医嘱和治疗方案。

4. 生物 - 心理 - 社会医学模式 随着社会及医学科学的发展，人们已经认识到不良生活方式、行为、心理、社会和环境因素同细菌、病毒一样成为健康的主要危害因素。1977 年，美国医生恩格尔在《科学》杂志上著文提出"需要新的医学模式"，批评了生物医学模式的"还原论"和

"心身二元论"的局限，提出了生物 - 心理 - 社会医学模式。这一观点认为，对于疾病和健康问题来说，无论是致病、治病、预防、康复及医学，都应将人视为一个整体，充分考虑到患者的心理因素和社会因素的特点，而不能机械地将它们分割开。生物 - 心理 - 社会医学模式的主要特征有：①承认心理社会因素是致病的重要原因；②关注与心理社会因素有关的疾病日益增多的趋势；③全面了解患者，尤其是他们的心理状态，这是诊断和治疗的重要前提；④重视心理状态的改变，因为它常常为机体功能的改变提供早期信息；⑤懂得应用心理治疗和心理医学作为提高医疗质量的重要措施；⑥利用良好的医患关系来增强治疗效果。

医学模式的转变带来人类健康观的改变，世界卫生组织（WHO）将健康定义为："健康不仅仅是没有疾病或异常，而且在生理、心理以及社会各方面都要保持完满状态。"现代医学心理学正是适应医学模式的转变，适应人类健康观的转变，把心理学的理论知识和技术广泛应用于现代医学研究和医疗实践之中，在医学研究领域与心理学研究领域之间架起了一座桥梁，促进了学科间的交叉融合，推动了现代医学科学的发展与进步。

弗洛伦斯•南丁格尔早在 100 多年前就已经认识到对患者进行医学时应当同时进行生物和心理两方面的医学，她指出："医学工作的对象不是冷冰冰的石块、木头和纸片，而是有热血和生命的人类"，同时她还注意到环境因素对疾病的影响。正是在生物 - 心理 - 社会医学模式的影响下，丰富发展了现代医学的理论，促进"以病人为中心"的现代医学发展的第二个重要阶段。强调对"人"的全面关注，医学工作的任务不仅关心患者的病症和障碍，同时也注意到引起病症和躯体障碍或由疾病所导致的心理、行为、家庭、社会角色、医学伦理等问题。医学心理学在这一时期得到快速发展，心理学的理论和技术被广泛引入医学理论和临床医学实践之中，并成为现代医学重要的组成部分。

20 世纪 70 年代，世界卫生组织提出"2000 年人人享有卫生保健"的战略目标，推动医学进入"以人的整体健康为中心"的第三个发展阶段。将医学定义为：医学是诊断和处理人类对其现存和潜在健康问题的反应。显然，"反应"包含了人的生理和心理两方面的反应。医学工作的任务不仅是解决患者现存的病症与障碍，而延伸到对健康影响的潜在心理问题的关注，为所有的人（患者和健康人）提供预防疾病和健康教育等方面的心理服务。心理学的理论与技术在医学理论研究与医学临床实践中得到进一步深化和拓展，医学心理学受到极大关注，其学科地位迅速提升，并成为现代医学教育重要的基础学科。

第三节　医学心理学的研究

一、医学心理学的研究对象与研究任务

医学心理学是医学和心理学相结合而形成的一门新兴交叉应用学科。它研究的对象是人，主要研究人的健康与疾病相互转化过程中的心理现象及其心理行为变化规律，并应用心理学的理论和技术为临床疾病提供诊断、治疗和预防的方法。它重视对人体各种疾病的心理问题的研究与探索，具体关注医学领域中的心理学问题，即研究心理因素在疾病病因、诊断、治疗和预防中的作用。

1. 研究心理社会因素在疾病的发生、发展和变化过程中的作用规律　人类的疾病大体分为三类：一是躯体疾病，二是心身疾病，三是精神疾病。在后两类疾病中，心理社会因素不仅是致病或诱发因素，也可以表现在疾病的症状上。第一类疾病，心理社会因素虽然不是直接的原因，但在患病后不同的心理状态影响着疾病的进展，有的还产生明显的心理障碍。

2. 研究心理因素对各器官生理、生化功能的影响　人是一个有思想、有感情、从事着各种社

会活动的高级生命体,社会属性是其本质属性,这就决定了人对外界所有的反应是作为整体性的,是生理和心理的有机统一。已有研究证明,有害的物质因素能够引起人的躯体疾病与心理疾病,有害的心理因素也能引起人的身心疾病。一个有机体为了对外界刺激的瞬息变化保持动态的平衡,其内部的生理、生物化学活动必须随外界刺激的变化而变化,也伴随心理活动和行为变化并以一定程度的情绪作出反应。情绪反应的程度,受到个体的认知评价、人格特征和应对方式等因素的制约。这种情绪反应反过来又调节着个体生理功能、生物化学功能的强弱。长期的负性情绪往往预示着心身障碍发生的可能性增加。

3. 研究个性心理特征或行为模式在疾病康复和医学中的作用　研究表明,不同性格特征的个体对应激源(stressor)产生各不相同的相对固定的生理、心理反应形式,这就是个性心理特征的表现。早年的生活事件、药物和环境因素的影响,当前的生活处境、人际关系、认知评价模式、应对方式等个体心理特征,均对疾病的发生、发展和康复有着重要的意义。例如,A 型行为与心脑血管病,C 型行为与癌症,饮食行为与糖尿病、肥胖分别有着密切关系。而同时个性心理特征或行为模式也影响着疾病或伤残的康复。如何使患者的心理活动在医学情景中保持最佳状态,也是医学心理学所要研究的重要课题之一。

4. 研究心理评估手段在医学与康复中的作用　心理评估是现代医学心理学研究的重要内容,也是使心理学变得可操作的一项重要任务。要了解患者的心理状态和心理特征,明确生物功能、心理功能和社会功能在患者身上的相互作用,明确心理干预与医学的效果及预后,这些均离不开心理评估手段的应用。

5. 研究如何运用心理治疗的方法对疾病实施治疗与护理、防病与养生保健　人的心理活动不仅伴有生理功能的变化,还能调节生理功能,使之受控于自己的意识。因此,通过积极的认知行为干预,使大脑对人的生理功能发挥良好的影响。如放松训练、心理治疗、医学气功、生物反馈等都是通过改善人的心理状态,从而调动大脑的自我调节机制,促进疾病的好转,增强患者社会适应能力,提高其生命质量。

二、医学心理学的研究方法

医学心理学是医学和心理学相交叉而形成的应用学科,所以它的科学研究方法兼有自然科学和社会科学的特点。根据所使用的研究手段,其研究方法可分为观察法、调查法、测验法和实验法;根据所研究的对象多少,可分为个案法和抽样法;根据所研究问题的事件性质,可分为纵向研究和横向研究。

1. 观察法　观察法是指研究者通过有目的地直接观察和记录个体或团体的行为活动,了解事实发现问题的方法。人的外貌、衣着、举止、言语、表情,人际交往的兴趣、爱好、风格,对人对事的态度,面临困难时的应对等,都可以作为观察的内容。观察法的优点是可以取得被试者不愿意或者没有报告的行为数据,缺点是观察的质量在很大程度上依赖于观察者的能力。而且,观察活动本身也可能影响被观察者的行为表现,使观察结果失真。观察法在心理评估、心理治疗、心理咨询中广泛使用。常用的观察法有下面几种。

(1)自然观察法:是在自然情景中对人或动物的行为作直接观察、记录和分析,从而解释某种行为变化的规律。优点是方法简便,不使被观察者产生紧张反应,材料来源合乎生活实际,缺点是费时、费力,得到的结果有偶然性。

(2)控制观察法:是在预先设置的情景中进行观察。其优点是快速,所得资料易做横向比较分析,缺点是易对被观察者产生影响,有时不易获得真实情况。

此外,还有主观观察、客观观察、日常观察、临床观察、直接观察和间接观察等。为了避免观察活动对被观察者行为的影响,原则上不宜让被观察者发现被人观察。为此可在实验室设监控电视,或在隔墙上安装单向玻璃,也可用照相、录音、录像等方法,以防止人为因素带来的偏差。对同一方式的重复观察进行时间抽样比较,综合分析得到的资料,具有较大的代表性和客观性。

2. 调查法 调查法是通过晤谈、访问、座谈或问卷等方式获得资料,并加以分析研究。根据调查方式不同可分为晤谈法和问卷法。

(1)晤谈法:是医学心理学最基本的方法,也是最重要的方法。这种方法的特殊之处在于谈话时有很强的目的性和在特定情景下谈话,因此它不同于一般的交谈,而是一种专门的技术。晤谈法应用于临床患者和健康人群,在心理评估、心理治疗、心理咨询和病因学研究中均被广泛采用。

(2)问卷法:是指事先设计调查表或问卷,当面或通过邮寄方式供被调查者填写,然后收集问卷,对其内容进行分析研究。问卷调查的质量取决于设计者事先对问题的性质、内容、目的和要求的明确程度,也取决于问卷内容设计的技巧性以及被试者的合作程度。问卷法的优点是简便易行,信息量大。

3. 心理测量法 心理测量法作为一种有效的定量手段在医学心理学工作中使用得很普遍,如人格测验、智力测验、症状量表等,本书将在第八章心理评估中介绍这种方法。

4. 实验法 实验法在医学心理学研究中占有重要位置。根据其实施方式可分为实验室内实验和实验室外实验。前者在实验室条件下研究,便于控制条件、使用仪器和使用工具,是主要的实验方式;后者可在实际生活和临床工作等情景中进行,接近自然,如果做得好,更有价值,但条件不易控制,结果分析难度大。

实验法运用刺激变量和反应变量来说明被操作的因素和所观察记录到的结果之间的关系,同时还严密注意控制变量的影响。实验法的刺激变量可以是物理的刺激,如声、光刺激,也可以是心理和行为的刺激,如心紧张刺激,还可以是社会性刺激,如情景刺激。同样,反应变量也可以是生理指标,如血压、脑电波,或心理行为指标,如记忆、情感、操作指标,或社会性指标,如功能活动变化等。实验法在科学上是最严谨的方法,但实验研究的质量在很大程度上取决于实验设计,例如由于实验组与对照组的不匹配,或受到许多中间变量(特别是心理变量)的干扰,都可能影响实验结果的可靠性。

5. 个案法和抽样法 个案法是对单一案例使用观察、交谈、测量和实验等手段进行研究的方法。个案法必须建立在丰富翔实的个案资料基础上。需要搜集的基本资料包括:身体健康状况、家庭生活背景、教育背景、职业、婚姻史、社会生活背景以及通过晤谈得到的人格发展历程和目前心理特征等。这些资料构成一个系统的传记,是一个发展变化的历史记录,对研究极为有用。个案法对于如狼孩、猪孩及无痛儿童等少见案例的全面、深入和详尽考察和研究有重要意义。

抽样法是针对某一问题通过科学抽样所作的较大样本的研究。如研究人群的行为特征与某种疾病的相关性就可采用抽样法。抽样法的关键是所抽取的样本要有代表性。

(孙 萍)

? 复习思考题

1. 什么是医学心理学?
2. 医学心理学关于健康和疾病的基本观点是什么?
3. 简述医学模式发展的阶段。

扫一扫,测一测

第二章 医学心理学的主要学派理论

PPT 课件

知识导览

课堂互动

小王参加工作了,很高兴地拨打了他高中同学的电话,想第一时间将自己的快乐分享给朋友,电话响了几声就被对方挂断了。

请思考:
1. 猜猜看,小王会有什么样的反应?
2. 哪些因素将决定他的反应?

20 世纪初,医学心理学进入快速发展时期,由此也产生了许多学派。不同的学派按照各自的学派理论和观点对人类生理疾病、心理疾病的发生机制作出了解释,下面介绍几种有影响的学派理论。

第一节 精神分析理论

精神分析理论(psychoanalysis)也称心理动力理论,产生于 1900 年,创始人是奥地利的精神病学家弗洛伊德,主张把无意识作为精神分析心理学的主要研究对象,并提出人格结构理论、性心理发展理论等。

一、精神分析学说提出的依据

弗洛伊德早期在用催眠术治疗歇斯底里患者时发现,在催眠状态下,患者如果能回忆与他的疾病有关的情感体验,叙说这些体验,并伴有相应的情感反应,醒后症状就会减轻,甚至消失。于是弗洛伊德认为,症状是由被患者压抑和排斥到其意识之外的曾经经历过的情感体验引起的。

二、主要理论及观点

(一)无意识理论
弗洛伊德认为:"范畴广泛的精神过程本身都是无意识的,而那些有意识的精神过程,只不过

9

是一些孤立的动作和整个精神生活的局部而已。"他认为人的意识领域分三部分，"意识""前意识"和"潜意识"。无意识理论是精神分析理论的主要概念之一。

1. 意识　是人能认识自己和认识环境的心理部分，在人的注意集中点上的心理过程都属于意识层次。如人对时间、地点、人物的定向力和对外界各种刺激的感知力等。意识实际上是心理能量活动浮于表面的部分。有学者把它比作海平面以上的可见的冰山之巅部分。

2. 前意识　存在于意识和潜意识之间，是指目前未被意识到，但在自己集中注意或经过他人的提醒下可以被带到的意识区域的心理活动和过程。

3. 潜意识　又称为无意识，是人无法直接感知到的那一部分心理活动，包括原始冲动和本能，以及一些不被社会标准、道德理智所接受的被人压抑着的本能、冲动和欲望，或明显导致精神痛苦的过去的事件。潜意识是人们经验的最大储存库，它虽然不被意识所知觉，但它是整个心理活动中最具动力性的部分，弗洛伊德认为它是各种精神活动的原动力。

随着心理学的发展，人们认为潜意识中不仅包括原始的冲动、本能、各种压抑的欲望和导致痛苦的事件等负性的内容，也包括我们所感知过、经历过的各种事情的记忆。例如：我们只要学过，所有学习过的知识都会存在于我们的大脑中，在考试时，我们有时会不知道题目的答案，只是感觉到某个选项是正确的，当我们以此作出选择时，往往会发现这个答案是正确的。

精神分析理论认为，被压抑到潜意识中的各种欲望，如果不能被允许进入到意识中，就会以各种变相的方式出现，如某女性被强暴后，这段不堪回首的记忆可能会被压到了潜意识中，如果受传统文化的影响，感觉到自己不洁，就有可能出现反复洗涤自己的行为。

（二）人格结构理论

弗洛伊德将人格划分为三个相互作用的部分，即本我（id）、自我（ego）和超我（superego）。

1. 本我（id）　是人格中最为原始、最为隐秘和最不易把握的部分，它处于无意识的深层。本我代表人的本性中的自然性或动物性的一面，不遵循逻辑，不知道善恶与是非，不关心社会的要求、价值和道德，它只是寻求直接满足，遵循"快乐原则"。

2. 自我（ego）　是人格的理性部分，是在本我的基础上发展起来的，是人格组织中专司管理和执行的部分。它负责保持人的心理活动的完整性，协调人格结构中各部分之间的关系以及自身同外界环境之间的关系，遵循"现实原则"。

3. 超我（superego）　是人格中的理想部分，从自我中分离并发展而来的，是人格结构中最为道德的部分，也是人心理的高级和超越个体的部分，遵循"道德原则"。

弗洛伊德认为人格是由本我、自我和超我三个部分交互作用而构成的。人格是在企图满足无意识的本能欲望和努力争取符合社会道德标准两者长期冲突的相互作用中发展和形成的，自我在本我和超我间起着协调作用。自我遵循现实原则，其本身也会与本我、超我产生冲突，当三者之间保持和谐时，人格呈现出健康的状态；如果三者之间的矛盾冲突无法调节时，就会产生病态行为、精神障碍，或生理疾病。

（三）性心理发展理论

性本能是心理分析理论中的一个重要的课题。这里的"性"已经不限于生殖器，而是含义更为广泛的概念。弗洛伊德认为它是驱使人活动甚至创造的一种潜在的力量。他将这种内在的力量称作"力必多"（libido）。性心理发展的大致过程如下：

1. 口欲期（0～1岁）　在这一时期，口唇是本我努力争夺的主要中心。如果婴儿在该阶段的需要得不到适当的满足（如断乳过早）或者被过度满足，便可能形成"口欲性格"，在成年期发展为过度的依赖性、不现实、富于幻想、执拗，以及过度的"口欲习惯"（如贪食、嗜烟酒和挖苦人等）。

2. 肛欲期（1～3岁）　这一时期，幼儿主要从保留和排泄粪便中获得满足。如果在这一阶段发生问题,幼儿便会体验到强烈的焦虑。这种焦虑如果持续存在,就会使其心理或行为"固着"于肛欲期,到成年时便会表现出固执、吝啬、整洁、过于节俭和学究气等。这种性格被称为"肛欲性格"。据推测,这类人容易罹患强迫症。

3. 性器官欲期(3~5岁)　此时儿童发现可以从抚弄生殖器中获得性欲满足。这个阶段对于儿童的心理发展极为重要,因为这一时期正是俄狄浦斯情结(oedipus complex,又称恋母情结)活跃、儿童开始由自恋转向他恋的时期,易出现恋母或恋父情结。

4. 潜伏期(6~12岁)　潜伏期不意味着性心理发展的中断或消失,而是儿童在外界影响下性欲被暂时"冻结",其兴趣转向外部,注意发展各种需要的规则、知识和技能,是超我形成的关键期。如果其性能量被压抑,则可能使得性活动倒退,回到性发展的初期,形成神经症和性心理障碍。

5. 生殖期　大致相当于青春期。此时,性器官的发育已经趋向成熟,性欲开始朝着生殖这一生物学目标飞速发展,性爱的对象不单指向自身和异性的父母,而指向家庭以外的异性。这种异性之恋是性成熟的标志之一。另一个重要的标志是健康的功能活动,即在性、社会和精神等诸方面都达到成熟和较完善的境界。具有这些特征的人,被称为"生殖型人格"者。

弗洛伊德认为,这五个阶段的发展顺序是由遗传决定的,每一发展阶段都有其特殊需要解决的问题。如果一个阶段的问题没解决,并被逐渐内化或被压抑到潜意识,就会影响下一阶段的成长,并且可能在不同的发展阶段再度明显化,成为行为或躯体功能障碍的原因。例如口欲期个体的快感主要来自口腔的活动,如吮食,进食。如果婴儿口腔的欲求因某种外部因素而受挫折(如断乳过早等),可能会产生固着现象,以后虽然年龄已超过1岁,但仍可能停留在以口腔活动(如过食行为)为主的方式来减轻焦虑的阶段,这被称为口欲期人格。

三、精神分析学说对心理疾病发病机制的解释

弗洛伊德认为童年时代的创伤、经历、未得到满足的欲望其实都未被遗忘,而是被深深地压抑在潜意识底层,通过转换作用造成了各种心理障碍,如有的转换成癔症,有的转换成躯体症状而成为心身疾病。例如,他认为神经症的发生过程是:童年压抑的欲望 + 现实心理冲突→焦虑→不恰当的心理防御→退化到童年的认识和行为中→各种症状出现。弗洛伊德认为只有通过各种方法(见第十章心理治疗)挖掘压抑的潜意识冲突,使其发泄,予以解释,让患者在意识领域对其重新合理认知,从而使得患者的症状得到缓解。

第二节　行为主义理论

行为主义心理学产生于20世纪初,是现代心理学的主要派别之一,其创始人是美国心理学家华生(Watson),他提出心理学研究的对象不应是意识,而应是可测量可观察的行为,并提出"行为 - 学习"的假设理论,他把S(刺激)-R(反应)作为解释行为的公式。

一、基本理论及观点

行为主义认为,人类任何行为(包括适应行为、适应不良行为)都是通过学习获得,其学习的基本方式包括:经典条件反射、操作条件作用和观察学习。

(一)经典条件反射

经典条件反射(又称巴甫洛夫条件反射),是指一个刺激和另一个带有奖赏或惩罚的无条件

刺激多次联结,可使个体学会在单独呈现该刺激时,也能引发类似无条件反应的条件反应。经典条件反射最著名的例子是巴甫洛夫的狗。

巴甫洛夫发现,当给一只饥饿的狗呈现食物时,狗便会分泌唾液。巴甫洛夫将这种在出生时便可发生的反应(见到食物分泌唾液)称作"非条件反应"(UCR),将这种能直接引发非条件反射的刺激物(食物)称作"非条件刺激物"(UCS)。巴甫洛夫发现,如果在呈现食物之前先响起铃声(铃声在这里称作"中性刺激"),几次配对呈现后,狗单独听到铃声也会分泌唾液,此时,一个经典条件反射便形成了。在这里铃声已成了食物即将出现的信号,此时被称作"条件刺激物"(CS),而听见铃声就分泌唾液,这种反应是在实验中习得的,称作"条件反应"(CR)。条件反应和非条件反应一起,构成了"应答行为",即在对特定刺激的反应中自发反射式发生的行为。

经典条件反射理论强调环境刺激对行为反应的影响,认为任何环境刺激,都可以通过经典条件机制影响行为,并可以支配内脏的活动;许多的行为反应,也可以通过经典条件作用而获得。生活中小孩由于怕打针,而厌恶、害怕医务人员,害怕闻到药味等现象就是这个原理。

(二)操作条件作用

斯金纳提出操作(或工具式)条件作用的概念,即人和动物为了达到某种合意的结果而作用于环境的过程。在一个典型的实验中,斯金纳将一只饥饿的老鼠放入一个被称作"斯金纳箱"的装置中。老鼠在箱内到处探索。一次偶然的机会,它跳到一个杠杆上,将杠杆压了一下,一粒食物自动地落到盘子里。老鼠从杠杆上跳下,吃了这粒食物。随后,它又到处探索,只要它压一下杠杆,便会得到一粒食物(强化)。逐渐地,老鼠减少了无效探索,越来越多地按压杠杆,最后,老鼠终于学会通过按压杠杆来获取食物,一个操作条件作用便完成了。在这里,实验动物通过作用于环境(按压杠杆)以达到合意的结果(食物)。斯金纳将这种行为称作"操作行为"。与应答行为不同,所有的操作行为都是条件作用的结果。在操作条件作用中,反应的后果决定了该反应再次发生的可能性,动物学会将反应同某种后果联系起来,并指导未来的行为。

由此看出,操作条件反射重视行为的后果对行为本身的作用。任何与个体需要相联系的环境刺激,只要反复出现在某一行为之后,就可能对此行为产生影响。因此,人类各种行为,也可以由操作性条件反射机制形成或改变。

(三)观察学习

观察学习是指通过观看其他人的行为和行为的后果(得到奖赏还是受到惩罚)而获得新行为的过程。以班都拉为代表的社会学习理论家认为,人类大多是在社会交往中通过对榜样的示范行为的观察与模仿而进行学习的,当榜样的行为受到奖励或未受惩罚时,同一行为发生的概率就会增加;当榜样的行为受到惩罚或未得到奖励时,同一行为发生的概率就会下降。与操作条件作用不同,人在观察学习中,可以不必做出外部反应(如模仿动作),也无须亲自体验强化,只要直接观察他人的行为,或通过观看电影、电视中人物的行为,便可获得新的行为。这是在替代性强化基础上发生的学习,故又称为替代性学习。

想一想:员工 A 准备去汇报工作,有人告诉他推迟点过去,领导正在气头上。A 回答说:"这有什么关系,领导又不是生我的气。"请问 A 的回答有无问题?

二、行为主义对疾病发病机制的理论解释

同适应行为和技能一样,适应不良或异常行为也可以通过学习而获得。不同的是,适应不良行为通常是在人无所觉知的情况下,通过经典条件反射、操作条件作用和观察学习的方式获得的,是"情境使然"。我们知道,人激动的时候就会心跳加快,血压升高。平静下来时,心跳、血压都会恢复正常水平。而有的人遇事容易激动,就会经常出现血压升高的现象,久而久之,就形成

了高血压，行为主义将这种情况称为"内脏学习"。

想一想：我们是否可以利用"内脏学习"治疗疾病？

第三节 人本主义理论

人本主义心理学产生于 20 世纪 50 年代末 60 年代初，创始人是美国心理学家马斯洛（Maslow），主要代表人物有罗杰斯（Rogers）。人本主义心理学主张心理学必须说明人的本质，研究人的尊严、价值、创造力和自我实现。反对行为主义只研究外显行为，也反对精神分析学派研究虚无缥缈的"意识"。人本主义心理学派以马斯洛 (Maslow) 和罗杰斯 (Rogers) 为代表，主张重视人的本性和特质，强调人格因素的决定作用。

一、基本理论及观点

（一）马斯洛的需要层次论

马斯洛认为，人的行为来自自我实现的动机，心理障碍是由于自我实现驱力受阻所致，并提出人的"需要层次理论"。马斯洛把人的需求分为五个层次：生理需要、安全需要、归属与爱的需要、尊重的需要、自我实现的需要。五个层次从下到上按照由低到高的秩序排列，犹如一座金字塔。

生理需要和安全的需要属于缺失性需要，为人和动物所共有，一旦得到满足，紧张消除，动机就会减弱或失去；归属和爱的需要、尊重的需要和自我实现的需要属于成长性需要。马斯洛认为，个体是先满足低层次的需要，只有低一层次的需要满足或部分满足了，才会追求高一层次的需要。高级需要的满足能引起更深刻的幸福感及内心生活的丰富感。自我实现是最高层次的需要，它的实现依赖于前面四种需要的满足。满足了这种需要个体才能进入心理的自由状态，获得"高峰体验"。需要的满足情况将决定个体人格发展的境界或程度。

想一想：调查显示，相对于 VIP 病房的病人，普通病房的病人好得快。为什么？

（二）罗杰斯的自我形成理论

罗杰斯认为，刚出生的婴儿是没有自我概念的，随着他与父母、他人和周围环境的相互作用，婴儿逐渐把自己区别出来，自我的概念开始形成并不断发展。这时候儿童在环境中进行各种尝试，寻求成人的肯定和认可，寻求他人的关怀和尊重。这时候儿童发现只有做父母满意的事情才能得到他们的积极关注，父母的关怀与尊重是有条件的，儿童这个时候获得的自我价值感就是一种有条件的价值感，罗杰斯称之为价值的条件化。价值的条件化是建立在他人评价的基础上的，父母根据孩子的言行是否符合自己的价值标准来决定能否给孩子以关爱，儿童在不断的行为体验中，不自觉地将成人的价值观念内化，学会了摒弃自己的真实情感和愿望，当他的实际经验与自己自我概念不一样时，就会产生焦虑。比如一个小孩喜欢玩泥巴，他真实的感受是这件事非常有意思，可是妈妈却批评他弄脏了衣服，孩子为了讨好母亲不再玩泥巴，并把母亲的价值观念内化为自我概念。当他这样做时，自我概念（玩泥巴会弄脏衣服，妈妈不喜欢）和经验（玩泥巴是一件非常有趣的事情，我很快乐）之间就产生了矛盾冲突，于是孩子产生了焦虑。

如果儿童完全按照内化了的某一种价值观念行为，可能就会阻碍自己的成长。因此，罗杰斯认为，父母对儿童有条件地关注，儿童就不可能得到全部的自我实现，应给予儿童无条件的积极关注，把儿童个人的价值和尊重放在首位。孩子知道无论做什么都会得到父母的爱，就不会隐藏可能引起价值条件的自我，会更充分地体验到全部的自我，形成更切实际的自我概念。一个来访者如果感受到了咨询师的无条件积极关注，就会敞开心扉，尽情倾诉，哪怕是自己最糟糕的一面，因为他得到了尊重和爱。

二、人本主义对疾病发病机制的理论解释

人与其他动物的最主要区别是人有自我实现的需要或内驱力。当一个人自我实现的内驱力受阻、自我实现的需要得不到满足的时候，就会影响人的发展和心理的发育；如果走向极端，便可能产生心理障碍。换句话说，心理障碍是在社会环境影响下使人偏离自我实现方向所致。再进一步分析，造成自我实现内驱力受阻碍的原因，一是由于个人的行为同其真实的自我之间不协调、不一致（罗杰斯的观点），二是由于个人的基本的需要得不到满足（马斯洛的观点）。

第四节   认知心理学理论

认知心理学兴起于 20 世纪 50 年代中期，以人的认知作为研究对象，而认知是个体对客观世界的信息加工活动，包括感觉、知觉、记忆、思维等心理过程，可见，认知心理学是一门研究个体如何去感知、记忆、注意、思维等的科学。将人脑类比于电脑，认知心理学研究的就是信息的加工过程，其核心是输入和输出之间发生的内部心理过程，认为输入的内容、方式等影响、决定了输出的内容。建立在此基础上的认知疗法，其基本的假设是一个人的认知过程会影响到他的情绪和行为，人们的行为反应不完全是对外在刺激作出的反应，更重要的是对这些刺激的心理加工过程。比如同样的音乐，有的人能体会到享受，有的人却昏昏欲睡；再如压力事件可导致疾病或加速某些疾病的发展，也可以促进个体更好地健康成长。所以，无论什么样的心身疾病，都是认知加工过程的扭曲和误解导致的。

一、情绪障碍认知理论

贝克是美国精神病学家、临床心理学家，当代著名的抑郁症认知治疗的研究者，认知行为治疗的创始人。他认为，心理障碍常常同特殊的、歪曲的思考方式有关。在实践中他发现个体并不能感知自己的一些想法，这些想法是自动出现的，其内容大多为自责和自我批评，导致个体消极地去解释生活事件，把自我解释为没有价值。贝克假设这些信念是个体在早期生活中形成的，并成为明显的认知图式。贝克认为情绪和行为的发生不是通过环境刺激直接产生的，而是借助于认知的中介作用。正常的认知产生正常的情绪反应，异常的认知则产生异常的情绪反应。认知歪曲导致情绪障碍。

通过对大量患者的研究，贝克总结出一些常见的认知歪曲：

1. 主观推断   在毫无根据或仅仅有似是而非的证据下得出结论，作为一个先入为主的观念来分析事物；或者没有事实根据，仅凭情绪或感觉下结论。

2. 选择性概括   只看到对自己不利的一面，而忽视事物的正面和成功的经历。"今天我很倒霉，所有人都在批评我"，但是却忽略了今天妈妈特意给自己做了早餐。

3. 错贴标签   在错误的基础上给自己贴上标签，从而产生对自己的消极、负性的评价。一个人离婚了，他总结说："我无法建立美好的婚姻，我是一个失败者。"

4. 极端思维   出了一点问题就认为到了"世界末日"，自己哪怕有一点点不适，便认为患了不治之症。

5. 个人化   把一切错误、责任归咎于自己，即使是与自己无关的事也是如此。比如说："我

每次乘车都会遇上塞车"。

6.专断的推论　例如似乎知道别人的想法,"我想他已经不喜欢我了,他昨天都没有陪我上街",或者是当事情还没有发生就作出了失败的推论:"我这次面试肯定会失败的,他们不喜欢我这样的人"。

情绪障碍认知理论强调了错误的认知过程和观念是导致不良情绪和行为的原因。贝克要求来访者找到自己的负性自动思维,通过训练改变这种负性自动思维模式,从而达到矫正行为和情绪的目的。

二、埃利斯的 ABC 理论

埃利斯是一名临床心理学家,他因为对精神分析不满,在 20 世纪 50 年代创立了自己的合理情绪理论。

埃利斯的理论基础是 ABC 模型,又被称为 ABC 理论。这个模型被用来理解人格和促成人格改变。A(activating events)是引起情绪的事件,B(believes)是信念,即个体对该事件的看法、解释和评价,C(emotional consequence)是个体因为该事件而产生的情绪和行为的结果。埃利斯认为导致个体产生某种情绪和行为的,不是这个事件本身,而是个体对事件的信念,或者说是个体对这一事件的特定的解释和评价。比如说有两个学生参加竞选,结果都失败了,其中一个学生认为是因为自己无能才导致失败,当他有这种认知的时候,他会产生失落、沮丧等消极的情绪,下次参加竞选的可能性也很低;另一学生则认为自己很勇敢,敢于站上台去竞选,即使失败了,也从中学到了很多,当他这样去想的时候,他的情绪是积极的,他再次去参加竞选的可能性就很高。可见,同样的事件,不同的解释,导致了不同的情绪和行为的结果。因此埃利斯说:"人不是为事情所困扰着,而是被对这件事的看法困扰着。"

> 🔥 **思政元素**
>
> ### 中国共产党人的革命乐观主义精神
>
> 中国共产党自 1921 年 7 月成立以来,历经无数次失败,之所以最终走向革命胜利,是因为以毛泽东为代表的革命家,以革命的乐观主义精神看待这一切。譬如,在井冈山时期,革命处于低潮,红米饭南瓜汤,有人提出"红旗到底能打多久"的论调? 毛主席写下了《星星之火,可以燎原》;抗日战争爆发后,社会上弥漫着"亡国论"等错误论调,毛主席写下了《论持久战》。当他人看到的是失败时,毛主席看到的是希望,正是这种积极的认知和革命的乐观主义精神引导中国革命走上了胜利之路。

埃利斯认为人的信念有些是合理的,也有一些是不合理的,不合理的信念就会导致不合理的情绪和行为。如果激发事件 A 是愉悦的,结果 C 一般是无害的;如果激发事件 A 是不愉快的,不合理的信念系统 B 就可能出现,它引起情绪困扰和行为后果 C。

埃利斯认为只有改变不合理的信念才能解决因此而带来的不良情绪和行为问题。他常常用辩论技术 D(disputing intervention)来向不合理的信念挑战,改变不合理的信念。

第五节　心理生理学理论

美国著名生理学家坎农和苏联生理学家巴甫洛夫创立了心理生理学派,后来塞里、沃尔夫等人又发展、丰富了这一学说。

一、基本理论及观点

心理生理学观点认为，心身是统一的，心理生理是相互影响的。心理因素对人类的健康和疾病产生的影响必须以生理活动为中介机制，即通过神经系统、内分泌系统和免疫系统影响全身各个系统、器官、组织、细胞的结构和功能。

坎农经大量动物实验研究认为，强烈的恐惧、愤怒等情绪变化，主要通过交感神经 - 肾上腺系统产生"战斗或逃跑反应"，以影响全身功能变化。如个体在愤怒时，血液更多地流向面部和手臂等部位，而在恐惧时，则更多地流向腿部。

加拿大生理学家塞里提出了应激适应机制说，认为应激主要通过对机体垂体 - 肾上腺皮质轴为主的非特异反应，产生各种生理、病理变化，应激导致的这些变化有可能损害个体的健康，也有可能促进个体的成长和健康。一般而言，适度的应激可促进个体的成长和健康；强烈的、长期的应激则会损害个体的健康。塞里认为，强烈的、长期的应激可导致一般适应综合征，一般适应综合征分为警戒期、抵抗期和衰竭期。警戒期是机体对刺激做好应激的准备，肾上腺皮质激素大量分泌，警觉性提高。抵抗期是机体各部分对刺激产生适应性生理变化以抵抗紧张刺激，使生理和心理恢复平衡。衰竭期是机体经过持久抗衡后，力量已衰竭，失去适应能力，出现心身障碍和心身疾病。

二、心理生理学对疾病发病机制的理论解释

巴甫洛夫学派的高级神经活动说和皮质内脏相关说认为，语言、文字、心理活动等都可成为条件刺激物，通过条件反射影响到体内某一个或多个器官的活动。巴甫洛夫学派强调大脑皮质在心身调节、心身疾病的产生中起主导作用。美国人沃尔夫通过研究胃瘘患者发现，患者情绪愉快时，黏膜血管充盈，胃液分泌增加；患者愤怒、仇恨时，黏膜充血，胃液分泌增加；但在患者抑郁、自责时，黏膜苍白，胃液分泌减少，运动受到抑制。他还认为，情绪对生理活动的影响还受遗传因素和个体生理、心理特征的影响。

（杨小兵）

ER-2-3

扫一扫，测一测

> **? 复习思考题**
>
> 1. 简述医学心理学的主要学派及其理论观点。
> 2. 简述精神分析理论、行为主义理论对疾病发病机制的理论解释。

第三章　心理学基础

PPT课件

知识导览

学习目标

1. 掌握感觉、知觉、思维、意志的特性,改善记忆的方法,气质类型学说及对其的认识,性格的特征与分类,需要层次理论,动机冲突类型。

2. 熟悉心理现象、记忆的过程,遗忘的规律与影响因素,思维的特征,注意的品质,情绪的表现与分类,意志的特征与品质,人格的特征与影响因素,能力的分类与个体差异。

3. 了解感觉、知觉、记忆、思维、意志过程、情绪情感的概念。

课堂互动

王某是某中医院主治医师。在给任某看病时,首先他采用耳听、眼看、鼻闻、手触摸等方法对其进行详细而全面的临床检查以获取信息。接着,王某使用听诊器来进一步检查,他听到患者心跳的杂音和胸膜摩擦音,同时拿笔记下任某的主诉、体征等各种数据。之后王某将自己掌握的各种资料,结合自己的经验和知识进行分析、综合,制订下一步的检查方案,最后对任某做出明确的诊断。

请思考:

1. 该情景可能会涉及本章节的哪些内容?
2. 学习了本章节内容后,具体说明心理现象在该情景中是如何产生的?

心理学基础知识是研究医学心理学的基础。普通心理学以心理现象为主要研究对象。人的心理现象是心理活动的表现形式,是在心理活动发生、发展、变化过程中所表现出来的形态、特征与联系的综合体现,它兼有自然属性和社会属性。一个正常人可以看电视、听音乐、记忆知识、思考问题,有自己的喜怒哀乐和性格等,这些都是属于心理现象。

第一节　心理现象及本质

一、心理现象

健康个体的心理现象是一个完整的统一体。为研究方便,一般将其分为心理过程和人格两部分。

(一)心理过程

心理过程是人的心理活动发生、发展或变化以至结束的过程,包括认知过程、情绪情感过程和意志过程,简称知、情、意。认知过程指人们反映事物本身特性的心理过程,包括感知觉、记忆、思维、想象与注意。情绪情感过程指人们认识事物的主观体验,具体有喜悦、满意、悲伤、沮丧等。意志过程是指人们在活动中自觉确定目标并付诸行动、克服困难从而实现预定目标的心理过程。

（二）人格

人格 (personality)，也称个性，是人在心理活动过程中经常表现出来的稳定的心理特点，包括人格的心理特征、人格的心理倾向和自我意识三个方面。

人格心理特征即心理特征系统，是个体经常表现出来的稳定的心理特征，它影响个人活动的效能和风格，包括气质、性格、能力等。人格心理倾向是决定个体对事物的态度和行为的内部动力系统，由需要、动机、兴趣、理想、信念、价值观等构成。自我意识是个体对自身及自身与客观世界关系的认识，具有自我控制和调节的功能。

心理现象的各个方面不是孤立存在的，而是彼此联系，相互影响（图 3-1）。没有心理过程，人格就无从形成。同时，人格是通过心理过程表现又影响着心理过程的发展。

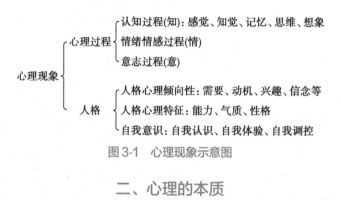

图 3-1　心理现象示意图

二、心理的本质

现代心理科学用辩证唯物主义观点来解释人的心理，心理是人脑的功能，也是人脑对客观现实的主观反映。

（一）心理是人脑的功能

1. 心理是物质进化的结果　从动物的进化中可以看出，有了神经系统才有了心理活动，脑越复杂，心理活动也就越复杂。无脊椎动物（如蚂蚁、蜜蜂）只有感觉，脊椎动物（如鸽子）出现了知觉，哺乳动物的灵长类开始出现了思维的萌芽。人的心理现象随着神经系统的产生而出现，同时随着神经系统的逐步发展而不断完善，人的大脑是神经系统发展的最高产物。

2. 神经心理学研究成果　神经心理学有关大脑的不对称性的一系列研究成果表明，脑的不同区域与相应的心理功能之间存在对应关系（图 3-2），枕叶受到损伤，视觉就会失常；上额叶受到损伤，人的某些高级智能活动功能将会受到严重破坏。越来越多的科学研究可以证明"心理是人脑的功能"。

（二）心理是人脑对客观现实的主观反映

1. 客观现实是心理活动的源泉　一切心理活动的内容来自客观现实，或都能在客观现实中找到它的成分。从简单的感知到复杂的思维，无一不是客观现实中的事物及其特性、关系作用于人的感官，反映到人脑中而产生的心理活动。虽然有时人可以在头脑中创造出现实中不存在的形象，浮现出不现实或超现实的幻景奇想，但构成这些不现实或超现实的心理活动的原始材料却都能在客观现实中找到。并且人构造这些超现实形象或事物的主观愿望与创造动机，也是对当时客观现实的反映。

2. 心理是客观现实的主观反映　个体由于年龄、性别、生活阅历、文化水平、价值观等不同，对客观现实的心理反映具有主观的特点，如大家同看一本书会产生不同的感受和评价。心理反映的内容是客观的，但反映的方式和结果是主观的。

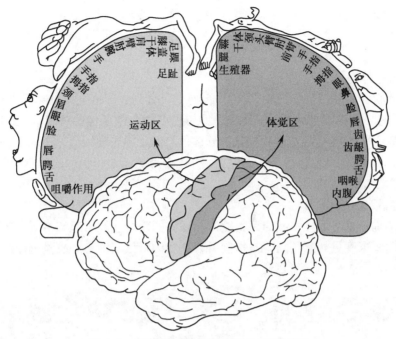

图 3-2　运动区与体觉区所管制的相关部位

3. 人的心理是一种积极能动的反映　人脑对客观世界的反映不是像镜子一样机械的被动的反映,而是一种积极的能动的反映。心理反映具有选择性,人对客观世界的反映是根据主体的需要、兴趣、任务而有选择地进行的,人在反映中具有主动权。人的反映不仅能认识世界,还能通过意志作用去改造世界,在反映现实的过程中,还能根据实践的检验不断调整自己的行动,使反映符合客观规律,并随时纠正错误的反映。这些都表现了人的心理反映的能动性。

ER-3-3

割裂脑研究

第二节　认识过程

思政元素

病毒无情　人间有爱

　　2020 年,新型冠状病毒感染疫情席卷全球。我国人民众志成城,抗击疫情,一场守卫生命的保卫战拉开帷幕。在这场保卫战中,有"白衣战士"逆行而上,不惧危难;有人民警察坚守岗位,保护群众安全;有社区工作者奔波忙碌,在社区构筑疫情防控的有效防线。而在方舱医院却流动着一支穿着笨重"铠甲"的"白衣天使"小分队,他们既是医者,为病患送医送药,也用歌声、舞姿、热情舒缓着、温暖着一个个焦灼不安的感染者。方舱医院是一个单一的相对封闭的环境,加之病患间的负面情绪相互影响,很容易使病患产生消极心理,不利于疾病康复。因此,如何让患者保持积极健康的情绪和良好的心态就至关重要。这就有了方舱医院里别开生面的文娱活动,医生、护士们带领患者打太极拳、跳广场舞、唱歌等。正是这些活动使患者接受到更多的信息和刺激,改变了单一、封闭环境下的负面心态,同时增进了医者与患者间的交流和沟通,也为患者带来了感动和力量,有利于维护患者的心理健康,从而促进患者的全面康复。

一、感　觉

(一)感觉的概念

感觉是人脑对直接作用于感觉器官的客观事物个别属性的反映,是一切心理活动产生的基础。任何客观事物都具有多个属性,如颜色、声音、气味、味道、温度等。当这些个别属性直接作用于人感觉器官时,经过大脑信息加工就会产生对应的视觉、听觉、嗅觉、味觉、肤觉等的反应,这就是感觉。

(二)感觉的种类

根据感觉器官和引起感觉的刺激来源不同,感觉可分为外部感觉和内部感觉两大类。

1. 外部感觉 是接受外部刺激,反映外界客观事物个别属性的感觉,包括视觉、听觉、嗅觉、味觉和皮肤感觉。其中,视觉是我们认知外部世界的主导感觉。

2. 内部感觉 是接受机体内部的刺激,对机体自身的运动和状态的感觉。包括运动觉、平衡觉和内脏感觉(如疼痛、饥饿)等。

(三)感受性和感觉阈限

感受性是感觉器官对适宜刺激的感受能力。适宜的刺激才能引起感觉器官的反应。感受性的大小用感觉阈限来度量。感觉阈限是指能引起感觉的最低刺激量。感觉阈限与感受性成反比关系,即感觉阈限值越高,则感受性越低。

知识链接

测定阈限

这里列出了两种简单的演示阈限的方法。你可以先在自己身上试试,看看自己的感觉阈限,再在几个朋友身上试试(Coren, Porac & Ward, 1984)。

绝对阈限:把一个钟放在一个安静的房间里。渐渐离开钟所在的位置直到听不到钟的滴答声。再慢慢地向回移动直到你刚刚能听到滴答声。在这个位置站一分钟,你会注意到有时你能听到声音,有时又听不到。有时声音好像大了一些,你后退一些还是可以听到。这表示你的感受性受一些变量的影响,这些变量包括疲劳、适应、注意分散和背景噪音等。感受性受一些变量影响表明绝对阈限是时刻变化的。它不是一个绝对的点,而是一个范围。

差别阈限:在一个信封里放进一枚一角硬币,另一个放两枚。你可以觉察到两个信封的重量差别。然后把两个信封分别放进同样的两只鞋子,再拿起鞋。你现在能判断哪只鞋里有两枚硬币吗?

(四)感觉的特性

1. 感觉适应 由于刺激物对感觉器官的持续作用,从而使感受性提高或降低的现象叫感觉适应,比如人从亮处进入暗室,由什么都看不见到慢慢可以看清楚周围的环境,这是由于视觉感受性提高而出现的暗适应。反之,若身处暗室里一段时间,突然到强光照射的地方,最初感觉刺眼,视物不清,稍后才能逐步看清,这是由于视觉感受性降低而出现的光适应。"入芝兰之室久而不闻其香,入鲍鱼之肆久而不闻其臭",描述的就是嗅觉的适应性。一般情况下,视觉、触压觉、温觉、嗅觉适应现象较明显,而听觉适应最不明显。

2. 感觉对比 指同一感觉器官在不同刺激物的作用下,感觉在强度和性质上发生变化的现象。视觉中的对比很明显。比如,同样一个灰色小方块在白色的背景上与在黑色的背景上相比,看起来显得较暗。对比现象在味觉中也很明显,吃过山楂马上再吃苹果,觉得苹果很甜;若吃过甘蔗再吃苹果,会觉得苹果很酸。

3. 联觉 指一种感觉引起另一种感觉的现象。彩色感觉最容易引起联觉。红、橙、黄等类似太阳、火光的颜色,让人产生温暖的感觉,被称为暖色;蓝、青、绿等类似蓝天、海水、树林的颜色,往往产生寒冷、凉快的感觉,被称为冷色。科学家经过进一步研究证明:医院墙壁上刷淡绿色、浅黄色,可使患者情绪镇静、安适,有助于恢复健康。高血压患者戴上有色眼镜,有助于降低血压；蓝色对感冒的治疗和预防起着积极的作用；紫色环境可使孕妇得到安慰等。另外，音乐家常会发生视听联觉，在声音作用下大脑中产生某种视觉形象。

4. 感觉的补偿　人的感觉功能是可以通过后天的练习不断提高和发展的，比如音乐家有高度的听觉，中医医师能识别不同疾病的脉象。感觉的补偿是指当某种感觉受损或缺失后，其他感觉的感受性以进行补偿的现象，比如盲人的触觉和听觉特别灵敏以补偿缺失的视觉能力。

5. 感觉后象（sensory afterimage）　指在刺激作用停止后，感觉在短暂的时间内仍不消失的现象。感觉后象在视觉中表现得特别明显。我们看电影、电视就是依靠视觉后象的作用。视觉后象分两种：正后象和负后象。后象的品质与刺激物相同叫正后象；后象的品质与刺激物相反叫负后象。例如，在注视电灯之后闭上眼睛，眼前会出现灯的光亮形象位于黑色背景之上，这就是正后象。如果目不转睛地盯着一盏白色的荧光灯，然后把视线转移向一堵白墙，会感到有一个黑色的灯的形象，这是负后象。

ER-3-4

感觉剥夺实验

二、知　　觉

（一）知觉的概念

知觉是人脑对直接作用于感觉器官的客观事物整体属性的反映。人们把感受到的个别属性综合起来，形成了对该事物整体的映象，比如，通过感觉器官对水果的形状、大小、硬度、气味、味道等属性的感觉，经过大脑对这些属性的整合，从而认识这是一个什么水果。

知觉和感觉最大的区别是，感觉反映的是事物的个别属性，而知觉则反映事物的整体属性。感觉是一种最简单的认知活动，而知觉则是高于感觉的一种认知活动。

（二）知觉的种类

根据知觉反映对象的不同，知觉可分为空间知觉、时间知觉、运动知觉三种。空间知觉反映的是物体的大小、形状、距离、方位等空间特征的知觉。时间知觉则是对客观现象的延续性和顺序性的反映，比如四季变化、昼夜交替、时间长短等。运动知觉是物体空间位置移动等特性在人脑中的反映，比如物体由远及近或由近及远、运动或静止等。

（三）知觉的特性

1. 知觉的选择性　人们能从客观事物中选择出知觉的对象，而其他事物则为背景，这种特性就是知觉的选择性。对象与背景是可以互相转换的，在一种情况下是知觉对象的刺激物，在另一种情况下则成为知觉的背景。图 3-3 的双关图形可用来说明知觉对象与背景相互转换。

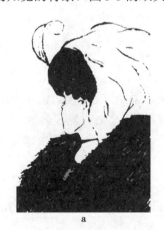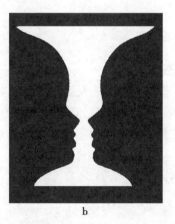

a　　　　　　　　　b

图 3-3　对象和背景转换的双关图

知觉选择的对象与主观因素和客观刺激的特点有关。人们容易主动选择那些与个人的需要、情绪、知识经验等相关事物作为知觉的对象；另外，当客观刺激物强度较大、对比明显、运动变化以及空间位置接近等具有吸引力的事物也易成为知觉的对象。

2. 知觉的整体性　当事物的部分属性作用于感觉器官时,人们能够根据过去的知识经验,以事物的整体特征来反映所知觉的对象,这就是知觉的整体性(图3-4)。

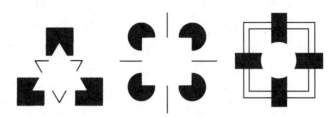

图3-4　知觉整体性示意图

3. 知觉的理解性　人在知觉过程中主动地运用已有的知识经验对知觉对象作出解释的特性(图3-5),知觉的理解性与人们的知识经验密切相关,比如,医师能从模糊不清的 X 线片上发现病灶。

4. 知觉的恒常性　指知觉的条件在一定范围内发生变化时,其知觉对象的映象仍保持相对稳定不变的特性。比如当我们看同一个人,由于距离远近不同投在视网膜上的视象大小相差很大,但我们依然认为其高矮没有什么改变,这就是知觉恒常性。知觉的恒常性具有重大意义。它能使人在不同情况下按照事物的实际面貌认识事物,从而使人有可能根据对象的实际情况改造世界。

(四)错觉和幻觉

错觉是指人在特定条件下对客观事物产生歪曲的知觉现象。人们正确掌握了错觉产生的规律就可以避免因错觉造成的有害影响,同时在实践活动中可以利用错觉达到积极的效果,比如迷彩色的军装有利于掩护自己。

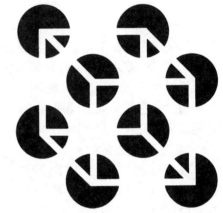

图3-5　知觉的理解性示意图

幻觉是指没有相应客观刺激时而出现的知觉体验,包括幻视、幻听、幻味等。幻觉与错觉的不同之处在于前者没有客观刺激的存在,由于它产生的感受逼真,会引起愤怒、忧伤、惊恐等情绪,甚至会出现攻击行为,因此,幻觉也是精神障碍的典型症状。

三、记　忆

(一)记忆的概念

记忆是过去经验在人脑中的反映。从信息加工的观点来看,记忆就是人脑对输入的信息进行编码、存储和提取的过程。记忆连接着人的心理活动的过去和现在,是人们学习、工作和生活的基本能力。人只有凭借记忆才能积累知识和经验。记忆是人类智慧的源泉,是心理发展的奠基石。

(二)记忆的分类

1. 根据记忆内容的不同分类　可以分为形象记忆、动作记忆、情绪记忆以及逻辑记忆四种类型。

(1)形象记忆:指以感知过的事物形象为主要内容的记忆。比如我们看过的画面,听过的声音,触摸过的事物等都会在头脑中留下映象,这就是形象记忆。

(2)动作记忆:指以做过的动作或运动为内容的记忆。它是技能形成的基础。这种记忆的特点是,识记得较慢,但记住后容易保持、恢复,不易遗忘。

(3)情绪记忆:指以体验过的情绪或情感为内容的记忆,也称情感记忆。它具有保持时间长,甚至经久不忘的特点。情绪记忆的作用往往具有两重性,或者成为人的动力,或者成为人的阻力。从事艺术工作的人情绪记忆较一般人发达。

(4)逻辑记忆:指以概念、判断、推理等为主要内容的记忆。逻辑记忆是人类特有的记忆,通过语词表现出来。比如对定义、概念、定理的记忆。

2. 根据信息保持的时间长短分类 将记忆分为瞬时记忆、短时记忆及长时记忆三种类型。

(1)瞬时记忆:又称感觉记忆,这是记忆系统的开始阶段,信息存储的时间约为0.25~2秒,视觉后象的记忆就是属于瞬时记忆。瞬时记忆的内容被特别的注意,就转为短时记忆。

(2)短时记忆:指信息在头脑中保持在1分钟之内的记忆。它是介于瞬时记忆与长时记忆之间的一种记忆,它服从当前工作的需要,故又称为操作工作记忆。比如,我们临时记忆一个电话号码,但很快忘了这个号码,这就是短时记忆。短时记忆的容量有限。研究表明,人类记忆广度为(7±2)个单位。短时记忆加以复述就变为长时记忆。

(3)长时记忆:指信息在记忆中保持1分钟以上,乃至终生的记忆。当信息在短时记忆中得到不断复述后,就会转入长时记忆。个体对社会的适应,主要靠从长时记忆中随时可提取的知识和经验。

(三)记忆的过程

记忆的基本过程包括识记、保持、再现三个环节。

1. 识记 指识别并且记住事物。从信息加工理论的观点来看,识记是信息输入和编码的过程。识记效果直接影响以后的保持、再认和回忆。

2. 保持 指将识记材料在头脑中储存、巩固的过程,是记忆过程的中间环节。

3. 再现 包括再认或回忆,指对存储的信息提取的过程,是记忆过程的最后一个环节。这一过程是衡量记忆巩固程度的重要指标。再认是指经历过的事物再次出现时能够识别出来的过程。回忆是指经历过的事物不在面前时能在头脑中重现的过程。回忆比再认困难和复杂,一般情况下,能回忆的一般能再认,但能再认的不一定能回忆。

(四)记忆的品质

1. 记忆的敏捷性 指的是一个人识记事物的速度。如果在短时间内能够识记较多的内容,就是敏捷性良好的表现,反之敏捷性就差。例如,有的人能过目不忘,有的人则久难成诵。

2. 记忆的持久性 指记忆内容在人脑中保持时间的长短。能够将记忆内容长时间的保持在头脑中,时间越长,持久性越好。例如,有的人能够做到一经记忆,终生不忘。

3. 记忆的准确性 是指记忆内容在识记、保持和再现时的精准程度。它是记忆的重要品质,没有记忆的准确性,敏捷性和持久性也就毫无意义了。

4. 记忆的准备性 是指记忆内容在需要时是否能够准确、迅速地被提取出来。记忆的最终目的在于及时、准确、灵活地提取信息并加以应用,准备性好的人能够得心应手,而准备性差的人就如"茶壶里煮饺子,有话说不出来"。

(五)遗忘

遗忘是指记忆的内容不能再现或再现时发生错误。1885年德国心理学家艾宾浩斯用无意义音节作为记忆的材料,把识记材料学到恰能背诵的程度,经过一定时间间隔再重新学习,以重学时节省的诵读时间或次数作为记忆的指标。之后他以学习的时间为横坐标,以记忆的保持量为纵坐标绘制出了著名的艾宾浩斯遗忘曲线(图3-6)。

从曲线图中可以看出,遗忘在数量上的变化规律:①遗忘的数量随时间的进程而递增;②遗忘的进程是不均衡的,在识记的最初阶段遗忘速度很快,以后逐步减慢,也就是说遗忘是"先快后慢";③之后尽管间隔时间很长,但保持的记忆内容不再明显减少而趋于稳定。

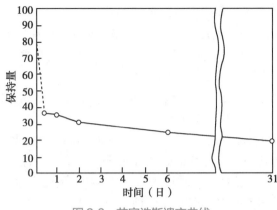

图 3-6　艾宾浩斯遗忘曲线

遗忘的进程不仅受时间的影响,还受其他多种因素的影响,主要有:

1. 学习的程度　学习程度是指在学习的过程中正确反应所能达到的程度。一般来说学习程度越高,遗忘越少。过度学习是提高学习程度的有效方法,是指学习后的巩固水平超过刚能背诵的程度,过度学习达到 150% 时学习程度最佳。

2. 记忆材料的性质和数量　无意义且抽象的材料,相比形象具体的有意义材料遗忘得更快;材料的数量越多,遗忘得就越多。

3. 记忆材料的位置　在较长时间的记忆过程中,首尾位置的材料遗忘的较少,中间位置遗忘较多,这种现象主要是受到前摄抑制和倒摄抑制的影响。

4. 学习者个体的生理状态、动机、兴趣会影响遗忘的进程。

（六）改善记忆的方法

1. 掌握科学的记忆方法

（1）明确记忆的目的和任务,根据每一部分材料的学习目的及任务要求选择和组织材料,为合理的分配记忆时间奠定基础。

（2）运用记忆术,科学的记忆方法能有效地提高记忆效果。常见的记忆方法有联想法、谐音法、归纳法、图表记忆法、PQ4R 法等,将这些方法融入到材料中能不断提高记忆效果。

2. 有效地组织复习

（1）合理安排记忆材料:在时间方面,遗忘的规律是先快后慢,应根据材料的难易程度合理分配复习时间,对于篇幅较短的材料采取集中复习,篇幅较长且内容复杂的材料则采用分散学习的方法。在材料顺序安排方面,复习时要注意材料位置效应的存在,一般情况下将 2~3 种不同的材料交替复习,避免相似的材料相互干扰。同时对中间位置的材料要增加记忆的次数。

（2）反复阅读和试图回忆相结合:即在反复阅读后还未完全能背诵之前可积极地尝试回忆,无法回忆时再阅读。研究表明,这种方法比把全部时间用于阅读的记忆保持时间更长、效果更好。

（3）多通道的复习方法:在复习过程中采用多看、多听、多读、多写等方法,动用多种感官参与,使信息之间建立紧密的联结,从而加强复习的效果。

3. 讲究用脑卫生　培养完善的个性、保持愉悦的心情、充足的营养、合理的作息安排等都会影响记忆效果。

四、思　维

（一）思维的概念

思维是人脑对客观事物概括和间接的反映,它反映了事物的本质特征和事物之间的规律性联系。从信息加工的观点看,思维是对信息的深入加工改造并使信息重新改组和建构的过程。

思维具有概况性和间接性两个特征。概括性是指思维在大量感性材料的基础上,将同类事物共同具有的本质属性和规律性联系抽取出来,并加以概括。间接性是指思维借助一定的媒介和知识来认识客观事物。例如,内科医师有时不能直接诊断病情,而要通过对患者的验血、透视、心电图等各项检查得到的结果作为媒介物来进行判断。

（二）思维的种类

1. 根据解决问题的方式分类 分为动作思维、形象思维和抽象思维。

（1）动作思维:指依据实际动作而展开的思维,其基本特点是思维与动作不可分,离开了动作,思维就难以进行。

（2）形象思维:指运用头脑中已有表象进行的思维活动。艺术家、设计师运用形象思维进行创作。

（3）抽象思维:指以抽象的概念、判断和推理为思维的基本形式,以分析、综合、比较、抽象、概括和具体化为思维的基本过程,旨在揭露事物的本质特征和规律性联系的思维活动。抽象思维为人类所特有的,也是个体思维发展的最高阶段。

2. 根据探索答案方向的不同分类 分为聚合思维和发散思维。

（1）聚合思维:又称求同思维、集中思维、辐合思维,指根据一定的知识或事实求得某一问题的正确或最佳答案的思维。比如教师引导学生寻求固定答案就是聚合思维。

（2）发散思维:又称求异思维、分散思维、辐射思维,指思路向多方面扩散,力求寻找多种答案的思维,比如一题多解就是运用发散思维。

（三）思维的基本过程

1. 分析与综合 分析是在头脑里把对象由整体分解为各个部分,各个属性或各个特征的思维操作。比如把植物分成根、茎、叶、花等。综合是在头脑里把对象的各个组成部分、属性、方面、要素等按照一定的关系联系起来组成一个整体的过程。比如把几个单词组合成句,把几个句子组合成段,把几个段落组合成为一篇完整的文章。分析与综合是思维活动的最基本过程,它们相互依存、互为条件,共同构成其他思维过程的基础。

2. 比较与分类 比较是在分析综合的基础上,在头脑中把事物加以对比,从中找出事物之间异同点的思维活动。有比较才有鉴别,只有通过比较,将事物间的各种特征加以对比,才能对事物的认识更精确、更深入。分类是在比较的基础上确定事物的共同点和不同点,把事物划分为不同的种类,揭示出它们之间的从属关系,使知识系统化。

3. 抽象与概括 抽象是在头脑中将各种事物的共同本质属性抽取出来,并舍弃其非本质属性的思维过程。比如从钢笔、铅笔、毛笔中抽取其共同的本质属性——写字工具,而将颜色、长短、软硬等非本质属性舍掉。概括是在头脑中将抽象出来的事物的本质属性结合起来,形成概念或理论系统的思维过程,如在抽象的基础上,把各种各样笔的本质属性概括为:笔是用来书写的工具。抽象和概括是紧密联系着的。抽象是概括的基础,概括是对抽象的结果加以综合,形成概念或理论系统。概括能使人的认识由感性上升到理性,由特殊上升到一般。

（四）思维的品质

1. 敏捷性 指思维活动的快捷程度,主要表现在能敏锐地把握问题的核心所在,并迅速而正确地作出判断和得出结论。

2. 广阔性 指在思维过程中全面地考虑问题,既看到事物的整体,又看到其中的各个细节和各个部分。

3. 深刻性 指在思维过程中,善于透过问题的现象而深入问题的本质,善于揭露事物产生的原因,掌握事物发展的规律及预见事物的发展趋势。

4. 独立性 指在思维过程中,对任何问题都善于独立思考,发现和分析问题,提出自己的见解,独立地解决问题,这是创造性思维的基本品质之一。

5. 逻辑性　指在思维过程中,具有严密的逻辑思维能力,具体表现为条理清楚,层次分明,概念准确,判断有据,论据有理。

(五)解决问题的思维过程

问题解决的思维过程一般分为发现问题、分析问题、提出假设、验证假设四个阶段。

1. 发现问题　这是问题解决的第一阶段,是解决问题的前提和衡量思维发展水平的重要标志,是问题解决的起点和动力。发现问题阶段的主要任务是找出问题的本质、抓住问题的核心。

2. 分析问题　要解决所发现的问题,必须明确问题的性质,也就是弄清有哪些矛盾,它们之间有什么关系,已具备的条件有哪些,从而找出解决问题的方向。这一阶段依赖于个体的知识经验,知识经验越丰富,在分析问题时能越快找出解决问题的方向。

3. 提出假设　在分析问题的基础上,提出解决该问题的假设,即可采用的解决方案,其中包括采取什么原则和具体的途径、方法。提出假设是问题解决的关键阶段,比如医师的治疗方案、军队作战计划等,都是问题解决的假设阶段产物。

4. 验证假设　假设只是提出一种可能的解决方案,问题要解决还需要进行检验。在实践中检验实施解决方案,如果成功就证明假设正确,如果问题未能解决,则必须另提假设再行检验,直至获得正确结果,问题才算解决。

五、想　象

(一)想象的概念

想象是人在头脑里对已储存的表象进行加工改造形成新形象的心理过程。表象是想象的基本素材,指当事物不在面前时,人们在头脑中出现的该事物的形象。想象不是表象的简单再现,而是凭借记忆表象进行加工,从而产生新形象的心理过程。比如看文学作品时,读者会在头脑中产生各种情景和人物形象。

(二)想象的分类

按照想象活动是否有目的性,可以分为无意想象和有意想象。

1. 无意想象　是指事先没有预定目的的想象。无意想象是在外界刺激的作用下,不由自主地产生的。比如梦就是一种特殊的无意想象,它是在人睡眠时产生的不由自主的奇异想象。

2. 有意想象　是指事先有预定目的的想象。根据观察内容的新颖性、独立性和创造程度,可将有意想象分为再造想象、创造想象、幻想。

(1)再造想象:指根据现有的文字或图形,在头脑中形成相应的新形象的过程,比如我们在文学作品中,根据作者的描述能想象出主人公的形象。再造想象虽然是重现别人描述的场景,但其中也含有一定创造成分,正所谓"一千个读者就有一千个哈姆雷特"。

(2)创造想象:指根据一定的目的、任务,在脑海中创造出新形象的心理过程。它以积累的知觉材料作为基础,使用许多形象材料,并把它们加以深入,通过组合,创造出新的形象。在新作品创作、新产品创造时,人脑中构成的新形象都属于创造想象。创造想象更具有新颖性、创造性和独特性。

(3)幻想:指向未来并与个人愿望相联系的想象,它是创造想象的特殊形式。

六、注　意

(一)注意的概念

注意是人的心理活动对一定对象的指向和集中。注意并不是一个独立的心理过程,它伴随着各种心理活动而出现,以保证心理活动正常进行。注意的特征如下:

1. 指向性 是指人的心理活动对一定事物的选择。由于感官功能的局限性，人们在面对丰富多彩的客观事物时总是根据自己的需要有选择地指向特定对象。

2. 集中性 是指心理活动或意识的强度和紧张度，表现在全神贯注地聚焦在所选择的对象上。它体现了人在意识活动中阻止无关信息进入人脑的特点。

指向性和集中性是同一注意状态下的两个方面，两者是不可分离的。

（二）注意的分类

根据注意有无目的性及是否需要意志努力，可把注意分为无意注意、有意注意和有意后注意三种类型。

1. 无意注意 指没有预定的目的，也不需要意志努力的注意。比如，上课时，外面发生一声巨响会使大家不由自主地往外望。

2. 有意注意 指有预定目的，需要意志努力的注意。比如学生认真听课、医师全神贯注做手术都是有意注意。有意注意是一种积极、主动的注意形式，是人类所具有的心理状态。

3. 有意后注意 指有预定目的、无需意志努力就能维持的注意，是一种高级类型的注意。它是在有意注意的基础上发展起来的，经过学习和培养对事物的兴趣达到的。当人们从事某种不熟悉的工作时，往往需要一定的意志努力；但经过一定时间后，对该工作熟悉了，就不需要意志努力而继续保持注意。这就实现了有意注意向有意后注意的转化。比如初学者刚学人体穴位图时，需要认真、反复的记忆才能熟悉穴位，熟练之后则轻车熟路地指出穴位的准确位置。

（三）注意的品质

1. 注意的广度 也称注意的范围，指同一时间内所能注意的对象数量。注意的广度受知觉对象特点、个体知识经验的影响。注意对象越集中，排列越有规律，形成整体的可能性越大，注意的广度也越大。个体知识经验越丰富，注意的范围越大。有些职业对个体注意的广度有一定的要求，比如足球裁判员、急诊室医师等。

2. 注意的稳定性 指注意长时间保持在某项活动上，它是衡量注意品质的指标。注意的稳定性与注意对象的特点、主体的状态、年龄等都有关。比如，人在身体健康、精力充沛的情况下注意就容易稳定。

与稳定性相反的状态是注意的分散，也叫分心，是指注意不自觉地离开当前应当完成的活动而被无关刺激所吸引。

3. 注意的分配 指同一时间内对两种或两种以上的刺激进行注意，或将注意指向不同对象的能力。比如，医师一边操作仪器检查患者身体，一边询问患者的病情。

注意的分配是有严格条件限制的。同时进行的活动必须每一种活动都是相当熟悉的，甚至能达到自动化的水平，这样同时输入的两种或两种以上的信息才不会超过人脑的信息加工容量，注意的分配才可能实现。

4. 注意的转移 指个体主动地将注意从一个对象转向另一个对象的现象。注意的转移与分心不同。注意的转移受意识的支配，迅速从一个对象转移到另一个对象，并稳定下来；分心则是一种无目的、不明确方向的状态。注意转移的快慢和难易受到原来注意的紧张度、新的注意对象的特点及个体差异等因素的影响。

第三节 情绪与情感过程

一、情绪与情感的概述

（一）概念

情绪和情感是人对客观事物是否满足自己的需要而产生的态度体验。情绪和情感是人对客观事物的反映形式,它具有独特的主观体验、外部表现,并伴有相应的生理反应。当客观事物满足人们的需要时,就会产生快乐、愉悦等积极情绪和情感,反之则会产生苦闷、愤怒等消极情绪和情感。

(二)情绪与情感的区别与联系

1. 情绪与情感的区别　情绪和情感是同一心理过程的两个不同方面。情绪的态度体验是与机体的生理需要相联系,而情感是与人们的社会性需要相联系,如道德感、理智感等;情绪是人和动物均具备,情感则是人类独有的心理现象;情绪带有情境性、激动性和暂时性的特点,而情感则具有较大的稳定性、深刻性和持久性,是人对事物稳定态度的反映。

2. 情绪与情感的联系　情绪和情感相互依存、不可分离。稳定的情感是在情绪的基础上形成的,而且通过情绪来表达。情绪也离不开情感,情绪的变化反映着情感的深度,在情绪中蕴含着情感。

二、情绪和情感的分类

(一)情绪的分类

1. 根据情绪的内容分类　分为基本情绪和复合情绪。基本情绪又称为原始情绪,是人和动物所共有的,如快乐、愤怒、恐惧和悲哀等。复合情绪是由基本情绪派生而来的复杂的情绪状态,如内疚、厌恶等。

2. 根据情绪状态分类　分为心境、激情和应激。

心境是一种缓慢、微弱而持久的情绪状态。它构成了人的心理活动的背景。心境的弥散性和渲染性,影响着人的整个精神状态。积极的心境有助于工作和学习,能促进人的主观能动性的发挥,提高人的活动效率,并且有益于人的健康。消极的心境使人意志消沉,降低人的活动效率,妨碍工作和学习,有害于人的健康。

激情是一种强烈而短暂的情绪状态。通常是由对个人有重大意义的事情引起的,如重大成功后的狂喜、惨遭失败后的绝望等都是激情状态。激情发生时往往伴随有生理变化和明显的外部行为,如怒发冲冠、手舞足蹈等。激情也有积极和消极之分。积极的激情可以使人完全投入到当前的活动中,产生相应的情感和巨大的动力;消极的激情会使人"意识狭窄",容易一时失去理智而造成巨大伤害。

应激是出乎意料的紧急情况所引起的急速而高度紧张的情绪状态。应激可使人的肌张力、血压、内分泌、心率、呼吸系统发生明显的变化。长期处于应激状态的人,生物化学保护机制会被破坏,抵抗力降低,容易受到疾病的侵袭,临床上心身疾病的发生常与应激反应密切相关。

(二)情感的分类

情感是一种与人类的社会性需要紧密相联系的主观体验,根据性质和内容分为道德感、理智感和美感。

1. 道德感　指人们运用一定的道德标准,评价自身或他人言行时所产生的情感体验。当思想和行为符合道德标准时,就会产生幸福感、自豪感和欣慰感等肯定的道德体验;反之,就会感到不安、内疚和自责等否定的道德体验。

2. 理智感　指人们认识和追求真理的需要是否得到满足时而产生的一种体验。比如,人们在探索问题时产生的疑惑感,多次求解失败产生的焦虑感,最后因解决问题而产生的欣喜感等,这些都属于理智感。理智感在人的智力活动中起着极为重要的作用,它是推动人们认识事物、探索和追求真理的强大动力。

3. 美感　指个体根据一定的审美标准评价事物时所产生的情感体验,包括自然美感、社会美感、艺术美感三种。桂林山水的秀丽是自然美感；纯朴善良、见义勇为的品质是社会美感；音乐和名著可以引起人们的艺术美感。

三、情绪的表现与识别

情绪作为一种内部的主观体验，它在发生时通常会伴随着机体的外部表现，这些外部表现包括面部表情、身段表情和言语表情。

（一）面部表情

面部表情是指通过眼部、颜面和口部肌群的变化来表现各种情绪状态，不同的部位在表达情绪方面的作用是不同的。眼睛对表达忧伤最重要；口部对表达快乐和厌恶最重要；前额能表现惊讶的信号等。

面部表情具有先天性，许多跨文化研究得出不同民族、不同文化背景下人类最基本的情绪喜、怒、哀、乐的面部表情具有极高的一致性。

（二）身段表情

身段表情是指情绪发生时肢体动作上的表现，又称为"肢体语言"。比如得意时的"手舞足蹈"、失望时的"垂头丧气"等。手势是身段表情的重要形式，它通常和言语一起出现来表达喜欢、厌恶、接受、拒绝等思想感情。弗洛伊德曾描述过手势表情："凡人皆无法隐瞒私情，尽管他的嘴可以保持缄默，但他的手指却会多嘴多舌"。

（三）言语表情

言语表情是情绪在音调、节奏和速度等方面的表现，是人类特有的表达情绪的手段。比如人们在高兴时语调高昂、语速快，悲哀时语调低沉、语速缓慢。

四、情绪的调节

情绪的调节是个体管理和改变自己或他人情绪的过程，它与人们的心身健康密切相关，影响着学习、工作的效率。具体的调节方法有以下几种。

（一）调整行为目标

从情绪的定义可知，情绪与需要的满足密切相关，设定的目标则是需要的现实体现。一个人建立理想与现实的统一目标，将会降低负性情绪的产生，因此，在设定行为目标时应结合自身的条件，做到"知足常乐"。

（二）改变认知评价的方式

人们对事物的认知决定情绪的产生、性质和强度。在个人认知水平上做调整可有效降低负性情绪的发生，比如客观全面、理性地分析事情的发生发展。

（三）改变或转换环境

环境刺激会引起情绪的产生，比如"触景生情"。适当的转换环境，比如旅行，或重新摆设长期居住的生活环境，都有助于降低或调整消极情绪。

（四）运用积极的心理防御机制

心理防御机制是一种本能的心理防卫，能有效地缓解焦虑。在情绪调节方面，心理防御机制的合理化、投射、反向、倾诉、发泄、幽默等对部分情绪问题有一定的作用。

（五）心理咨询

当自身调节负性情绪失败或情绪失控时，可及时地主动求助于心理咨询。

知识链接

情绪障碍

情绪障碍包括情绪发生障碍、情绪持续障碍和情绪协调障碍。

情绪发生障碍主要指情绪过程失调，较常见的有情绪不稳定、易激惹和情绪脆弱等表现形式。

情绪持续障碍主要指情绪反应的强度和持续时间方面的障碍，如情绪高涨、情绪低落、情绪冷漠、情绪焦虑等。

情绪协调障碍主要表现在环境刺激与个人情绪体验不相称，或内心体验与外部表情不相符，出现情绪倒错、表情倒错、矛盾情绪等反常现象。

第四节　意志过程

一、概述

（一）概念

意志是人们自觉地确定目的，并根据目的调节和支配行动，克服困难去实现预定目的的心理过程。意志是人类特有的现象，是人类意识能动性的集中表现。意志总是和人的行动相联系，并对人的行动起着调节和控制作用。

（二）基本过程

个体的意志是通过行为表现出来的，意志的行为表现过程包括采取决定阶段和执行决定阶段。采取决定阶段是意志行为的初始阶段，包括确立行动目的、选择行动手段和取舍行动动机等环节。执行决定就是实现意志行动，此阶段是意志过程的关键阶段。执行决定往往要求更大的努力。

二、意志的特征

（一）有明确的目的性

自觉地确定目的是人的意志的首要特征。人类行为本身就是有目的、有步骤、有意识的行动。离开了自觉的目的，意志便失去了存在的前提。意志行动的目的越明确，越远大，意志水平就越高，行为的盲目性和冲动性也就越小。

（二）与克服困难相联系

目的在确立与实现过程中，通常会遇到各种困难，克服困难的过程就是意志的过程，也是意志的核心价值所在。一个人能够克服的困难越大，表明这个人的意志越坚强；反之表明这个人的意志薄弱。因此，人在活动中克服困难的程度能体现其意志的强弱。

（三）以随意动作为基础

人的行动可分为不随意动作和随意动作两种。不随意动作指不受意志支配的、自发的运动，如眨眼、膝跳反射、胃肠活动等，属于无条件反射。随意动作是在不随意动作基础上，通过有目的地练习形成的，它受人的意志调节和控制，具有一定的目的性，比如阅读、唱歌等。

三、意志的品质

意志的品质是构成一个人行为特点的稳定因素的总和。意志品质反映了一个人意志的优劣、强弱和发展水平。优良的意志水平包括了自觉性、果断性、自制性、坚韧性等。

（一）自觉性

自觉性是指对行动的目的和意义有充分的认识，并能随时控制自己的行动，使之符合于正确目的的心理品质。有自觉性的人，目的明确，行动坚决，能够果断地采取决定。与自觉性相反的意志品质是受暗示性和独断性。受暗示性是轻易接受外界影响，盲目地听从别人的意见，轻易改变行动目的，缺乏原则性。独断性则是既未掌握客观规律，又不听别人的忠告，一意孤行，直至碰壁。一个具有自觉性的医生，能够认识到自己行为的社会意义，在医疗技术的追求中精益求精，对患者高度负责，满腔热忱。

（二）果断性

果断性是指一个人善于适时而合理采取决定并执行决定的意志品质。意志的果断性表现在当需要立即行动时，能当机立断，毫不犹豫；当不需要立即行动或情况发生变化时，又能立即停止执行或改变自己的决定。果断性以自觉性为前提，以大胆勇敢和深思熟虑为条件。与果断性相反的品质是优柔寡断和草率决定。优柔寡断表现为犹豫不决、顾虑重重。草率的特点是做事前对事情不加思考，也不做周密的计划，只是凭一时冲动鲁莽从事。一个具有果断性的医生，能够在复杂的病情下，既不犹豫不决，也不草率盲动，挽救患者的生命，解除患者的痛苦。

（三）自制性

自制性是指善于控制和调节自己的情绪，约束自己言行的意志品质。具有自制性的人，一方面善于督促自己去执行已经采取的具有充分根据的决定，另一方面也善于抑制与自己的目的相违背的情绪和行为。自制性是坚强意志的重要标志。与自制性相反的品质是任性和怯懦。任性是对自己的情绪和言行不加约束，随心所欲，放任自己；怯懦则是在行动上畏缩不前，遇到情况惊慌失措，不能自控。一个具有自制力的医生，能够灵活自如地控制自己的情绪，不会因为自己的言行不慎给患者造成消极影响。

（四）坚韧性

坚韧性是指在行动中百折不挠地克服困难，为实现预定目的坚持到底的意志品质。坚韧性集中表现为善于克服困难，善于从失败中吸取教训，不屈不挠，不达目的不罢休，善于抵御不符合目的的种种主客观诱因的干扰。与坚韧相对的是动摇性。动摇性表现为在意志行动过程中不坚定，遇到困难中途退缩，虎头蛇尾，轻易地放弃预定目标。一个具有坚韧性的医生，能够在专业上持之以恒，不断进取，成为医术高明的医生，为患者带来福音。

知识链接

逆商（意志智力）

逆商，全称逆境商数（adversity quotient，AQ），指人们面对逆境时的反应方式，亦可理解为面对挫折、摆脱困境和超越困难的能力。它是由美国著名培训咨询专家保罗·斯托茨博士提出的概念，用以测试人们将不利局面转化为有利条件的能力。逆商现在已经引起学术界的广泛重视。

大量资料显示，在充满逆境的当今世界，事业的成就、人生的成败，不仅取决于人的智商、情商，也在一定程度上取决于人的逆商。逆商高的人在面对困难时，往往表现出非凡的勇气和毅力，锲而不舍地将自己塑造成一个立体的人；相反，逆商低的人则常常畏畏缩缩、半途而废，最终一败涂地。

一项科学研究发现，对逆境持乐观态度的人表现出更具攻击性，会冒更大的风险；而对逆境持悲观反应的人则会消极和谨慎。反映在自信心方面，自信的人的逆商较高，在逆境中往往更容易保持乐观，自然也就容易达到成功的目标。缺乏自信的人则表现不积极，容易对前途丧失信心，不去努力争取。自信心是希望和韧性的体现，在很大程度上决定一个人如何对待生命中的挑战和挫折。

　　一个人的心理状态很重要，在潜意识里认为自己是什么样的人，那么他很快就会知道自己应该成为什么样的人，并且最终也会按照自己的想象去塑造自己。如果他从内心深处觉得社会很需要自己，并把这种感觉化作一种动力，就能很好地推动自己迈向成功。

第五节　人　　格

一、概　　述

（一）概念

　　人格（personality）一词来自于拉丁文"persona"（面具），原指演员所戴的"面具"，后来引申为人物、角色及其内心的特征或心理面貌。心理学借用这一术语，将一个人在人生舞台上扮演的角色及各种心理活动看作是人格的表现。我国《心理学大词典》对人格的定义是：人格是指一个人的整个精神面貌，即具有一定倾向性的各种心理特征的总和。

　　人格包括人格心理特征、人格心理倾向和自我意识三个方面。人格心理倾向是决定个体对事物的态度和行为的内部动力系统，由需要、动机、兴趣、理想、信念、价值观等构成。人格心理特征即心理特征系统，是个体经常表现出来的稳定的心理特征，它影响个人活动的效能和风格，包括气质、性格、能力等。自我意识是个体对自身及自身与客观世界关系的认识，具有自我控制和调节的功能。

（二）特征

　　1. 整体性　人格的各个特征不是孤立地存在着，也不是机械地联合在一起，而是按照一定的规律结合起来构成有组织和层次结构的模式。比如，一个人在完成某项工作任务时，不仅可以表现思维的快慢、能力的强弱、处事果断或谨慎、性情急躁或冷静，同时，也可表现出他的成就动机、工作态度以及整个精神面貌。

　　2. 独特性　世界上没有两片相同的叶子，世界上也没有两个人格完全相同的人。个体的人格是在遗传、环境、教育等影响因素下形成的，不同的遗传基因、后天生活环境，形成了各自独特的心理特点，有的人细致细腻，有的人豪爽粗犷，有的人沉默寡言，有的人侃侃而谈等。

　　3. 稳定性　人格的稳定性是指人格不会随着时间或环境的变化而发生显著变化，俗话说"江山易改，禀性难移"，就形象地说明了人格的稳定性。人格的稳定性随个体的成熟逐渐加强，但不是一成不变的，在一些重大事件影响下或某些病理情况下，人格的某些特征会发生改变。

　　4. 社会性　人是生物实体也是社会实体。人格是社会人特有的，是在个人与他人交往中不断习得与掌握社会经验和行为规范而形成的。因此，人格既是社会化的对象，又是社会化的结果。

　　5. 功能性　人格在一定程度上会影响到一个人的生活方式，甚至决定一个人的命运。正如人们常说的"性格决定命运"，这正是人格功能性的表现。

二、人格心理特征

（一）能力

　　1. 概念　能力指直接影响人的活动效率并使活动能顺利完成所必需的心理特征。比如医师需要敏锐的观察力和熟练的技术操作能力。

2. 分类

（1）根据能力的适应范围，通常可以把能力分为一般能力和特殊能力。一般能力是指大多数活动都需要的能力，即平常所说的智力，包括观察力、注意力、记忆力、想象力、思维力等，其中核心是抽象思维能力。特殊能力是指从事某项专业活动所必需的能力。例如，曲调感、节奏感是从事音乐活动所不可缺少的能力，它们属于特殊能力。人们顺利地完成一种活动，既需要一般能力，又需要与某种活动有关的特殊能力。

（2）根据能力的功能，可以把能力分为认知能力、操作能力和社交能力。认知能力是指人脑加工、储存和提取信息的能力，比如智力。操作能力是指操作、制作和运动的能力。社交能力是在人们的社会交往活动中表现出来的能力。

3. 能力的个体差异

（1）能力发展类型差异：能力的类型差异主要表现在感知、记忆、言语思维等方面。比如，有的人分析能力强，有的人记忆力强，有的人想象力丰富等。

（2）能力的水平差异：能力的水平差异主要指智力差异。人的智力水平有高有低。心理学家通过大量测验发现，智力水平（IQ）的个体差异在一般人群中都呈正态分布，普通人的智商（IQ）在 100 左右，称为中等智力，只有少数人的智商属极高或极低范围。

（3）能力表现早晚的差异：各种能力不仅在质和量的方面表现出明显的差异，而且能力表现的早晚也存在着明显的差异。有的人在儿童时期就表现出了非凡的能力，被称为"神童"。比如唐代诗人白居易，一岁开始识字，五六岁开始学习写诗，九岁已通晓声韵。但也有些人才能表现较晚，被称为"大器晚成"，我国著名画家齐白石，四十岁才表现出他的绘画才能。神童和大器晚成者终归少数，大多数人的智力在中年时期处于能力发展的高峰期。

（4）能力发展的性别差异：许多研究发现，男女在一般能力因素上没有差异，但在特殊能力上各有优势，比如数理空间能力上，男性优于女性，而在言语方面，女性则优于男性。

4. 影响能力形成和发展的因素

（1）遗传因素：一个人的先天因素如机体的构造、大脑的结构、神经系统活动的特点等，这是能力发展的生物前提。一个先天的盲人绘图难以成为画家；一个先天的聋哑人难以成为一名音乐家。

（2）环境因素：婴儿出生前在母体内的环境与出生后的家庭环境，对人的能力的发展有重要影响。胎儿营养不良，会引起脑细胞数目低于正常数目，造成智力缺陷。大脑的发育，特别需要蛋白质、矿物质、维生素等营养物质的供应。产前环境，如营养因素、母亲服药、母亲怀孕年龄等都可能对其将来的能力发展产生重大影响。

（3）教育因素：学校教育在人的智力开发中起主导作用。学校对儿童施加有目的、有计划、有组织的影响。通过学校教育不仅要使儿童掌握系统的科学知识，更要发展他们的能力及其他心理品质，良好的教育是能力形成和发展的决定条件。

（4）实践活动：实践活动是能力发展的重要途径。人的能力是在实践活动中形成和发展的。劳动实践对各种特殊能力的发展起着重要的作用。比如，染色工人能辨别 40 种浓淡不同的黑色。

（5）主观努力：环境和教育作为智力发展的外部重要条件。但人的智力必须通过主体的积极活动才能得到发展。要获得能力较完备的增长，没有主观的勤奋努力是根本不可能的。常言道：天才出自勤奋。没有刻苦的努力，没有顽强的意志力，任何成就都不可能取得，也无从谈起能力的发展。

（二）气质

1. 概念 气质指表现在人们心理活动的强度、速度、灵活性与指向性等一种稳定的心理特征，即俗称"脾气、禀性"。在日常生活中，我们看到有的人性情暴躁，容易发火；有的人遇事沉着，不动声色；有的人活泼好动，能说会道；有的人则多愁善感，胆小怕事。这些心理特性等方面的差异，就是气质特征。

2. 特征

（1）天赋性：气质受到神经系统的活动过程的特性所制约。俗话说"江山易改，禀性难移"，这个禀性主要是指气质。气质特征在出生不久的婴儿身上就有所表现，有的大声啼哭，四肢动作很多；有的则安静，哭声较小。这是气质最早、最真实的流露。

（2）稳定性和可塑性：由于气质更多的受先天神经系统特性的影响，相比能力、性格以及兴趣等，它更具有稳定性。一般情况下，人一生中很难改变自己的气质类型。但气质也不是不能改变的，由于神经系统本身具有一定的可塑性，因而气质表现也会因后天生活环境与教育的影响发生改变。

3. 气质类型学说　关于气质的生理基础，主要有以下两种学说。

（1）体液学说：早在公元前 5 世纪，古希腊著名的医生希波克拉底（Hippocrates）认为人体内有四种体液：血液、黏液、黄胆汁和黑胆汁。根据四种体液在人体内所占的比例，哪一种体液占据优势，就将其划分为哪一种气质类型。血液占优势的为多血质，黏液占优势的为黏液质，黄胆汁占优势的为胆汁质，黑胆汁占优势的为抑郁质。这四种气质类型分别对应不同的特征，见表 3-1。

（2）高级神经活动类型学说：苏联著名的生理学家和心理学家巴甫洛夫（Pavlov）认为，决定气质特点的三个最主要的神经系统特性是：兴奋和抑制过程的强度、平衡性和灵活性。

神经过程三个基本特性的独特结合就形成了高级神经活动的四种基本类型。这四种类型与气质类型有对应的关系见表 3-1。

表 3-1　高级神经活动类型与气质类型

神经过程的基本特征			高级神经活动类型	气质类型	主要表现特征
强度	平衡性	灵活性			
强	不平衡		兴奋型	胆汁质	反应迅速、外向、兴奋、热情、急躁、易冲动
强	平衡	灵活	活泼型	多血质	外向、敏捷、活泼、适应能力强、兴趣广泛、善交际
强	平衡	不灵活	安静型	黏液质	内向、沉着、自制力强、耐心、情绪稳定、刻板、行为缓慢
弱	不平衡		抑制型	抑郁质	安静、孤僻、动作迟缓、敏感多疑、情绪体验深刻不外露

巴甫洛夫指出，纯粹属于这四种类型气质的人在人群中并不占多数，多数人属于两种或三种类型结合的中间型。高级神经活动类型学说科学地解释了气质的主要生理基础，是目前得到广泛认同的气质类型学说。

4. 气质的意义

（1）气质本身并无好坏之分：气质主要表现为心理活动的动力和方式，而不涉及其方向和内容。因此，气质无好坏之分，也不决定人的智力水平和社会价值，任何气质都有其积极和消极方面。例如，多血质的人活泼开朗，但又缺乏稳定性，性格多变；胆汁质的人热情、勇敢但又较为暴躁和冲动。

（2）气质对身心健康的影响：人的气质会对身心健康有一定的影响，胆汁质的人易激怒，难以控制情绪则易"怒伤肝"；多血质的人容易因事喜不自禁，且强度高，易"喜伤心"；黏液质的人情绪比较平和，但一旦被激发，较难恢复，容易出现郁闷，延续时间长则会出现身心疾病；抑郁质的人情绪低沉多疑、易焦虑,持续时间长则会降低免疫功能。无论哪一种气质类型的人,都应该调节自己的情绪,使自己的情绪处于平衡状态。

(3)气质是职业选择的依据之一:不同领域的工作对人的要求是不同的,如演员要求外向、灵活、可塑性强,一般多血质气质比较合适。气质对于职业选择和工作分配等具有一定意义。如果选择适合自己气质的职业,会感到得心应手,对工作有浓厚的兴趣,进而提高工作效率;如果不考虑气质类型对工作的适宜性,将会增加心理负担,给人带来烦恼,也会影响工作效率。

(三)性格

1. 概念　性格是人对现实的稳定态度和习惯化的行为方式上的心理特征,是人格的核心。性格包含两个关键要素:一是稳定的态度,二是惯常的行为方式。比如一个人对待同事热情助人,对自己严格要求、开朗自信,对待工作勤勤恳恳、认真负责,在对待他人、自己及工作的稳定态度和与之相适应的习惯化了的行为方式中表现出的独特心理特征就构成了该个体的性格特征。

2. 特征

(1)性格的态度特征:指人在对社会、集体、他人、自己及劳动的态度。比如有的人关心社会、热爱集体,有同情心、能体贴人、认真负责;而有的人虚伪、狡诈、冷酷无情、傲慢、懒惰等。

(2)性格的意志特征:指人在调节和控制自己行为方式方面的特征。在行为目标方面,有的人目标明确有主见,而有的人盲目轻率易受暗示;在行为自觉控制水平方面,有的人主动积极、自制力强,有的人消极被动、放任自流;在紧急情况下,有的人沉着冷静,有的人惊慌失措。

(3)性格的情绪特征:指情绪活动的强度、稳定性、持久性和主导心境等方面的特征。有些人情绪很强烈,难以自控,有些人情绪产生得慢;有些人情绪稳定,有些人的情绪容易起伏波动;有的人开朗、乐观,而有的人郁闷、消沉。

(4)性格的理智特征:指人们在认识过程中表现出来的心理特征。比如有人注意细节,有人注意整体。

3. 分类　性格的分类形式较多,按不同标准可将性格分成不同类型。

(1)根据心理活动的倾向性分为外倾型、内倾型和中间型:外倾型的人心理活动向外,表现为活泼开朗、热情大方、情绪外露、善于交际、反应迅速、易适应环境的变化,但有时会表现出轻率、感情用事、缺乏自我分析和自我批评的态度。内倾型的人心理活动向内,感情比较深沉、办事小心谨慎,有时表现出反应缓慢、不善交往、适应环境的能力较差。完全的外倾型或内倾型的人并不很多,大多数属于中间型则兼有内向和外向的特点。

(2)从个体对外部环境(场)存在的两种对立的依存方式分为场独立型和场依存型:场独立型的人倾向于以内在参照作为信息加工的依据,不易受外界的干扰,善于独立思考,能独立地发现、分析和解决问题;在遇到紧急情况和困难时,不会惊慌失措,表现沉着冷静。场依存型的人则倾向于以外在参照作为信息加工的依据,易受外界的干扰,社会敏感性较高,对其他人感兴趣,善与人相处。但做事缺乏主见,常常不加分析地接受或屈从他人的观点,应激能力较差。

(3)根据心身疾病的易罹患性分为A型、B型和C型三种性格:A型性格是指个性急躁、求成心切、善于进取、争强好胜的一种性格。这类人往往是一些智力较高、能力较强的人,但同时这类人更容易患冠心病和心肌梗死。B型性格的人与A型性格相反,他们个性随和,生活较为悠闲,对工作要求较为宽松,对成败得失看得较为淡薄。C型性格的人把愤怒藏于心里加以控制,行为上表现出与别人过分合作,原谅一些不该原谅的行为,生活与工作中没有主意和目标,尽量回避冲突,不表现负面情绪,屈从于权威等。C 型性格由于长期心情压抑容易导致人体免疫力下降。此类性格的人则易患癌症或加速其病程。关于癌症与性格特征的关系,在我国古代已有论述。例如,明代医书《外科正宗》就指出,乳腺癌(古代称为乳岩)的发病机制为"忧郁伤肝,思虑伤脾,积想在心,所愿不得志者,致经络痞涩,聚结成核"。

4. 性格与气质、能力的关系

(1)性格与气质:性格与气质既有联系又有区别。两者的联系体现在不同气质类型的人,可以形成相同的性格特征,并且可以使性格带上个人色彩。比如,同样乐于助人的性格,胆汁质的人满腔热情、行为爽直的特点,黏液质的人帮助人时动作沉稳、含而不露。气质可以影响性格的形成和发展。比如,在自制力的形成过程中,具有胆汁质气质的人需要经过极大的克制和努力,而对抑郁质的人则比较容易和自然。性格对气质也有明显的影响,在一定的条件下,性格可以掩盖和改造气质,使它服从生活实践的要求。比如,从事精细操作的外科医师一旦形成了沉着的性格,就有可能改造胆汁质行为冲动的气质特点。

性格与气质的区别主要体现在四个方面:第一,气质主要是先天的,更多地受人的高级神经活动类型影响。性格主要是后天形成的,更多地受社会生活条件所制约。第二,从可塑性上,气质的可塑性较小,变化既难且慢;性格的可塑性较大,变化既易又快。第三,从社会评价上,气质无好坏之分,而性格则有好坏之分。第四,从表现范围上,气质表现的范围狭窄,局限于心理活动强度、速度等方面,而性格表现的范围广泛,几乎涵盖了人的社会心理特点。

(2)性格与能力:性格与能力的形成、发展有着相辅相成的关系。人在实践活动中,不仅形成和发展相应的能力,而且也形成和发展了各种性格。比如,在观察过程中,一方面发展观察力,另一方面也形成着性格的理智特征。此外,性格对能力的形成和发展起着制约的作用。

俗话说"勤能补拙",说明性格的勤勉可弥补能力的不足;反之性格上弱点也足以成为能力发展和表现的障碍,软弱而缺乏自信的性格常常成为人们一事无成的主观原因,从而使能力也得不到锻炼。人的能力、气质和性格相互制约、相互影响、彼此关联,它们在个体身上形成一个有机的个性心理特征整体。

三、人格心理倾向性

(一)需要

1. 需要的概念　需要是人脑对生理需要和社会需要的反映,是心理活动与行动的基本动力。个体通过需要和满足需要的活动,使体内环境与外界环境(主要是社会环境)保持平衡,以维持自身的生存与发展。

2. 需要的分类

(1)按需要的起源可分为生理性需要和社会性需要。生理性需要是人类最原始的和最基本的需要,主要是指维持有机体生命和延续种族所必需的要求。如食物、空气、运动、休息、睡眠、排泄及性的需要等。这是需要的自然属性,是人与动物所共有的。但人类的生理性需要受到社会环境及人类文明的制约。社会性需要是指人类在社会活动中逐渐形成的高级需求,在社会政治、经济、文化、教育等因素广泛影响下形成的,如劳动、交往、求知、审美等。它是人类特有的,是在生理需要的基础上产生的,受社会生活条件所制约。

(2)按需要的对象可分为物质需要和精神需要。物质需要是对物质生活条件的需要,既包括生理需要也有社会性需要。比如,对服饰的需要既有生理性需要,也包含社会性需要。

精神需要是指人对社会精神生活及其产品的需要,比如,求知的需要、审美的需要、友谊的需要等。精神需要是人类特有的需要。

3. 马斯洛的需要层次论　美国人本主义心理学家马斯洛（Maslow）认为，需要的满足是人类发展的一个最基本的原则。他提出的"需要层次理论"将人的需要分为五个层次，根据对人生存的意义及生活意义的大小由低级到高级排列。

（1）生理需要：维持生存的需要，如求食、求饮、睡眠、性欲等，生理需要是人类最原始、最基本的需要，它是推动人们行为最强大的动力。只有在生理需要基本满足之后，高一层的需要才会相继产生。

（2）安全需要：是对稳定、安全、秩序、受保护的需要，免受恐吓、焦虑和混乱的折磨的需要。生理需要满足后，就会产生安全需要。

（3）归属和爱的需要：是指一个人与他人建立感情的联系或关系，确立在团体中的地位的需要，包括被别人接纳、爱护、关注、欣赏、鼓励、支持等需要。

（4）尊重需要：马斯洛认为对尊重的需要可以分为两类：自尊和来自他人的尊重。自尊包括对获得信心、能力、本领、成就、独立和自由等的愿望。来自他人的尊重包括威望、承认、接受、关心、地位、名誉和赏识。一个具有足够自尊的人总是更有信心、更有能力、也更有效率。然而，当他缺乏自尊时，他就感到自卑、无望，从而可能导致绝望和神经症行为。

（5）自我实现需要：是指人的成长、发展、利用潜能的需要。换言之，个体之所以存在，之所以有生命意义，就是为了自我实现。这是人类最高层次的需要，只有少数人能达到真正的自我实现境界，成为自我实现者。

对于上述五种基本需要，虽然层次有所不同，但这种层次顺序并非固定不变。马斯洛认为，人的需要发展演进过程呈波浪式前行，高层次需要的出现是建立在低层次需要相对满足的基础上的，但并不是必须等到低层次需要得到完全满足后才会出现，较低一层的需要高峰过后，较高一层的需要就会产生优势作用。当然，马斯洛的"需要层次理论"是一种一般模式，在实际生活中，这绝非刻板不变的，而是存在很多例外。

（二）动机

1. 动机的概念　指为满足某种需要而产生的激发和维持个体进行活动，并使活动朝向某一目标的内部动力。动机本身不属于行为活动，只是一种促使行为活动的内部动力（内驱力），行为才是这种内在过程的外在表现。比如，动物饥饿时的觅食活动是一种外部行为，饥饿则是动机。

动机的产生需具备两个条件：一是内部条件，即需要的存在；另一个则是外部的刺激或诱导，它进一步加强了满足需要的内部驱动力。

2. 动机的功能

（1）激活功能：动机是引起行为的原动力，动机的性质和强度不同，对行为影响作用的大小也会不同。

（2）导向功能：动机能使一个人的行动指向一定的目标或对象，对行为起着导向作用。

（3）维持功能：行为从发动到达到目的需要有一个或长或短的过程，动机能使个体的行为坚持一段时间，使行为得以持续。动机是保持行为持续进行的动力。

（4）调节功能：动机对个体行为的强度、时间和方向的调节。正是由于动机对个体的活动不断地进行调节，才使得行为能够达到既定目标。

3. 动机的分类

（1）根据动机的起源分为生理性动机和社会性动机。生理性动机是指起源于生理性需要的动机，如饥、渴、睡、性等动机。社会性动机是指来源于心理、社会因素，是人在后天生活中习得的，是人类高级心理活动的一种追求，如成就动机、亲和动机和权力动机等。

（2）根据引起动机的原因分为外部动机和内部动机。外部动机是指行动的推动力是外力诱发出来的；内部动机是指人的行动出自个体本身，比如为了自我成长等。

4. 动机冲突　在日常生活中，常会同时存在两个或两个以上的动机。如果这些动机同时并存，但不可能同时满足，特别是当这些动机在性质上又相互排斥时，个体难以取舍，表现为行动上犹豫不决，这样的心理冲突称为动机冲突。动机冲突主要有以下四种类型。

（1）双趋冲突：指两个具有吸引力的目标同时出现，形成了强度相同的两个动机，但由于条件受限只能选择其中之一时，个体出现的难以取舍的矛盾心理，"鱼和熊掌不可兼得"就是典型的双趋冲突。

（2）双避冲突：个体同时面对两个威胁目标，都产生了逃避的动机，但由于条件限制必须选择接受其中一个，即"前怕狼，后怕虎"的左右为难、进退维谷的处境。

（3）趋避冲突：某一事物对个体具有利与弊的双重意义时，会使人产生两种动机，一方面希望接近它，另一方面又想回避它，也就是说，个体对某事物既想图其利，又想避其弊，这种动机冲突，称趋避冲突。比如喜欢吃甜食，但又怕发胖就是这种冲突的真实写照。

（4）多重趋避冲突：当两个或以上目标同时存在，且每个目标兼有利和弊时。个体无法简单地选择一个目标而回避或拒绝另一个目标，必须进行多重的选择。比如一个患者，一方面希望能住院治疗，但又怕影响自己的工作；另一方面，采取门诊治疗可以照顾工作，但又怕耽误了有效治疗时间。

（三）兴趣

1. 概念　兴趣是个体力求探索某些事物或从事某项活动的心理倾向。人的兴趣是在需要的基础上产生和发展的，是个体认识事物、从事活动的巨大动力。兴趣是动机的进一步发展，其对人的心理和行为的动力影响比动机更稳定和持久。对某一事物产生了动机，未必一定能发展成兴趣；而一旦产生了兴趣，必然有与之相应的动机伴随。

2. 分类

（1）直接兴趣：是对事物本身有直接需要而引起的兴趣。比如对诗歌、钓鱼、旅游等的偏爱。

（2）间接兴趣：是指对事物未来结果有间接需要而产生的兴趣。比如，有的人对学习英语本身并不感兴趣，而是对能与外国人进行文化交流感兴趣。间接兴趣往往与个人的目的相联系，有较强的目的性。

此外，兴趣根据内容可分出物质兴趣和精神兴趣；根据兴趣的社会价值，分高尚兴趣和低级兴趣；根据兴趣维持的久暂，分稳定的兴趣与暂时的兴趣等。

3. 兴趣的品质　兴趣的品质是人在认识事物的过程中形成和发展出来的稳定的心理特征，概括为以下四个方面。

（1）兴趣的广泛性：指兴趣范围的大小。有的人兴趣广泛，对许多事物都乐于探求；而有的人兴趣索然，将自己禁锢在个人的小圈子里。

（2）兴趣的指向性：是指兴趣指向于一定的对象或现象。如果一个人有广泛的兴趣但无指向性，则会"样样都喜欢、样样都不专"，结果一无所长。只有将广泛性和指向性相结合，兴趣才能博而专。

（3）兴趣的稳定性：是指对某一事物的兴趣所持续的时间。稳定而持久的兴趣能推动人深入钻研问题，获得系统而深刻的知识。如果兴趣缺乏稳定性，朝三暮四，见异思迁，必然一事无成。

（4）兴趣的效能性：指兴趣对行为产生的效果。比如一个人热爱运动，可以增强体质。兴趣作为一种积极的内在心理倾向，能促使人的行为更加积极主动，从而更高效地完成行为。

（张帆　李明芳）

? 复习思考题

1. 德国心理学家艾宾浩斯最早通过实验揭示了遗忘进程的规律。试论述其所揭示的规律,并根据遗忘进程的规律,结合自身的学习经验,分析抵制遗忘的方法。

2. 如何保持良好的情绪状态?

3. 结合自身特点,分析影响能力的形成和发展的因素有哪些?

4. 我国文学作品中有不少气质类型典型的人物形象,比如《水浒传》中的李逵是胆汁质,《西游记》中的沙僧是黏液质,《红楼梦》中的王熙凤是多血质,而林黛玉是抑郁质。试阐述四种气质类型的特点及其对身心健康的影响。

5. 请举出几个生活中动机冲突的例子。

ER-3-5

扫一扫,测一测

第四章　心理社会因素与健康

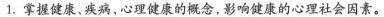

1. 掌握健康、疾病、心理健康的概念,影响健康的心理社会因素。

2. 熟悉心理健康的标准,个体心理发展阶段,心理健康的维护,心理社会因素在健康与疾病中的作用。

3. 了解不同年龄阶段的心理发展特征。

课堂互动

王某,女,19岁,大二学生。大一时与同寝室某室友关系紧张,出现心慌、四肢乏力、头昏、出汗、手抖、腿抖,约半小时自行好转。之后反复发作,持续20~30分钟后可自行缓解。每次发作前均有压抑、愤怒的情绪产生。近日,再次与该室友发生争执,出现惊悸、胸闷、出汗的症状,被送到医院检查,其心电图检查提示窦性心动过速,CT、心腹B超、生化检查均未见异常,但主诉现在看到该室友就会立即出现腹痛、腹泻,并伴有心慌、头昏感,但回家后未经特殊治疗好转。

请思考:

1. 王某是否健康?

2. 王某表现的问题主要是什么因素导致的?

第一节　健康与心理健康

一、基 本 概 念

(一)健康

健康这一概念是在不断发展的,不同时期人们对健康有着不同的认识。在生物医学模式下人们认为"人体生理机能正常,没有缺陷和疾病就是健康",健康和疾病是非此即彼的关系。随着社会的发展,人们对健康的认识越来越全面。1948年世界卫生组织提出:"健康不仅仅是没有疾病和虚弱的状态,乃是一种在身体上、心理上和社会上的完满状态。"也就是说,健康的人应该是身体健康,心理也健康,能够很好地适应社会,能与环境保持协调。1989年,世界卫生组织又提出:"健康是生理、心理、社会适应和道德品质的良好状态。"道德健康已被纳入健康新概念中。因此,健康的内涵已从关注生理一个方面逐步扩展到关注生理、心理、社会和道德四个方面,这是迄今为止对健康较全面、科学的认识。

(二)心理健康的含义

心理健康大致包括三层含义:一是指个体的心理健康状态,即能够以积极有效的心理活动,平稳正常的心理状态,对当前和发展着的社会环境保持良好的适应;二是指心理健康工作,即采取有效的措施,以维护和促进心理健康、预防心理障碍或行为问题;三是指研究心理健康问题的学科,即研究、维护不同人群、不同年龄阶段个体心理健康的学科。一般情况下,心理健康一词指个体的心理健康状态,心理健康涉及的方面较广泛,心理健康和不健康并不是绝对的。1946年,在第三届国际心理卫生大会上,心理健康被定义为:"心理健康是指在身体、智能以及情感上与他人的心理不相矛盾的范围内,将个人心境发展成最佳的状态。"目前比较一致的观点认为,心理健康是指人的知、情、意活动的内在关系协调,以平稳的、积极的心理状态适应自然和社会环境,并据此能促使人体内外环境平衡和促使个体与社会环境相适应的状态,并由此不断发展健全的人格,提高生活质量,保持旺盛的精力和愉快的情绪。

(三)亚健康和心理亚健康

健康与疾病并不是对立的,也没有明确的分界点,而是一个连续的、动态变化的过程,在两者之间存在一种过渡状态,即亚健康状态。世界卫生组织对亚健康(sub-health)的定义是:个体在身体、心理和社会环境等方面表现出不适应,是一种介乎健康与疾病之间的中间状态。虽然并没有与之相吻合的器质性改变,但它常常是很多疾病的前兆,任其发展可能会转向疾病状态,也被称作"第三状态"或"灰色状态"。世界卫生组织的一项全球性调查结果显示,全世界有10%的人处于健康状态,20%的人处于疾病状态,70%的人处于亚健康状态。亚健康包括躯体性亚健康、心理性亚健康、社会交往性亚健康和道德性亚健康。

国内学者将心理亚健康定义为:"一种介于心理健康与精神疾病之间的中介状态,这种状态未达到《中国精神障碍分类与诊断标准(第三版)》(*Chinese Classification and Diagnostic Criteria of Mental Disorders*, Third Edition, CCMD-3)等精神病学诊断标准,但同样会给人的工作和生活带来很大的影响,甚至还可诱发躯体疾病、精神疾病和心理危机的状态。"处于心理亚健康状态没有明显的心理障碍,但会有以下信号出现:烦恼不堪,焦躁不安;无能感,常觉得自己毫无价值;疲倦感;常有烦乱、无序感;空虚无聊感;无助感。美国心理学家梅尔杰斯为心理亚健康易感者描绘的心理画像是:情绪低落、自卑失助、放任冲动、角色混乱的人。

二、心理健康的标准

心理健康没有一个统一的、一致性的标准来衡量心理是否健康,它不像躯体的生理健康那样有一个明显的界限且可以通过检查得出结论。不过,已有许多心理学家从不同的角度对心理健康的标准进行了积极的探索,提出了各种观点。

著名的心理学家马斯洛(Maslow)和密特尔曼(Mittlemann)认为心理健康的人,应符合以下标准:①有足够的自我安全感;②能够充分了解自己,并能对自己的能力作出适度的评价;③生活理想和目标切合实际;④能与周围现实环境保持良好接触;⑤能保持人格的完整与和谐;⑥善于从经验中学习;⑦能保持良好的人际关系;⑧能适度地表达和控制情绪;⑨在符合集体要求的前提下,能有限度地发挥个性;⑩在不违背社会规范的前提下,能适当地满足个人的需求。

我国精神卫生专家许又新教授在1988年提出衡量心理健康可以用三个标准,①体验标准:即个体的主观体验(主要包括良好的心情和恰当的自我评价);②操作标准:主要是指通过观察、实验和测验等方法得到的对个体的心理活动的过程后效率的评价;③发展标准:即个体有向较高水平发展的可能性,并且有切实可行的行动措施。

综合国内外专家学者的观点,我们认为健康的心理应包含以下七方面的内容:

1. 智力发育正常　智力正常是一个人正常生活的最基本的心理条件,是人适应周围环境、谋求自我发展的心理保证,因此是心理健康的首要标准。心理健康的人,智力发展水平虽然各有不同,但都能使个人的智慧在学习、工作和生活中得到充分表现,并对其中出现的各种问题、困难和矛盾都能力求有效地认识、克服和解决。

2. 意志品质健全　意志是个体的重要精神支柱。心理健康者的意志品质表现确定行动目的的自觉性，而不是受暗示性；作出决策的果断性，而不是优柔寡断、草率鲁莽；约束情绪和言行的自制性，而不是任性和怯懦；以及克服困难、对既定目标的坚持性，而不是退缩和动摇。

3. 情绪乐观稳定　情绪在人的心理健康中起着核心的作用。情绪乐观稳定有如下表现：积极情绪多于消极情绪，能经常保持愉快、乐观的心境；情绪反应与客观刺激相适应，能做到适度表现；对于消极情绪能主动、有效的调节和控制情绪以适应外界环境。

4. 人格健全完整　培养健全的人格是心理健康的最终目标。人格健康完整表现在：人格的各个结构要素不存在明显的缺陷与偏差；具有清醒的自我意识，了解自我、悦纳自我，客观、恰当地评价自我，生活目标和理想切合实际，不产生自我同一性的混乱；以积极进取的人生观、价值观作为人格的核心，有相对完整的心理特征。

5. 人际关系和谐　和谐的人际关系是心理健康的重要支柱，也是增进心理健康的重要途径。人际和谐主要表现在：乐于与人交往，既有稳定而广泛的人际关系，又有知己的朋友；在交往中保持独立而完整的人格，有自知之明，不卑不亢；能客观评价别人，取人之长、补己之短，宽以待人；在交往中能以尊重、信任、友爱、宽容和理解的态度与人友好相处；能很好地与人合作，并乐于助人。

6. 适应社会环境　能否适应变化着的社会环境是判断个体心理健康的重要条件。适应社会环境有如下表现：积极的处世态度，与社会广泛接触。能客观的认识、分析环境，并能有效调整自己以适应环境，其心理行为能顺应社会变化的趋势，达成自身与环境平衡。当外部环境发生变化而产生心理应激时，能保持心理平衡。

7. 心理行为符合年龄特征　在人的生命发展过程中，不同的年龄阶段有着不同的心理行为，从而形成了不同年龄阶段独特的心理行为模式。如果一个人的心理行为严重偏离自己的年龄特征，也是心理不健康的表现。

在依据上述标准来判断心理健康状况时，有以下方面需要注意：

首先，心理健康与社会环境息息相关，不同的地域、民族、文化背景和社会发展水平的差异会对心理健康的标准产生影响。

其次，心理健康与不健康之间难以明确界定，心理健康和不健康存在连续性，在现在的社会很多人的心理健康状态既不是健康的，又不是不健康的，而是亚健康的状态。

最后，心理健康的判断是一个持续的状态，不能简单地将突发的负面情绪界定为心理不健康，判断个人心理健康状态，需要进行长时间持续的观测。

三、个体心理发展与心理健康的维护

（一）个体心理发展

1. 人的发展与生命周期的概念　人的发展有两层涵义，其一是指人类种族在地球生物种系发生中的有关过程；其二是指个体从生物学受孕到生理死亡所经历的一系列的生命阶段，即从婴幼儿、童年、少年、青年、中年、老年到死亡的发展过程，这种从生到死的过程也被称为生命周期（life cycle）。其中包括生物意义上的成熟和变化过程，个体年龄结构的过渡，以及不同年龄期社会经历的变化过程。对于每一个健康发展的个体来说，随着其生物意义上的成熟，每一阶段也有着不同的心理上的任务和心理特征。

2. 发展的基本观点　长期以来，哲学家、宗教学者、社会学家和科学家对人的发展问题争论不息，直到20世纪70年代，心理毕生发展的观点才被人们普遍接受并重视。其主要观点有：

（1）发展是毕生的：人从胚胎到死亡始终是一个前进发展的过程，人的发展除了在生物意义上的发育、成熟以外，其行为的变化过程贯穿整个一生。生命的每一阶段都受前一阶段的影响，同时也影响以后的发展阶段,个体一生的经验都对发展有重要意义。

（2）发展是多维和多向的:发展的形式具有多样性,是多维度的,发展的方向也因发展内容的种类不同而有所不同。心理发展存在着很大的个体差异和可塑性,不同的个体有不同的形式,没有一条单一的曲线能描绘个体发展的复杂性。

（3）发展是获得（成长）与丧失（衰退）的结合:发展是一个有序变化的过程,不是简单地朝着功能增长方向的运动,生命过程中任何时候的发展都是成长和衰退的结合。任何发展都是新适应能力的获得,同时包含着以前存在的部分能力的丧失。

ER-4-3

埃里克森的人格
发展八阶段论

3. 个体心理发展阶段　研究心理发展是一个长期的过程,应从胎儿及婴幼儿期开始做起,直到生命的结束。个体的人生依据不同的生理和心理特征划分为不同的年龄阶段,因此个体不同年龄阶段的心理健康的发展特征不同。掌握每一年龄阶段的心理发展特征对个体的的健康,尤其是心理健康而言都至关重要。

（1）胎儿期的心理发展特征:生理发展是心理发展的物质基础,人的生命是从胎儿期开始的。个体是否心理健康,其先天素质和胎儿期的发育起着重要的作用。有研究证明胎儿期营养不良,会增加终生患精神病的风险。因此,怀孕母亲的健康状况、情绪状态、习惯嗜好等对胎儿的健康,以至个体一生的健康都会有影响。

1）孕期营养及保健与胎儿健康:胎儿期是大脑发育的关键时期,而胎儿的营养完全依赖于母体的供养,因此孕期的营养状况,将严重地影响胎儿的健康。

2）孕妇的情绪与胎儿健康:孕妇情绪的好坏,不仅直接影响其自身的健康,对胎儿的健康也有很大的影响。

（2）婴儿期的心理发展特征:婴儿时期的心理健康,不仅影响婴儿的生长发育,对其今后的成长都有着重要的影响。婴儿时期的心理健康被认为是心理健康的起点。

1）母乳喂养的重要性:有人把物质营养、信息刺激和母爱称为婴儿期的三大营养。母乳营养充足、适合消化吸收,含有抗体和胱氨酸,可增加乳儿的免疫力和智力发展。

2）增进母爱:母亲的爱抚对婴儿的心理健康发展至关重要,而帮助婴儿建立依恋关系、减少分离焦虑是婴儿期心理卫生的重要内容。

3）保证充足的睡眠:新生儿大脑正在快速发育之中,充足的睡眠是保证大脑发育和心理健康的重要条件。

4）促进运动与智力的发展:适宜的信息刺激能促进婴儿运动、感觉器官和智力的发展,因此,应有意识地为孩子提供适量视、听、触觉刺激。

5）增加游戏活动:婴儿通过游戏活动不仅可增强体力,更重要的是促使他们运用感官来认知世界,促进大脑发育、有利于儿童的创造性、社会性和认知能力的发展。

（3）幼儿期的心理发展特征:3～6岁称幼儿期。3岁幼儿脑重已达成人的四分之三,7岁时已接近成人。神经纤维髓鞘已基本形成,神经兴奋性逐渐增高,睡眠时间相对减少,条件反射比较稳定,语言进一步发展,掌握词汇量增多,大脑的控制、调节功能逐渐发展。皮亚杰将2～7岁儿童的认知发展称为运算前期。此期认知特点有,①自我中心:以自我中心观点来推测周围事物,无法站在别人的立场角度从事思考,不能理解别人会有不同的想法。②万物有灵论:幼儿相信自然界的事物都和他一样,是有生命、有意识、有目标的,如"太阳公公为什么不到我们家来玩一玩"。③符号功能:幼儿以某物、某字或某种心理表象来代表未在眼前出现的另一种东西,也称表象功能。

1）促进幼儿言语的发展:对幼儿提供有助于幼儿语言发展的引导和辅助。做好示范、语速适中,礼貌用词,积极回答幼儿问题等。

2）对幼儿的独立愿望因势利导:抓住这一时期儿童的好奇心和独立的愿望,引导幼儿培养自我管理能力,如穿衣、吃饭、系鞋带等日常简单事务。

3）玩耍与游戏：通过戏耍活动，让幼儿学会与人交往，建立团队意识，诱发想象力和发散思维，培养社会化健康人格。

4）正确对待孩子的无理取闹和过失：讲道理、明事理，大人不一味迁就，也不对幼儿过分的苛责，理解幼儿偶尔的无理取闹。

5）父母言谈举止的表率作用：家庭和学校的氛围对幼儿心理发展有重要作用，幼儿的评判是非的概念通常以父母的言行作为标准。

（4）童年期的心理发展特征：儿童期指6～12岁，这个时期正是小学阶段，故也称为学龄期。此期儿童除生殖系统外其器官已接近成人。脑的发育已趋成熟，是智力发展最快的时期，感知敏锐性提高，感知逐渐具有目的性和有意性；有意注意发展，注意稳定性增长；口头语言迅速发展，开始掌握书写言语，词汇量不断增加；形象思维逐步向抽象逻辑思维过渡，大脑皮层兴奋和抑制过程更为协调，行为自控管理能力增强。其言语、情感、意志、能力和个性也得到不同程度的发展。表现为对事物富于激情，情绪直接、容易外露、波动大，好奇心强，辨别力差。个性得到全面的发展，自我意识与社会意识迅速增长，但性格的可塑性大，道德观念逐步形成，喜欢模仿。

1）科学合理安排学习：这是一个由游戏活动为主导转变为学习主导活动的时期，学习时间不宜过长，要注意教学的直观性、趣味性；激发儿童好学的动机、兴趣和坚强的意志。

2）组织社会劳动：儿童在劳动中不仅能增加对周围事物的认识，从中学会人际交往，发展友谊感和责任心，培养热爱劳动、助人的人格。

3）培养开拓创造性思维：成年人容易把多年积累的经验和知识灌输给小孩，容易出现说教式教育，应注意儿童思维的灵活性、多向性、创造力和想象力的培养。

4）注意"情商"的培养："情商"是非智力因素，即良好的心理品质，良好的道德情操，良好的意志品质，困难面前不低头的勇气，持之以恒的韧性，善于与人相处的品格。

（5）青少年期的心理发展特征：青少年期是生长和发育的快速阶段。生理方面发生巨大的变化，其身高、体重快速改变，在内分泌激素的作用下，男女少年第二性征相继出现，性功能开始成熟。男性表现为喉结的声音变粗，生长胡须，出现遗精等；女性则出现声音变尖，乳房发育，月经来潮。这时脑神经系统发育基本完成，第二信号系统作用显著提高。青少年期的认知活动具有一定的精确性和概括性，意义识记增强，抽象逻辑思维开始占主导，思维的独立性、批判性有所发展，逐渐学会了独立思考问题，可塑性大，易受外界的影响，情绪容易波动。性意识开始觉醒，产生对异性的好奇和接近倾向，由于社会环境的制约，出现性意识与社会规范之间的矛盾。

1）发展良好的自我意识：学校应开展青春期的自我意识教育，使青少年能够认识自身的发展变化规律，学会客观地认识自己，既看到自己的长处也看到不足。

2）保持情绪稳定：青少年的情绪不稳定、容易冲动，易从一个极端走另一个极端。父母与老师应以中立的态度接受他们的倾诉和宣泄，让他们学会获得社会支持，以缓解应激。

3）预防性意识困扰：性是青少年最为困扰的问题之一，特别是青春发育期。应及时地对青少年进行性教育，包括心理和生理两个方面。

4）消除心理代沟：对于严重的代沟应予重视，及早进行心理调适，指导子女应尊重、体谅父母，理解父母时有的唠叨啰嗦；同时指导父母尊重、理解和信任孩子。

（6）成年初期的心理发展特征：成年初期是介于青少年与中年期之间的阶段，是人生中最宝贵的黄金时期，生理与心理者达到成熟，精力充沛，富于创造力，开始走向完全独立的生活，生活中也面临着许多挑战。年龄在22岁左右身体生长发育已经成熟，各种生理功能已进入青壮年的最佳状态。身体素质包括机体在活动中表现出来的力量、耐力、速度、灵敏性和柔韧性等，在成年初期进入高峰。个体在心理的各个方面得到了全面的发展，青年人的人生观、价值观已基本形成，对自然、社会、人生都有了比较稳定和系统的看法。青年人各种能力发展不一，但观察力、记忆力、注意力等均先后达到高峰。

1）培养良好的适应能力：青年时期是自我摸索，自我意识发展的时期，而且必须走入社会独立生活，在其社会生活中常常会遇到各种挫折与人际关的矛盾需要应对。

2）及时解决情绪情感问题：青年人富有理想，但容易在客观现实与理想不符时遭受挫折打击，出现强烈的情绪反应，表现为怨天尤人，自尊也可能会转化为自卑、自弃。

3）防止性的困扰：青年时期是发生性及相关心理卫生问题的高峰期，与婚姻、家庭的幸福密切相关。男女正常的交往，两性正常、友好交往会使青年男女更稳妥，更认真地择偶。

（7）成年中期的心理发展特征：成年中期的生理发展介于青年期和老年期之间，中年期既是生理功能成熟的延续阶段，又是生理功能从旺盛逐渐走向衰退的转变期。进成年中期后，体重增加，身体渐胖，头发逐渐变白变疏，颜面部皮肤渐显粗糙，各种感觉器官的功能开始减退，大脑和内脏器官功能也逐步走向衰退。成年中期也容易罹患多种躯体和心理疾病。中年人积累了较多理论知识和实践经验，思维能力达到较高水平，具有较强的问题解决能力。成年中期情绪趋于稳定，较青年人更善于控制自己的情绪，自我意识明确，意志坚定，个性稳定，是事业上最容易成功的阶段。

1）注意身心健康，避免心理负荷过重：成年中期任务繁重，事业发展与身体的功能衰退造成了这一阶段的紧迫感，需要调节心理压力。

2）处理好家庭中各种关系：家里上有老，下有小，各种社会关系和家庭矛盾需要面对，同时赡养老人、抚养小孩的经济压力加重，需要多进行家庭内部沟通。

3）顺利渡过围绝经期：这是一种自然现象，任何人都无法避免，需要注意心理卫生和保健工作，正确认识与对待围绝经期。

（8）成年晚期的心理发展特征：步入老年，各系统功能趋向衰退。脑细胞减少，细胞功能减弱，心血管功能下降，心脏病、高血压等疾病的发病率增高。皮肤的组织萎缩，弹性下降；皮脂腺萎缩、汗液分泌减少，皮肤干燥、无光泽、皱纹多；肌肉萎缩，弹性减弱，肌力下降。感知觉功能下降，老年人视力减退，出现"老花眼"，听力也出现了下降。同时，记忆力下降，识记、再认、重现能力均不如中青年。情绪趋于不稳定，表现为易兴奋、激惹，喜欢唠叨，情绪激动后需长时间才能恢复。人格上表现出以自我为中心，猜疑、保守，情绪化、偏执敏感等特点。

1）适应退休生活，享受老年生活：退休后，老年人的工作、生活环境和社会角色都会发生一系列变化，老年人需要改变认知，以乐观的态度享受退休后的生活。

2）正确面对疾病和死亡：死亡也是生命的一部分，只有对死亡有思想准备，不回避，不幻想，才能让老年人克服对死亡的恐惧心理，从容不迫地生活。

（二）心理健康的维护

要保持良好健康的心理状态，需要注意以下几个方面：

1. 正确认识自己　学会客观看待自己，在学习和生活中发挥自己的优势，面对和接纳自己的不足，并努力地去完善自己。培养自信、自立、自强的心理品质，不断发展自我、提高自我。同时客观评价自我在社会中的地位，正确看待别人对自己的评价。

2. 学会调控情绪　负面情绪长期积压，会引起机体内部失调，进而影响身心健康，所以要学会运用各种恰当的方式来应对负面情绪，如转移注意力、娱乐、合理宣泄、向朋友倾诉、理智控制等，使情绪能经常保持在积极、愉快、乐观的状态。

3. 建立和谐的人际关系　良好的人际关系对心理健康维护具有重要作用。要积极主动地与人沟通交流；要宽容、尊重他人，能体会对方的感受；要能与人同心协力、合作共事；要掌握人际交往技巧，更好地处理在交往过程中出现的问题。

4. 培养对挫折的承受能力　遇到困难和挫折，要敢于直面挫折，不能消极抱怨、一蹶不振，要理智、客观地分析原因，以积极的心态采取相应的对策，从失败中吸取教训，争取变挫折为成功。同时丰富自身的知识储备，使得再遇到问题时有能力顺利地解决。

5. 养成良好的生活习惯　良好、规律的饮食和作息习惯，对促进心理健康是非常有利的。如不挑食、不暴饮暴食，早睡早起。日常生活中还要多参加文化体育活动和社会实践活动，既可增加生活乐趣，又可缓解紧张生活带来的压力。

第二节　影响健康与疾病的心理社会因素

随着社会的发展，人们生活水平的提高，医学模式的转变，人类疾病谱和死亡谱也发生变化，越来越多的研究证据表明心理社会因素在许多疾病的发展、发展和防治中具有相当重要的作用。

一、心理因素

心理因素是指影响人类健康和疾病过程的认知、情绪、人格特征、价值观念以及行为方式等。

（一）认知评价

认知评价是指个体从自己的角度对遇到的生活事件的性质、程度和可能的危害情况作出估计。心理社会因素能否影响健康或导致疾病，取决于个体对外界刺激的认知和评价。对事件的认知评价直接影响个体的应对活动和心身反应。个体认知能力不足、歪曲或认知障碍均可以使个体不能对外界刺激做出客观的评价，不能做出合理的决定，从而很难采取有效的处理手段，使挫折机会增加，导致健康状况恶化。

（二）情绪状态

俗话说"笑一笑，十年少""愁一愁，白了头"，正是说明了情绪对健康的作用和影响。愉快、平稳而持久的积极情绪能让人的大脑及整个神经系统处于良好的活动状态，有利于人的潜能发挥，活动的效率倍增，同时也有利于保持身体各器官系统功能正常，增强对疾病的抵抗力，促进身心健康。反之，消极的情绪能让人的整体心理活动失衡，并引起一系列机体生理变化，致使疾病发生。

（三）人格特征

每个人都有其独特的人格特征，并以外在行为表现出来。根据不同人格特征的不同外在行为表现，可以把人格分为不同的类型。人格特征不仅与心理健康有关，而且与生理健康和躯体疾病有密切关系。人格既可以作为疾病的非特异性因素，在各种疾病中均发挥作用，又可以成为某种疾病发病的重要条件，与某些疾病有特殊联系。例如，A 型行为类型与冠心病的发生密切相关。

　　　　　　　　　　　　　　知识链接

A 型行为类型与 B 型行为类型

"A 型行为类型"（type A behavior pattern, TABP）是指由性格急躁、缺乏耐心，情绪容易波动、过度竞争意识、强烈的时间紧迫感、较强的攻击性、富有敌意、醉心于工作、终日紧张忙碌、缺少运动等构成的一组行为特征。进一步研究发现，TABP 者血液中胆固醇、甘油三酯、去甲肾上腺素、促肾上腺皮质激素等均高于"B 型行为类型"（type B behavior pattern, TBBP）者，因而容易引起冠状动脉粥样硬化，导致冠心病 (coronary heart disease, CHD) 的发生。而 B 型行为类型者则性情随和，悠闲自得，不易紧张，不喜欢与人争斗，一般无时间紧迫感，从容不迫，不争名利，有耐心，能容忍。因此，B 型行为类型者所面临的压力较小，患病的概率相对较低。

（四）动机与需要

个体的行为动机过强或过弱，需要太高或太低，都有可能使个体经历更多的环境刺激或内心体验到更多的压力，影响个体的健康。如个体面对难以抉择的处境而产生的心理冲突，就是一种心理压力，这种压力往往会增大个体适应环境的困难，因而在多数情况下都会对个体的心身健康工作产生不良的影响。尤其是当冲突长期得不到缓解时，便会产生紧张和焦虑的情绪，严重的还可能导致心理疾病。

（五）应对方式

应对方式是个体对付各种外在环境和内在刺激作用的一种手段，与个体的健康和疾病有密切的关系。由肖计划等人编制的应对方式问卷（coping style questionnaire，CSQ）包括 62 个条目，共分为 6 个分量表，分别测量：解决问题、自责、求助、幻想、退避、合理化 6 个应对方式。其中"解决问题和求助""退避和自责""合理化和幻想"分别是成熟型、不成熟型、混合型的应对方式。研究发现成功地应对各种刺激作用，有利于保持最佳健康状态。

（六）生活方式

生活方式则是指处在一定的历史时期和社会条件下的个人生活的行为模式及特征。目前研究结果表明，个体在面对社会生活压力越大时，越容易出现某些不良生活方式，如吸烟、酗酒、药物成瘾等，从而对个体的健康产生影响。据统计目前人类前十位死因中，与吸烟、酗酒、滥用药物、过量饮食和肥胖、运动不足等生活方式有关的约占半数。

二、社　会　因　素

（一）社会环境本身的动荡和变迁

社会环境本身的动荡和变迁包括政治动荡、制度更迭、战争、动乱、自然灾害、经济变革等，这些事件将涉及社会每个成员，给人们心理造成很大压力，也明显地影响到人类的健康。

（二）社会文化因素

每个社会成员都在一定的社会文化环境中生活，面对众多的社会文化因素，从而要求每个社会成员做出应对和选择，适应者健康，反之有碍于健康。这些社会文化因素主要有：语言、风俗习惯、生活方式、宗教信仰、移民等。如从熟悉的环境迁移到陌生环境中所面临的各种文化冲突和挑战。在这种情况下个体不得不改变自己原来的生活方式与习惯来适应新的环境。

（三）个人生活中的际遇

生活际遇包括正性事件和负性事件。负性事件如意外事故、患病、死亡、失业等；正性事件如事业上的成功、晋升、获奖、结婚等。正性事件一般有利于健康，但如果过分强烈持久，也会产生不利的后果。这种对个体健康能产生很大影响的个人生活中的事件、情境、变故也常被称为生活事件。为检测生活事件对个体健康的影响程度，1967 年美国学者霍尔姆斯（Holmes T）和雷切尔（Rahe R）根据 5 000 多人的调查结果编制了《社会再适应评定量表》（SRRS），见表 4-1。该量表包含 43 个生活事件，并以生活变化单位（life change units，LCU）为计量单位。量表中不同事件的 LCU 值按次递减。如丧偶事件的心理刺激强度最高，LCU 为 100；轻微违法行为 LCU 为 11 为最低分值。该量表可以用来评测不同个体在一段时间内所经历的生活事件，并累计 LCU 总量。利用此表检查发现 LCU 的升高与多种疾病，如与高血压、脑血管意外、心肌梗死、溃疡病、糖尿病、癌症等发病率的增高有一定的关系，并可预测来年健康或患病的可能性。例如，若受测者在一年内 LCU 累计小于 150，来年可能基本健康；若受测者在一年内 LCU 累计在 150～300 之间，次年患病的可能性为 50%；若受测者在一年内 LCU 累计大于 300，则次年患病可能性高达75%。当然，这种分析有一定的片面性和绝对性，应用到具体个体时还应考虑到个体生理和心理素质的差异性。

表4-1　社会再适应评定量表（SRRS）

等级	生活事件	LCU	等级	生活事件	LCU
1	配偶死亡	100	23	子女离家	29
2	离婚	73	24	婚姻纠纷	29
3	夫妻分居	65	25	个人取得显著成就	28
4	坐牢	63	26	配偶参加或停止工作	26
5	家庭成员死亡	63	27	上学或毕业	26
6	个人受伤或患病	53	28	生活条件的变化	25
7	结婚	50	29	个人习惯的改变	24
8	被解雇	47	30	与上司的矛盾	23
9	复婚	45	31	工作时数或条件变化	20
10	退休	45	32	搬迁	20
11	家庭成员健康变化	44	33	转学	20
12	妊娠	40	34	娱乐改变	19
13	性功能障碍	39	35	宗教活动变化	19
14	家庭增加新成员	39	36	社会活动变化	18
15	业务上的新调整	39	37	抵押或贷款少于万元	17
16	经济状况的改变	38	38	睡眠习惯上的改变	16
17	好友死亡	37	39	生活在一起的家庭成员人数变化	15
18	工作性质变化	36	40	饮食习惯改变	15
19	夫妻不和	35	41	休假	13
20	抵押超万元	31	42	圣诞节	12
21	抵押品赎回权被取消	30	43	轻微违法行为	11
22	工作职责上的变化	29			

（资料来源：HOLMES T H，RAHE R H. The Social Readjustment Rating Scale[J]. J Psychosom Res，1967，11（2）：213-218）

三、心理社会因素与临床医学

在临床工作中，医务人员首先自己要意识到心理社会因素对患者健康和疾病转归的影响。比如对于同样的疾病，意志坚强、性情开朗、心胸豁达的人，病程发展较慢，预后较好；而意志脆弱、心胸狭窄、焦虑忧郁的人，其病程往往发展很快，预后也不良。认识个性对健康和疾病的影响，以促进人们保持良好的个性，改变不良个性，适应社会环境，保持身心健康。医务人员要评估患者当前存在的心理社会因素，通过帮助患者去除不利因素（如改善患者不良情绪等）并利用有利因素（如有效利用患者的社会支持等）促进患者的康复。同时，在健康教育中，要根据患者的认知接受程度，以适当的方式引导患者意识到心理社会因素对其健康和疾病的影响，并协助其重建健康的认知、良好的情绪和积极的行为方式。

（饶　睿）

? 复习思考题

1. 参考国内外学者提出的心理健康的评估标准，请尝试对自己的心理健康状况作出评估。
2. 怎样才能保持良好健康的心理状态？
3. 如何帮助老年人更好地度过老年期？

第五章　心　理　应　激

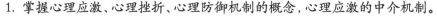

学习目标

1. 掌握心理应激、心理挫折、心理防御机制的概念，心理应激的中介机制。
2. 熟悉应激的基本理论，常见心理防御机制。
3. 了解应激源、应激反应的概念，心理挫折产生的原因及其影响。

课堂互动

　　王某，女，20岁，大学二年级，因失眠、精神萎靡、烦躁不安前来就诊。来访者性格内向，做事认真仔细，反应敏感。进入大学后，王某在专业课学习上感到很困难。第一学期期末测试，她有两门重要专业课不及格，为此父母对其进行了极为严厉的批评。她感觉委屈，也不敢表达。她觉得自己真没用，感到很没面子，感到父母、老师及同学都看不起自己，觉得自己的一切都没有希望，从此心情非常低落，闷闷不乐，打不起精神，觉得活着没意思，因此什么也不想干，对什么都不感兴趣，也不愿意与别人交流，经常是独来独往，我行我素，逐渐开始出现失眠、烦躁不安等症状。她感到痛苦不堪，觉得活着没意义，不如死了算了，曾想到自杀但又缺乏胆量和勇气。现已休学在家。去医院多次进行检查，未发现其患有身体疾病。

请思考：
1. 王某目前面临着什么应激源？
2. 她产生了哪些应激反应？
3. 请分析王某的中介机制。

第一节　心理应激概述

　　当一个充满气的气球遇到外力或高压时发生爆炸，这种外力在物理学上我们称为压力或应力（stress）。当个体面对学业、工作、人际冲突等心理压力时，通常会出现紧张、焦虑等情绪反应，除此以外，个体还会有躯体及行为方面的反应，机体的这种状态我们称之为应激状态。心理应激是人一生中不可避免的。适度的应激反应有利于提高机体的警觉水平，也利于机体更好地适应环境，但如果反应过于强烈、持久，就会损害人的心身健康。

一、心理应激的概念

　　应激一词源于拉丁语的 stringer，原意为"紧紧地捆绑"，在现代英语中，stress 一词的含义是"压力""紧张"或"应力"，并被广泛应用于许多学科领域。"应激"（stress）一词，在物理学上译为压力、应力，是指个体在察觉需求与满足需求的能力不平衡时，倾向于通过整体心理和生理反应表现出来的多因素作用的适应过程。简单地说是指一个系统在外力作用下竭尽全力对抗时的超负荷状态。1936年塞里将其引入生物学和医学领域，并提出了心理应激学说。目前，在医学心理学领域，认为应激是个体面临或察觉到（认知、评价）外界环境变化对个体造成威胁和挑战时作出的适应和应对的过程。应激的含义我们可以从以下几个方面来理解：

1．应激是一种刺激物 刺激物来源相当广泛，引起机体产生应激反应的刺激物称为应激源，包括各种躯体性、心理性、社会性及文化性应激源。

2．应激是机体对有害刺激的一种反应 塞里认为，应激是一种机体对环境需求的反应，也是机体固有的，并具有保护性和适应性功能的防卫反应。包括生理反应、心理反应和行为反应。

3．应激是一种觉察到的威胁 Lazarus提出应激发生于个体无法应对或调节的需求之时，它的发生并不伴随于特定的刺激或特定的反应，而是发生于个体察觉或估计到一种威胁情景时。由此可见，应激与个人的认知评价、应对方式、社会支持、个性特征和个人经历等因素有关，特别是认知评价是关键性因素。由于个体对情景的察觉和估计存在差异，所以不同的个体对应激源作出的反应也就有所不同。

一般认为，应激是一个过程或是一种状态，心理社会因素中的各种紧张刺激为应激源，导致一种身心紧张状态，并伴有躯体机能以及心理活动的改变，这种状态就称为心理应激。从心理-生理过程看，心理应激是个体在特定的情景中被引发出来的具有较高激动水平或持续紧张的情绪状态。

二、应激的基本理论

关于应激的研究最早始于20世纪的30～40年代的医学领域，其创始人是加拿大著名生理学家塞里（Han Selye）。20世纪前半叶，医学界关于病因学的研究，还集中在对生理病理过程的一对一关系的探讨。但塞里在研究稳态的基础上，通过对患者的观察发现，许多处于不同疾病状态下的个体，都出现食欲减退、体重下降、无力、萎靡不振等全身不适和病态表现，通过大量动物实验注意到，处于失血、感染、中毒等有害刺激作用下以及其他严重状态下的个体，都可出现肾上腺增大和颜色变深，胸腺、脾及淋巴结缩小，胃肠道溃疡、出血等现象。塞里认为，每一种疾病或有害刺激都有这种相同的、特征性的和涉及全身的生理生化反应过程。也就是说，在各种不同的严重干扰性刺激下，个体会通过一些非特异性的反应过程来适应，而与刺激种类无关。他于1936年将机体在这些刺激作用下出现非特异性反应称为应激（stress），将这种非特异的反应称为"一般适应综合征"（general adaptation syndrome，GAS）。

塞里认为GAS是机体通过兴奋腺垂体-肾上腺皮质轴（后来发展为下丘脑-垂体-肾上腺轴）对有害刺激所做出的防御反应的普遍形式。他将GAS分为警戒（alarm）、阻抗（resistance）和衰竭（exhaustion）三个阶段。①警戒期：是机体为了应对有害环境刺激而唤起体内的整体防御能力，也称动员阶段。②阻抗期：如果有害刺激持续存在，机体通过提高体内的结构和机能水平以增强对应激源的抵抗程度。抵抗期个体内部防御力量已经抗衡紧张刺激，使生理和心理恢复平衡。③衰竭期：如果继续处于有害刺激之下或有害刺激过于严重，机体会丧失所获得的抵抗能力而转入衰竭阶段，个体失去了应变能力，出现了焦虑、头痛、血压升高等一系列症状，最后可能导致心身疾病的产生。

塞里应激学说对应激理论研究有重要意义。此后许多应激研究都是在此基础上的修正、充实和发展。但塞里的经典理论随后被证明存在不足，主要是该学说忽略了应激的心理成分。

第二节　心理应激模型

心理应激过程可以分为应激源、应激中介、应激反应和结果四部分，见图5-1。

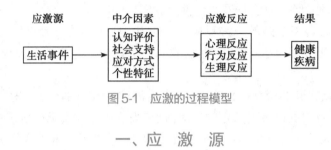

图5-1　应激的过程模型

一、应　激　源

应激源是指能够引起机体产生应激反应的各种刺激物。按照应激源的性质，大致可分为四类。

（一）躯体性应激源

指作用于人的躯体而直接产生刺激作用的刺激物，包括各种理化、生物学刺激。例如高温、低温、噪声、辐射、电击、损伤、微生物和疾病等。

（二）心理性应激源

指来自人们头脑中的紧张性信息。包括个体的强烈需求、过高期望、不祥预感、认知障碍及人际关系的冲突等。

（三）社会性应激源

包括重大的政治经济制度变革、社会动荡与自然灾害、世代间的社会环境变异、生活状况与工作条件的变化、婚姻与家庭问题、文化程度的差异等。

（四）文化性应激源

指因语言、风俗习惯、生活方式、宗教信仰等方面的改变造成的刺激或情景。如从熟悉的环境迁移到陌生环境中所面临的各种文化冲突和挑战，往往对个体造成持久而深刻的影响。

二、应　激　中　介

中介机制是指机体将传入信息（应激源或环境需求）转变为输出信息（应激反应）的内在加工过程，是应激的中间环节，即介于应激源与应激反应之间起调节作用的因素。

（一）认知评价

认知评价是个体从自己的角度对遭遇的应激源的性质、程度和可能的危害情况作出估计，同时也估计面临应激源时个体可动用的应对资源。对应激源和资源的认知评价直接影响个体的应对活动和心身反应，因而认知评价在应激过程中起主要作用。福克曼和拉扎勒斯（1984）将个体对生活事件的认知评价过程分为初级评价和次级评价。初级评价是个体在某一事件发生时立即通过认知活动判断其是否与自己有利害关系。一旦得到有关系的判断，个体立即会对事件的是否可以改变即对个人的能力作出判断，这就是次级评价。伴随着次级评价，个体会同时进行相应的应对活动：如果次级评价事件是可以改变的，采用的往往是问题关注应对；如果次级评价为不可改变，则往往采用情绪关注应对（图5-2）。

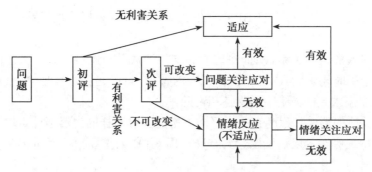

图 5-2　认知、应对与应激过程

（二）应对方式

应对方式也称为应对策略，是个体在应激期间处理应激情境、保持心理平衡的一种手段。目前一般认为，应对是个体对生活事件以及因生活事件而出现的自身不平稳状态所采取的认知和行为措施。如果从应对的主体角度看，应对活动涉及个体的心理活动（如再评价）、行为操作（如回避）和躯体变化（如放松）。目前多数应对量表兼有这几方面的应对条目内容。从应对的指向性看，有的应对策略是针对事件或问题的，有的则是针对个体的情绪反应的，前者曾被称为问题关注应对，后者为情绪关注应对。目前多数应对量表兼有这两方面的应对条目内容。情绪关注应对是指通过改变个体对应激事件的反应，即改变或减轻不良情绪的应对方式，包括宣泄、气功、瑜伽、信教等方式。问题关注应对是指直接指向应激源的应对方式，包括事先应对和寻求社会支持。从应对策略与个性的关系来看，可能存在一些与个性特质有关的、相对稳定的和习惯化了的应对风格或特质应对。例如，日常生活中某些人习惯于幽默，而有些人习惯于回避（如借酒消愁）。

（三）社会支持

社会支持指来自社会各方面包括父母、亲属、朋友、同事、伙伴等人以及家庭、单位、党团、工会等组织给予个体精神或物质上的帮助和支持的系统。社会支持一般是指个体在社会生活中获得的"可利用的外部资源"，具有减轻应激的作用。

社会支持所包含的内容相当广泛，目前大致可以将社会支持分为两类：客观支持，即实际社会支持，指一个人与社会所发生的客观的或实际的联系程度，例如得到物质上的直接援助和社会网络。这里的社会网络是指稳定的（如家庭、婚姻、朋友、同事等）或不稳定的（非正式团体、暂时性的交际等）社会联系的大小和获得程度。主观支持，即领悟社会支持，指个体感到在社会中被尊重、被支持和被理解的情绪体验和满意程度。其中领悟社会支持通过对支持的主观感知这一心理现实影响着人的行为和发展，更可能表现出对个体心理健康的增益性功能。社会支持能够缓解个体心理压力、消除个体心理障碍，在促进个体的心理健康方面起着重要作用。许多研究表明，个体感知到的支持程度与社会支持的效果是一致的。

（四）人格特征

人格特征与各种应激因素之间存在广泛的相关性，是重要的应激有关因素。人格影响一个人对各种社会、心理、生物刺激物的质和量的评价，甚至决定生活事件的形成。许多资料证明，人格特征与生活事件量表分值之间特别是在主观事件的频度以及负性事件的判断方面存在着相关性。

人格影响个体对外环境刺激、挑战、竞争的应对方式、适应能力及其效果。不同人格类型的个体在面对应激时表现出不同的应对策略。有研究发现，当面对无法控制的应激时，A 型行为类型（type A behavior pattern，TABP）的人与 B 型行为类型（type B behavior pattern，TBBP）的人相比，其应对行为更多地显示出缺乏灵活性和适应不良，是一种应激易感人格。也有研究显示，面临应激环境时，TABP 模式的人较 TBBP 模式的人更多地采用积极正视问题的应付行为，而不是默认。

人格影响与他人的人际关系，从而决定社会支持的数量与质量。人与人之间的支持是相互作用的过程。一个平时乐于助人、经常支持别人的人，在自己遇到困难时，能获得比一个人格孤僻、不好交往、万事不求人的人更多的支持和帮助。

人格与应激反应的形成和程度有关。不同人格的人对同样的生活事件可以出现程度不同的心身反应。人格特征对心身疾病发生起到特殊作用，并作为重要条件而引起某种疾病的发生与发展。

三、应激反应

应激反应是指个体经认知评价而察觉到应激源威胁时所产生的各种生理、心理和行为方面的变化。应激一旦发生，不管是由何种应激源引起的，都会导致心理和生理反应，而且两者是作为一个整体出现的。应激反应包括生理反应、心理反应和行为反应。

（一）应激的生理反应

机体在应激时常伴有不同程度的生理反应。这些生理反应主要是大脑通过自主神经系统、内分泌系统和免疫系统进行调节的；同时，这些生理反应又通过反馈机制反作用于上述三大系统，使机体尽可能从应激所造成的紊乱中恢复过来。这既是机体对应激的适应过程，也是异常情况下，应激导致心身疾病的发生机制。

1. 交感 - 肾上腺髓质系统　当机体处于应激状态时，这一系统的活动多有明显增强，表现为：心率加快；血压升高；心肌收缩力增强，心排出量增加；呼吸加深加快；各种激素分泌增加；脂类分解加速，血液中游离脂肪酸增多；肝糖原分解加速，血糖升高；出汗；消化道蠕动减慢，分泌减少；凝血时间缩短等。这些生理反应发挥了机体潜在的能力，为机体应对应激源提供了必要的能量和氧气，对个体适应外界环境有重要意义。但持久或过度的应激反应，可使机体内部的能量耗竭，并可引起持久而严重的自主神经功能改变，甚至导致相应的内脏器质性病变。

2. 下丘脑 - 垂体 - 肾上腺皮质系统　垂体的活动受下丘脑肽能神经元分泌的神经肽的调节，而肽能神经元的活动又受脑内神经递质、体液中性激素和肾上腺皮质激素及多种代谢产物的调节和控制。垂体起着上连中枢神经系统，下接肾上腺皮质等靶腺的桥梁和枢纽作用。

在心理应激状况下，下丘脑 - 垂体 - 肾上腺皮质系统活动有所增强。表现为血浆内皮质醇和促肾上腺皮质激素水平升高；糖原异生，肝糖原增多，糖原分解也增加，使血糖水平升高；有时盐皮质激素也增加，引起血容量增加。当机体处在应激状态时，及该系统作用参与分解代谢类激素（如皮质激素、甲状腺素、髓质激素）分泌增多，参与合成代谢类激素（如胰岛素、睾丸素）分泌减少。当机体结束应激状态时，则发生相反的变化。这样，应激期间的生理变化为机体应对应激源提供了燃料，而恢复阶段的生理变化可以帮助机体从应激所造成的紊乱中恢复过来。但这些生理变化若过于强烈或持久，就会导致一些组织器官的功能衰竭，临床上表现出相应的症状或疾病。

3. 免疫系统　有关免疫学的研究表明，在应激状态下，可通过下丘脑及其控制分泌的激素影响机体的免疫功能。在急性应激期间，首先出现免疫功能的抑制，接着可出现一个功能增进阶段。但长期、剧烈的应激可损伤下丘脑，并使血中肾上腺皮质激素水平急剧升高，导致胸腺退化或萎缩，抗体反应受抑制，巨噬细胞活动能力下降，嗜酸性粒细胞减少及阻断中性粒细胞向炎症部位移动，从而抑制了机体的免疫功能，降低了机体对抗感染、变态反应和自身免疫疾病的能力。

（二）应激的心理反应

1. 情绪反应 心理应激状态下的主要情绪反应有焦虑、愤怒、恐惧及抑郁。

（1）焦虑：是心理应激条件下最常见的一种心理反应。适度的焦虑可提高人的警觉水平，并促使人投入行动，以寻求适当的方法应对应激源。例如，演讲者因存在一种担心失败的焦虑情绪，促使他在演讲之前努力做好充分的准备，最终取得了满意的成绩。过度的焦虑则会妨碍人的智能发挥，不利于应对应激源。例如，在赛场上，过度焦虑的运动员往往发挥不出平时的训练水平。

（2）恐惧：是个体面临危险或即将受到伤害时的一种消极情绪体验。恐惧通常伴随着回避行为，即避免进入危险的境界或从威胁性环境中逃走。适度的恐惧有一定的积极意义，因为适度的危机感能帮助个体未雨绸缪，采取积极的应对行为。例如，司机驶入危险地段时，由于害怕发生意外，才会更加注意行车安全。过度的恐惧则可能使人产生习得性无助的体验（面对危机事件，坐以待毙，无丝毫行为反应），出现回避或情绪释放（哭、笑、喊、唱、跳、闹）等失控行为。

习得性无助

（3）愤怒：多出现于一个人追求某一目标过程中遇到障碍或受到挫折时的情境。人在愤怒时，躯体所发生的一系列生理变化，有助于克服其所遇到的障碍。但是，过度愤怒可使人丧失理智或失去自控而导致不良后果。愤怒情绪经过适当疏导，在一定程度上可以得到化解，如果处理不当，则可激化，并有可能导致攻击性行为的发生。如果愤怒的情绪既没有得到及时疏导，又没有产生攻击性行为而得以发泄，长期郁结于心，对个体健康将十分不利。

（4）抑郁：包括一组消极低沉的情绪，如悲观、失望、无助、绝望等。研究表明，灾难性的生活事件（如亲人丧亡）易使人产生抑郁反应；久治不愈、长期受疼痛折磨的患者多有抑郁情绪。严重的抑郁者可能萌发轻生念头。因此对有抑郁情绪的患者，应当深入了解其有无消极厌世情绪，以防止意外发生。

2. 认知反应 适度的应激状态，可使机体的认知过程表现为注意力集中、思维敏捷、动作灵敏。当机体处于过度唤醒的状态时，机体的认知活动将受到不同程度的影响。

（1）典型的认知性应激反应：表现为注意力、思维力、记忆力等认知能力下降。

（2）灾难化的认知性应激反应：这是由对负性事件的潜在后果的不良反应造成的。这种不良的反应不仅会直接干扰正常的认知活动，还会由于强烈的情绪和生理的唤醒，而增强机体应激反应，从而进一步影响后果，造成恶性循环。

（3）自我防御反应：借助于自我防御机制对环境挑战、对自己或自己的应对效果做出新的解释，以减轻心理应激所引起的紧张和内心痛苦，称作自我防御反应。

（三）应激的行为反应

应激往往会引起一些不适的感觉出现，因此人们总会采取一些行动减轻或消除其对机体的影响，这就是适应和应对行为反应。伴随应激的心理反应，个体在外显行为上也会发生某些变化。如脸部肌肉抽搐、声音变调、激动不安、呼吸急促等。这是机体为缓冲应激对个体的影响摆脱心身紧张状态而采取的应对行为策略，以顺应环境的需要。行为反应通常表现为两种类型：一是针对自身的行为反应，即通过改变自己来顺应环境要求，二是针对应激源的行为反应，即通过改变环境（应激源）来消除或减弱心理应激。这种行为反应是积极的，它在一个人身上表现为正视现实、知难而上、分析研究、想方设法解决问题。具体表现在以下行为：

1. 依赖与退化 依赖即事事依靠别人帮助，主观上不想努力，这是在负性刺激下，经过负强化形式而逐渐形成的一种行为反应。当个体受到挫折，使用幼儿时期的方式应付环境变化或满足自己的欲望为退化，目的是为了获得别人的同情、支持和照顾，以减轻心理上的压力和痛苦。

2. 逃避与回避 逃避是指已经接触到应激源后而采取的远离行动；回避是指率先知道应激源将要出现，在未接触之前就采取的远离行动，目的都是为了摆脱情绪应激，排除自我烦恼。两者都是远离应激源。

3. 躁动 躁动的心理基础是焦虑、恐惧等。在应激刺激下，许多人表现活动增多、坐卧不安、严重者可出现躁狂。

4. 攻击或敌对　攻击或敌对的心理基础是愤怒、怨恨。

5. 转换性行为　有些人在应激状态下，一时找不出应对的办法，采用喝酒、吸烟或体力活动等方法做出反应。求助于烟、酒或某些药物来暂时缓解心理应激，都是消极的应对方法，都不能从根本上解决问题。体力活动是最明智的，因为通过体力活动，大脑会冷静下来，减轻心理压力。

四、应激结果

心理应激与人的健康有密切联系，它对人体的健康和功能活动的影响有双重性：一方面适度的应激对人体的健康和功能活动有促进作用，使人产生良好的适应结果；另一方面长期的、超过人的适应能力的心理应激则可以破坏机体的心理和生理平衡，损害人的健康（图 5-3）。

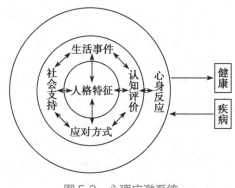

图 5-3　心理应激系统

（一）心理应激对健康的积极影响

1. 适度的应激是个体成长和发展的必要条件　有研究表明，早期的心理应激经历，可以丰富个体应对资源，能够培养个体在后来生活中的应对和适应能力，使其可以更好地对抗和耐受各种紧张性刺激和致病因素的影响。

2. 适度的应激是维持人体正常功能活动的必要条件　人离不开刺激，适当的刺激和心理应激有助于维持人的生理、心理和社会功能，缺乏适当的环境刺激会损害人的心身功能。

（二）心理应激对健康的消极影响

1. 过度的应激是躯体与精神痛苦的根源　强烈持久的心理应激作用于体弱或应激应对能力差的人，就会导致相应的临床症状出现，因此给人们带来身体不适和精神痛苦。处于急性心理应激状态的人，往往有较强烈的心理、生理反应，引起的临床表现为急性焦虑反应（如烦躁、震颤、过敏、厌食、腹部不适等）、血管迷走反应（如头晕、出汗、虚弱等）和过度换气综合征（如心悸、呼吸困难、窒息感等）。处于慢性应激状态的人，常常感到头痛、心悸、呼吸困难、失眠、易疲劳等。

2. 加重已有的躯体和精神病情，或使旧病复发　在临床工作中，应激加重病情与使旧病复发的情况非常多见。如应激使有生理始基（生理始基是指某些心身疾病患者发病前的生理基础特点，它决定个体对疾病种类的易患性）的人易患溃疡病，也可导致冠状动脉痉挛，引起心肌供血不足，直接诱发心绞痛或心肌梗死，患者因此可能发生猝死；心理应激可诱发高血压，导致血管硬化，可使患者发生脑血管痉挛、脑出血；高血压患者在工作压力增大时病情加重；冠心病患者在争执或激烈辩论时应激发生心肌梗死等。

3. 导致机体抗病能力下降　人是身、心的统一体，身可以影响心，心也可影响身。严重的心理应激引起个体过度的心理和生理反应，造成内环境的紊乱，各器官系统的协调失常，稳态破坏，从而使机体的抗病能力下降，机体处于对疾病的易感状态。体内那些比较脆弱的器官和系统便极易首先受累而发病，如心身疾病。临床上的应激性胃溃疡就是典型的例子。

第三节　心理挫折与心理防御机制

在现实生活中，每个人都面临着不同的人生课题，总会遇到各种各样的困难和挑战，当愿望和目标无法实现时,会产生挫折感,严重时甚至会威胁到人们的健康。挫折是生活中重要的应激源。

一、心理挫折

(一)概念

心理挫折是指个体在从事某种有目的的活动过程中,因受到某种无法克服的阻碍或干扰,致使目标无法实现、需要不能满足时所产生的紧张状态与情绪反应。它是一种主观的感受,是人们对阻碍、不满足的消极情绪体验。日常生活中,挫折是普遍存在的,如因患病不能正常工作或学习、高考失利、婚姻遭到父母反对等。

(二)构成心理挫折的三要素

1. 挫折情境 使个体目标不能实现的内外障碍或干扰因素等,如考试挂科、表白被拒等。

2. 挫折认知 指对挫折情境的知觉、认识和评价。这是挫折产生的关键。

3. 挫折反应 指个体在挫折情境下会产生情绪、行为反应。其性质可能是积极的,也可能是消极的,或者两者并存。例如在挫折情境下可能会产生焦虑、愤怒、攻击或退化等消极表现,也可能会出现坚持努力、尝试改变等积极表现。

挫折情境、挫折认知和挫折反应共同组成了心理挫折,作为一种社会心理现象,它既有客观性也有主观性。三者之间的关系是:挫折情境 + 挫折认知 = 挫折反应。其中,挫折认知是核心因素,起着十分重要的中介作用。例如有两位患者都罹患乳腺癌,其中一位患者认为这辈子完了,不仅要失去女性最美的一部分,还要拖累家人;另一位患者则认为,能通过手术活下来,多活一天就是多赚一天,要好好享受生命。两者对患癌这件事的认知完全不同,两人所产生的反应就会明显不同,前者可能引起强烈的情绪反应,而后者则可能不会引起任何不良反应。因此,挫折反应的性质、程度主要取决于个体对挫折情境的认知。

(三)心理挫折产生的原因

挫折情境就是产生挫折的原因。这些原因有些是客观存在的,有些是由主观因素而产生的。因此,我们将挫折产生的原因概括为两个方面,即客观原因和主观原因。

1. 客观原因 客观原因也叫外部原因,是指由于客观因素给人带来的阻碍和限制,使人的需要不能满足而引起的挫折。它包括自然因素和社会因素。

(1)自然因素:包括各种由于非人为力量所造成的时空限制、天灾地变等因素。如个体遭受洪水、地震、海啸等自然灾害,亲人生老病死所招致的挫折,都属于自然因素。

(2)社会因素:是指个体在社会生活中受到政治、经济、道德、宗教等因素的制约而造成的挫折,如入团、入党、升学、提干等愿望因为名额限制而不能实现等。同自然因素相比,社会因素给个体带来的阻碍或困难更复杂、更普遍、更广泛。

2. 主观原因 主观原因也称为内部原因,是指由于个人生理、心理因素带来的阻碍和限制所产生的挫折。

(1)生理因素:生理因素的挫折,指因自身生理素质、体力、外貌以及某些先天不足所带来的限制,导致需要不能满足或目标不能实现。例如很想考军校的学生因染上肝炎而不能如愿;想进篮球队的孩子,由于身高不足而无法入选等。

(2)心理因素:个体因需求、动机、气质、性格等心理因素可导致活动失败、目标无法实现。在心理因素中,与挫折密切相关的主要有三点:

1)个性完善程度:一个个性开朗、思想成熟、社会适应能力强的人,成功可能性就高,反之则容易产生挫折。例如有的人由于个性原因造成人际关系紧张,得不到别人的支持而产生挫折。

2)动机冲突:在现实生活中,一个人经常同时产生两个或多个动机。假如这些并存的动机受条件限制无法同时获得满足，就产生难以抉择的心理矛盾。如果这种心理矛盾持续得太久，太激烈，或者是由于一个动机得到满足，其他动机受阻而产生挫折感。

3）抱负水平：抱负水平是指个体给自己目标定位的高低。它是挫折体验产生和挫折体验强弱的重要影响因素。同一情境对于抱负水平高的人来说可能是挫折，而对于抱负水平低的人则可能不构成挫折，或挫折程度不深，因此，好高骛远也是造成挫折的原因。

4）挫折容忍力：挫折容忍力是指个体遭遇挫折时的适应能力。面对挫折，有的能向挫折挑战，表现出百折不挠的精神；有的却精神崩溃，一蹶不振，陷于绝望。挫折容忍力不同，对挫折感受的程度也不同。个体自身的性格特征、生活经历、文化修养、社会支持以及对挫折的认知都会影响挫折容忍力的大小。

（四）挫折影响的两面性

挫折对人的影响有积极和消极两方面的作用。

一方面，适度的挫折体验有助于磨炼意志，积累经验教训，提升个体的心理承受和应对能力，学会改变目标或策略，从逆境中重新奋起。

另一方面，挫折也可使人们处于不良的心理状态中，出现负性情绪反应，并采取消极的心理防卫方式来对付挫折情境，从而导致不安全的反应，如焦虑、愤怒、攻击、幻想、偏执等。

二、心理防御机制

人在遭遇挫折时，总会有一些外在的反应，这些出现的心理和行为反应就是人启用心理防御机制的表现。

（一）概念

心理防御机制就是指个体面临挫折或冲突的紧张情绪时，在其内心活动中具有的自觉或不自觉的解决烦恼、减轻内心不安，以恢复心理平衡与稳定的一种适应性倾向。

心理防御机制是精神分析理论中的概念，由于本我、自我和超我三者经常处于矛盾和冲突中，使人感到焦虑和痛苦，当自我受到超我、本我和外部世界的压力时，自我发展出一种机能，即用一定方式调解、缓和冲突对自身的威胁，使现实允许，超我接受，本我满足，从而减轻焦虑和痛苦。

人类在正常和病态的情况下都会不自觉地运用心理防御机制进行自我保护，运用得当，可以暂时缓解焦虑，减轻痛苦，而过度使用则是一种病态表现。了解心理防御机制，有助于我们认识人的潜意识动机和适应现实的方法，也有助于了解病人症状的实质和心理病理机制，从而为开展有效的治疗或心理干预指示方向。

（二）心理防御机制的特点

1. 心理防御机制不是故意使用的，它们是无意识或是部分无意识进行的。

2. 心理防御机制是借支持自尊或自我美化来保护自我免受伤害，从性质上可以分为积极与消极两大类。

3. 心理防御机制有自我欺骗的性质，也就是说它是以掩饰/伪装自我真正的动机，或否认可能引起焦虑的冲动、行为、记忆的存在而起作用的。是一种阻断某种心理过程而使自我免受焦虑之苦的自我保护方法。

4. 心理防御机制本身并不是病态的，相反在维持正常心理健康方面起着重要作用。但是它的作用可能导致病理性的后果。

5. 心理防御机制可以单一使用，也可多种机制同时使用。

（三）常见的心理防御机制

心理应激会打破人的心理平衡，从而会自发地唤起心理防御，避免心理上的紧张、痛苦、不快以及遭受挫折后可能产生的心身疾病、神经症和精神疾病。积极的心理防御有助于人们适应心理应激；消极的心理防御则只能起到暂时平衡心理的作用，不能解决问题，有时还会使当事人在一种自欺欺人中与现实环境脱节，降低积极适应能力。

弗洛伊德最早提出9种防御机制。后来，他的女儿安娜·弗洛伊德继承并发展了防御机制理论，至今已有上百种防御机制被提出，下面介绍一些常见的心理防御机制。

1. 否认 (denial)　指有意或无意地否定或完全忘掉那些已经发生的不愉快的现实，就当它从未发生，以此降低心理痛苦。例如有人得知自己得绝症后怀疑诊断的正确性，到处检查，期望得到否定癌症的诊断，这就是病人运用了否认机制来减轻患病带来的心理痛苦。否认机制在一定程度上可以缓冲突如其来的打击，但过于频繁使用则可能会干扰人的正常行为活动，延误患者的治疗。

2. 投射 (projection)　指以自己的想法推想外界的事实。将自己内心中不能接受的欲望、感觉或想法转移到他人身上，以减轻内心的焦虑和痛苦。例如一位考试经常作弊的学生会说其他人考试都作弊。所谓"我见青山多妩媚，料青山见我应如是""以小人之心度君子之腹"都是典型的投射作用。投射是产生妄想的基本机制。

3. 反向 (reaction formation)　由于道德和社会规范的约束，将潜意识中不能直接表达的欲望和冲动通过截然相反的方式表现出来，以减轻焦虑。例如有的人明明非常担心自己的病情，却故意表现出无所谓的样子就是反向的表现。可见，如果人的某些行为过分的话，表明他潜意识中可能有刚好相反的欲望。

4. 转移 (displacement)　指对某一对象的情感，因某种原因（会发生危险或不符合社会规范）无法向其直接表现时，就转移到其他较安全或易被大家所接受的对象身上，使自己的情感得到渲泄，心理得到平衡。"迁怒于他人""踢猫效应"都是这个机制。例如有的人患重病后，内心很后悔自己以前不注意饮食和作息规律，但却经常无端向医护人员和家属发脾气。这是在潜意识中把对自己的愤怒转移到外界以消除内心的焦虑。

5. 抵消 (undoing)　是以某种象征性的动作、语言和行为抵消已经发生的不愉快事件，以此弥补其内心的愧疚，解除焦虑。抵消作用不是用来弥补已经发生了的事实，而是用来抵消自己内心的罪恶感和焦虑感，或自己以为邪恶的念头。如有人为了缓解丢失财物的懊恼，便会以"破财免灾"这样的说法进行自我安慰；还有的人做了坏事，便会经常去寺庙上香祷告来抵消内心的罪恶感。

6. 合理化 (rationalization)　也称文饰作用，指个人遭受挫折或无法达到目标时，用有利于自己的理由为自己辩解，对自身错误的行为予以宽恕与解脱的心理防卫方式，但有时理由实际上站不住脚，具有一定的自骗性。酸葡萄心理是合理化常见形式，是指把得不到的东西说成是不好的。"塞翁失马，焉知非福"也是典型的合理化防御机制，企图通过掩盖错误或失败，以保持内心的安宁。

7. 代偿 (compensation)　也称补偿，当个体因本身生理或心理上的缺陷致使目的不能达成时，改用其他方式来弥补这些缺陷。引起这种感觉的生理或心理缺陷可能是事实，也可能是想象的。如有些残疾人通过惊人的努力获得成就，有的口吃者经过勤学苦练成为演说家。代偿机制可以减轻挫折导致的焦虑，建立自尊，但如果过分使用则为病态。

8. 压抑 (repression)　是一种最基本的心理防御机制，指把不能被社会道德规范或自己意识所接受的冲动、欲望、情感等不知不觉地抑制到其潜意识中，以保持心境的安宁。日常生活中，人们常常选择性地"遗忘"痛苦的事情。但这种遗忘并非真正的遗忘，而是将一些痛苦的事情转入个体的潜意识领域。例如，一位中年妇女的独生女在某一年的十月份死于车祸，经过一段时间以后，她把这段不堪忍受的情绪压抑到潜意识里"遗忘"了。这些潜意识不知不觉地影响着她的情绪，在每年的十月份她都会自发地出现抑郁情绪，自己不知道为什么，药物治疗也无效。

此外，一些梦境、笔误、口误等可能也反映了个体压抑的动机和冲动。

9. 退化 (regression)   也称退行。指当个体遇到困难或挫折时，放弃已有的较成熟的应对方式，而是用幼稚的方式应付困难或满足自己的欲望。运用退行机制可以使当事人心安理得地接受他人的同情、关心和照顾，而不必直接面对困境，是一种潜意识的逃避。例如有的病人手术后已经完全康复但不愿出院，甚至表现出孩子一般幼稚的言行，实际上是想尽量避免承担成人的责任以及随之而来的恐惧和不安，是退行的表现。

10. 幻想 (fantasy)   指一个人遇到困难时，利用幻想的方式使自己脱离现实，满足在现实中无法满足的需要和欲望。"白日梦"就是典型的幻想作用。儿童采用幻想大多是正常现象，正常成人偶尔为之，也可暂时缓解焦虑，但如果成年人经常采用幻想方式，尤其是分不清幻想与现实时，则可能为病态表现。

11. 幽默 (humor)   是指当个体处于困境时，用幽默、诙谐的语言摆脱尴尬。通过幽默来表达攻击或性欲望，可以不必担心自我或超我的抵制。在人类的幽默（笑话）中，关于性爱、死亡、淘汰、攻击等话题是最受人欢迎的，它们包含着大量的受压抑的潜意识中的欲望与冲动。幽默是一种积极而成熟，对个体心身健康有益的心理防御机制。

12. 升华 (sublimation)   是指把社会不能接受的本能欲望导向更高级的、建设性的活动。不仅宣泄了内心的本能冲动，还可以使个人获得成功的满足感，而且其行为还有利于他人和社会。例如：司马迁受腐刑而作《史记》、屈原放逐而著《离骚》，孙子膑脚而论《兵法》。这些例子都说明升华是最有积极意义的防御机制，正因为它将一些本能冲动或因挫折而带来的不满、怨愤转化为有益世人的行动，才使得人类有许多利他或高尚的行为。

积极的心理防御机制有利于身心健康，其中包括升华、补偿和幽默等；而过度使用消极的心理防御机制则对身心健康有害，其中包括否认、压抑、投射、合理化等。我们要在生活中，学会运用积极的心理防御机制，避免消极的心理防御机制，保持心身健康的状态。

（栗　艳）

? 复习思考题

1. 心理应激对个体健康有哪些影响？

2. 请结合实际分析生活中有哪些常见的应激源？选取一例说明你是如何应对的？

3. 小刚，个性内向敏感，不善表达，近来他每次考试之前都会肚子疼，考完试之后症状随之缓解，他认为自己如果考不好会很丢脸，自己的担心从来不敢告诉父母，怕他们会责备自己。试用应激理论进行解释。

4. 试着举例分析自己常用的心理防御机制，并分析运用哪些心理防御机制可以更有效、积极地应对生活中的问题。

ER-5-4
扫一扫，测一测

第六章　心身疾病

ER-6-1

PPT 课件

ER-6-2

知识导览

学习目标

1. 掌握心身疾病的概念,心身疾病的诊断和防治原则。
2. 熟悉心身疾病的分类,心身疾病的发病机制。
3. 了解各种心身疾病患者的心理反应。

课堂互动

　　女,16 岁,未婚,无业,既往有轻度精神发育迟滞,学习困难 13 年余。无明显诱因,反复呼吸困难、大汗淋漓 3 个月余,夜间及凌晨加重,有时伴有气短,上述症状可自行缓解,日常生活尚可自理,多次住院,均被诊断为慢性支气管炎。发作前无感冒迹象,哮喘发作时不发烧,使用抗菌药物治疗效果不明显,经过敏原检查和免疫系统辅助检查,均不支持其由过敏所致。哮喘发作时间与本人情绪有密切的相关性。

　　请思考:

1. 患者可能的致病原因是什么?
2. 应该做哪方面的检查?

第一节　心身疾病的概述

一、心身疾病的概念

　　心身疾病(psychosomatic diseases)又称心理生理疾病(psychophysiological diseases),是介于躯体疾病和神经症之间的一类疾病。长期以来,心身疾病对人类健康构成严重威胁,是造成死亡率升高的主要原因,日益受到医学界的重视,已经成为目前临床医学领域的研究重点。

　　心身疾病的概念有狭义和广义之分。狭义的心身疾病,是指心理社会因素在疾病发生、发展过程中起重要作用的躯体器质性疾病,例如原发性高血压、消化性溃疡。至于心理社会因素在疾病发生、发展过程中起重要作用的躯体功能性障碍,则被称为心身障碍(psychosomatic disorders)。例如神经性呕吐、偏头痛。广义的心身疾病就是指心理社会因素在疾病发生、发展、治疗和转归过程中起重要作用的躯体器质性疾病和躯体功能性障碍。广义的心身疾病包括了狭义的心身疾病和心身障碍。

二、心身疾病的特征

　　狭义的心身疾病具有以下几个特征:

1. 心理、社会因素在疾病的发生与发展过程中有相当重要的作用。

2. 具有器质性病理改变或确定的病理生理过程。

3. 都是通过自主神经系统、内分泌系统、免疫系统等造成的一定的躯体损害。

4. 大多与特殊的性格类型有关。

5. 常有相同的或类似的家族史。

6. 病程往往有缓解和复发的倾向。

三、心身疾病的分类

亚历山大（Alexander）最早提出七种心身疾病，分别是溃疡病、溃疡性结肠炎、甲状腺功能亢进、局限性肠炎、类风湿关节炎、原发性高血压和支气管哮喘，他认为以上疾病均与心理冲突有关。美国心理生理障碍学会按照器官系统制定的心身疾病分类如下：

1. 皮肤系统的心身疾病　神经性皮炎、瘙痒症、牛皮癣、慢性荨麻疹、慢性湿疹等。

2. 骨骼肌肉系统的心身疾病　类风湿关节炎、肌肉疼痛、痉挛性斜颈、书写痉挛等。

3. 呼吸系统的心身疾病　支气管哮喘、过度换气综合征、神经性咳嗽等。

4. 心血管系统的心身疾病　冠状动脉硬化性心脏病、阵发性心动过速、心律不齐、原发性高血压或低血压、偏头痛、雷诺病等。

5. 消化系统的心身疾病　胃、十二指肠溃疡、神经性呕吐、神经性厌食、溃疡性结肠炎、幽门痉挛、过敏性结肠炎等。

6. 泌尿生殖系统的心身疾病　月经紊乱、经前期紧张症、功能失调性子宫出血、性功能障碍、原发性痛经、功能性不孕症等。

7. 内分泌系统的心身疾病　甲状腺功能亢进症、糖尿病、低血糖、艾迪生病等。

8. 神经系统的心身疾病　痉挛性疾病、紧张性头痛、睡眠障碍、自主神经功能失调症等。

9. 耳鼻喉科的心身疾病　梅尼埃综合征、喉部异物感等。

10. 眼科的心身疾病　原发性青光眼、眼睑痉挛、弱视等。

11. 口腔科的心身疾病　特发性舌痛症、口腔溃疡、咀嚼肌痉挛等。

12. 其他与心理因素有关的疾病　癌症和肥胖症等。

为了便于理解，我国常按照临床科室（如内科、外科、妇科、儿科、眼科、口腔科、耳鼻喉科、皮肤科）对心身疾病进行分类。

以上各类疾病，其发生、发展、转归均涉及心理社会因素，心理干预有助于疾病的康复，这种对疾病的整体观念符合生物 - 心理 - 社会医学模式的发展和需求。

四、心身疾病的发病机制

心身疾病的发病机制（微课）

心身疾病的发病机制比较复杂，目前的研究主要包括心理动力学理论、心理生理学理论、行为学习理论等。

1. 心理动力学理论　心理动力学理论的创始人是奥地利的神经内科医生、心理学家弗洛伊德，他认为，强大的内在驱动力塑造人格并引发行为。心理动力学理论强调潜意识心理冲突在心身疾病发生中具有决定性作用，心身疾病的发病包括三个要素：①潜意识中存在未解决的心理冲突；②身体器官对疾病的易感性；③自主神经系统功能的过度活动性。例如，机体为消除被压抑的矛盾情绪而表达为哮喘，得到喂饲的欲望被压抑而表达为溃疡病等。因此，只需要查清致病的潜意识心理冲突即可明确其发病机制，这一理论实际上夸大了潜意识的作用。目前认为，潜意识心理冲突是通过改变自主神经系统功能活动，从而造成某些脆弱器官的病变。

著名学者亚历山大（Alexander）认为心理冲突多出现于童年时代，常常被压抑到潜意识之中，在个体的成长中，由于应激因素的刺激，这些冲突会重新出现。如果这些复现的心理冲突找不到恰当的疏泄途径，就会由过度活动的自主神经系统引起相应的功能障碍，造成所支配的脆弱器官的损伤。

2. 心理生理学理论　心理生理学发病机制主要研究心理社会因素是通过哪些生理学机制作用于何种状态的个体，从而导致何种疾病的发生。神经系统中介途径、内分泌途径和免疫学途径是心理社会因素造成心身疾病的心理生理机制。

（1）神经系统中介机制：心理社会因素以各种信息影响大脑皮质的功能，通过大脑皮质的认知评价而产生各种情绪和生理反应。应激导致情绪中枢丘脑发生特异性投射和非特异性投射，决定了各种感知觉等心理活动的产生；下丘脑参与了几乎所有的心理应激活动，特别引起恐惧和愤怒情绪的产生；脑干网状结构决定了大脑皮质的觉醒程度、激活程度、意识水平和情绪状态。

（2）内分泌中介机制：心理应激通过中枢神经系统影响各种靶腺，引起激素水平变化，改变大脑皮质的兴奋性，使交感—肾上腺髓质系统和下丘脑—垂体—肾上腺皮质轴的功能失调，影响内分泌系统的功能稳定。例如，通过激活肾上腺髓质释放儿茶酚胺，引起肾上腺素、去甲肾上腺素、多巴胺的大量分泌，导致中枢神经兴奋性增高，从而引发高血压、心脑血管病、心肌梗死；应激源刺激下丘脑导致促肾上腺皮质激素分泌，引发高血压、糖尿病等。

（3）免疫中介机制：免疫功能受中枢神经特别是下丘脑调节，心理应激可通过下丘脑影响免疫功能，如影响 T 细胞成熟，降低细胞免疫功能；抑制巨噬细胞，降低吞噬功能，影响 B 细胞产生抗体，降低免疫力。积极的心理社会因素，可以增强免疫功能，不良应激则使免疫力降低，引发各种心身疾病。

由于个体差异的存在，心理社会因素对不同的人可能产生不同的生物学反应，累及不同的器官。因此，不同的疾病可能存在不同的心理生理中介途径。

3. 行为学习理论　行为学习理论认为，某些社会环境刺激引发个体习得性心理和生理反应，表现为情绪紧张、呼吸加快、血压升高等。由于个体素质问题，或特殊环境的强化、泛化作用，使生理心理反应固定下来，演变成症状和疾病。心身疾病中的一部分可以用条件反射性学习加以解释，如：哮喘儿童可因哮喘发作会获得父母的额外照顾而被强化。也有的是通过其他的学习机制而习得，包括观察和模仿学习。如：儿童的有些习惯是通过模仿大人习惯而获得的。在医学生中常见一种现象，学生学习了某种疾病后，有的会出现该疾病的症状或体征，这属于认知后的自我暗示，是本能性强化。

4. 综合发病理论　目前心身疾病研究不再拘泥于某一学派，而是综合心理动力学、心理生理学和行为学习理论，互相补充。心理 - 神经 - 内分泌 - 免疫网络间相互作用机制的大量实验研究证实了神经系统对内分泌和免疫系统的调控作用，成为解释心身障碍的重要理论，有力地支持了心身交互作用的观点。

五、心身疾病的诊断、治疗和预防

（一）心身疾病的诊断

按照生物 - 心理 - 社会医学模式，心身疾病的诊断和防治都应该兼顾个体的心理、生理及社会三个方面。

1. 心身疾病诊断原则

（1）具有明确的躯体症状；

（2）具备不良的心理社会致病因素，且与躯体疾病密切相关；

（3）排除神经症和其他精神疾病。

2. 心身疾病诊断程序

（1）病史采集：遵循患病特点，进行临床病史采集，收集心理发展情况、个性或行为特点、社会生活事件以及人际关系、家庭支持等心理社会环境方面的资料，寻求与心身疾病发生、发展相关因素。

（2）体格检查：按临床分科进行相应体格检查，着重观察患者心理行为反应，找出其心理素质上的某些特点，如过度敏感、紧张等。

（3）心理检查：结合病史材料，采用交谈、行为观察、心理测量以及必要的心理生物学检查方法，进行系统的医学心理学检查，以确定心理社会因素的性质、内容对心身疾病发生与转归中的影响。

（4）综合分析：结合心身疾病的相关理论，整合患病资料，评估心身疾病的致病因素、发病机制、作用及影响。

（二）心身疾病的治疗原则

心身疾病的治疗，应遵循心身同治的原则，强调心理咨询、精神卫生和早期心身保护的积极意义。对心身疾病实施心理治疗，应从消除或减弱不良的心理社会刺激因素、消除心理学病因、消除生物学症状、帮助患者矫正不健康的人格特征和行为表现，建立积极的应对策略等方面入手。躯体症状急、重者，应躯体治疗辅以心理治疗；躯体症状轻、缓，心理症状明显者，应侧重心理治疗，但需兼顾躯体治疗。如急性心肌梗死等患者，应以综合的生物性救助措施为主，同时对患者的焦虑和恐惧反应进行术前心理疏导；而对于消化性溃疡等慢性病患者，应重点作好心理和行为等方面的指导工作，并适当给予药物治疗。常用的心理治疗手段有支持性心理疗法、环境控制、松弛训练、生物反馈、认知疗法、行为矫正疗法、家庭疗法、集体疏导、个体疏导等。

（三）心身疾病的预防

心身疾病是心理社会因素为主、多种因素综合作用的结果，预防应兼顾心、身两方面。培养健康的心理素质、增强心理承受能力是预防心身疾病的基础。对易怒、孤僻、抑郁等性格缺陷者，应指导其健全人格；对吸烟、酗酒及 A 型行为类型者，应通过心理学技术进行行为矫正；对生活环境中存在明显应激源的人，应及时调整，减少心理应激；对有高血压家族史等遗传倾向的患者，应指导其调整认知，加强心理预防。

总之，心身疾病的预防工作是心理卫生工作的重要内容，心理健康教育是心身疾病预防的重要举措。提高自我保健意识，养成健康生活方式，将对心身疾病的预防起到极其重要的作用。

知识链接

心身医学

心身医学主要从心身相关立场来研究人类健康和疾病的基本规律和防治方法。我国是心身医学的主要发源地，《黄帝内经》里指出："心者，五脏六腑之主也。"中医学的"五脏情志论""七情致病"学说都体现了情绪可以影响内脏的观点。西方医学创始人希波克拉底早在公元前 400 年也已经注意到心理因素和气质因素对人体的影响。20 世纪 30 年代，心身医学的研究主要分为两个方向：其一是以亚历山大为代表的心理动力学方向，认为心理应激唤起潜意识冲突，导致特定躯体疾病，提出了心身疾病的"器官象征性语言"；其二是以沃尔夫、坎农、巴甫洛夫和塞里为代表的心理生理学方向，认为心理应激引起持续的生理变化，最终引起病理形态改变。近年来，心理 - 神经 - 内分泌 - 免疫的相关研究不断取得进展，计算机图形处理技术与神经影像技术的飞速发展为研究情绪和疾病的通路提供了有效的方法，都极大推动了当代心身医学的发展。

第二节 临床常见心身疾病

一、原发性高血压

原发性高血压（primary hypertension）是指病因不清，以体循环动脉压升高为主要临床表现的心血管综合征，占高血压的95%以上。高血压的患病率因国家、种族、地域的不同各异，寒冷地区高于温暖地区，随年龄增长而患病率升高。原发性高血压是一种心身疾病，与心理、人格特点和社会因素关系密切。

1. 病因 原发性高血压的病因尚不十分清楚，目前认为与遗传因素、超重、高钠及低钾膳食等有关，同时与不良行为、人格、社会和环境应激等关系密切。

（1）社会和环境应激因素：长期处于高强度工作状态、竞争激烈、生活节奏快、噪声、污染等是原发性高血压发病的致病因素。

（2）不良行为因素：原发性高血压与高钠低钾饮食、缺乏运动、肥胖、大量吸烟及酗酒等行为有关。

（3）人格因素：争强好胜、苛求自己的A型人格是原发性高血压的危险因素，其性格特点是对外界事物要求过高，一旦受到挫折就容易发怒。

（4）情绪因素：愤怒、抑郁、敌对、焦虑、恐惧、长期精神紧张等可导致血压升高。其中焦虑和抑郁是原发性高血压患者发病的主要心理因素，并影响原发性高血压的治疗和预后。

2. 发病机制 原发性高血压的发病机制尚未清楚，直观来看，主要是通过增加循环血容量增加心排血量、增加外周血管阻力而致血压升高。目前多认为是交感神经张力增加、肾素 - 血管紧张素 - 醛固酮系统激活工程、肾潴钠过多、胰岛素抵抗、血管内皮细胞损伤等机制导致发病。在一定的遗传背景下，由于心理、社会等多因素的作用，大脑皮质的兴奋 - 抑制平衡失调，对皮质下中枢不能正常调节，以致交感神经活动增强，儿茶酚胺介质的释放使小动脉收缩并继发引起血管平滑肌增殖肥大，而交感神经的兴奋还可以促使肾素释放增多，这些均促使高血压的形成并使高血压状态维持。交感神经活动增强是高血压发病机制中的重要环节。

3. 临床表现 原发性高血压起病时不易发觉，常见头痛、头晕、视物不清、心悸、失眠、耳鸣、健忘或记忆力减退、注意力不集中等症状，血压在情绪激动、精神紧张、焦虑及体力活动时暂时升高，随病程进展，血压逐渐呈持续性升高。部分患者可先见以心、脑、肾等靶器官受损或高血压急症、亚急症等并发症。

4. 治疗原则及方法 人们对原发性高血压的知晓率、治疗率、控制率认知不足，患病后易出现轻视心理，另外因病而导致的焦虑抑郁、自我压抑、易冲动、易挑剔等情绪反应普遍存在。在持续应用降压药物的同时，应积极增加心理治疗，加强心理干预，调整患者的认知、情绪、性格和应对方式。

（1）开展心理咨询和健康教育，缓解患者紧张情绪，避免过激行为发生。

（2）运动疗法。增强运动，如徒步、太极拳等，可降低心搏次数，减少血压波动。

（3）松弛疗法。适用于焦虑、烦躁、紧张、恐惧、易怒情绪的原发性高血压患者。

（4）生物反馈治疗。是内脏学习的过程，血压成为一种被病人"随意"操作的内脏行为，从而达到降压的目的。

二、冠　心　病

冠状动脉粥样硬化性心脏病（coronary atherosclerotic heart disease）指冠状动脉粥样硬化病变使管腔狭窄或阻塞，导致相应心肌缺血缺氧甚至坏死的心脏病，和冠状动脉痉挛导致的心肌缺血缺氧，统称冠心病，又称缺血性心脏病。近年来发病有明显的年轻化趋势，男性发病早于女性，因冠心病导致的死亡占心脏病死亡率的 50%～70%，是心血管系统中最常见的心身疾病之一。

1. 病因　2004 年，欧洲心脏病学会年会将腹型肥胖、高血糖、高血压、血脂异常、吸烟、酗酒、过分紧张、缺少运动及每日蔬菜、水果摄入不足，确定为引发严重心脏病的 9 个普遍危险因素，首次将过分紧张列于其中。研究表明，冠心病的发生、发展，除与生物因素如高血压、高血脂、高血糖、遗传因素等有关外，还与行为类型、人格特点、心理应激、职业等心理社会因素有着密切的关系。

（1）行为类型：研究表明，具有 A 型行为类型的人患冠心病的概率明显高于其他性格人群。该类型人群往往有较强的事业心、竞争性和攻击性，易激惹、易发怒，其中愤怒和敌意是冠心病的独立危险因素。

（2）人格特点：人的性格特点对健康影响巨大，D 型人格患有冠心病的概率要大得多，而且预后较差。D 型人格主要有负性情绪和社交抑制的人格特征，对人生悲观、担忧、容易愤怒，拒绝积极情绪，渴望认同，回避与其他人联系，不愿与陌生人接触。

（3）心理社会因素：社会心理因素大大增加了冠心病的发病风险，生活节奏加快、社会竞争激烈、个人需求水平提高、生态环境恶化等，导致人们精神压力增大、心理负担过重、适应能力下降，间接或直接诱发冠心病。

（4）不良生活习惯：吸烟、酗酒、睡眠不足、暴饮暴食、运动缺乏、高蛋白饮食、生活贫瘠等均可成为冠心病的危险因素。

另外，过分精神紧张、严重焦虑可引发心绞痛、心肌梗死等；威胁性心理创伤等，可引起严重失眠、心源性猝死。

2. 发病机制　冠心病的发病机制尚未完全明确。生物学认为，情绪可通过下丘脑—垂体—肾上腺轴与自主神经和心血管系统密切联系，影响心脏病的发病；行为医学认为，焦虑、敌意、紧张、抑郁、愤怒以及烟、酒摄入等因素通过神经内分泌机制影响冠心病的发生和发展。

3. 临床表现　多为典型的心绞痛表现。患者突发心前区疼痛，多为发作性绞痛或压榨痛，疼痛从胸骨后或心前区向上放射至左肩、臂，劳动或情绪激动易发作。随病情迁延，胸痛次数增多，时长增加，并逐渐加剧。通常将心绞痛分为四级：Ⅰ级指日常活动时，无发作；Ⅱ级指日常活动因心绞痛而轻度受限；Ⅲ级指日常活动因心绞痛发作而明显受限；Ⅳ级指任何体力活动均可致心绞痛发作。

4. 治疗原则及方法　冠心病是常见的心身疾病，冠心病患者往往具有焦虑、抑郁、敌意情绪和烦躁不安的心理状态，这些情绪对冠心病的治疗和预后均有不良影响，所以除药物治疗外，还要进行心理治疗。

（1）患者教育：开展心理咨询和健康教育，减少冠心病的发病；在不同的临床阶段，做好病人的教育指导工作，帮助病人正确认识疾病，减少焦虑。

（2）不良行为矫正：通过支持性心理疗法、行为疗法、认知疗法等干预心理应激状态下的不良行为，矫正 A 型行为，让冠心病患者学会自我调节的方法。

（3）建立健康生活方式：作息规律、饮食合理、戒烟限酒、适量运动、心态积极、睡眠良好、定期体检。

（4）生物反馈疗法或松弛疗法。

三、糖 尿 病

糖尿病（diabetes mellitus）是以慢性高血糖为主要特征的代谢紊乱临床综合征，是由于胰岛素分泌和/或作用缺陷引起，是典型的内分泌系统心身疾病，与心理社会因素、肥胖、应激性生活事件密切相关，中医学认为其属于"消渴"症的范畴。中国是糖尿病患者数最多的国家，其患病率逐年提高。

1. 病因　糖尿病的病因和发病机制复杂，不同类型其病因不尽相同，即使在同一类型中也存在异质性。目前认为糖尿病是复合病因引起的综合征，是包括遗传及环境因素在内的多种因素共同作用的结果。

（1）生物学因素：遗传、自身免疫、感染、肥胖等都与糖尿病发病相关。

（2）情绪因素：长期的过度紧张、焦虑、抑郁等因素可使个体产生情绪反应，破坏机体的防御能力，导致胰岛功能减退，胰岛素分泌不足。

（3）社会生活事件：失业、离婚、人际关系紧张、丧失亲友等与糖尿病的发生、发展、恶化有一定关系。

2. 发病机制　糖尿病的典型症状为"三多一少"，血糖升高后因渗透性利尿引起多尿，继而口渴多饮；外周组织对葡萄糖利用障碍，脂肪分解增多，蛋白质代谢负平衡，出现乏力、消瘦，因此，患者常有多尿、多饮、多食及体重减轻的临床症状。

（1）心理生物学机制：过分紧张、焦虑、嗜烟酒等不良行为引起细胞氧化应激反应，血糖增高，导致胰岛素分泌过多，引起胰岛素抵抗。长期的胰岛素抵抗和葡萄糖的糖毒作用及氧自由基对胰岛 B 细胞的氧化应激作用，促发糖尿病。

（2）心理应激：心理应激刺激分泌大量儿茶酚胺，作用于 α- 受体而抑制胰岛素分泌，促使血糖升高，长期应激导致糖尿病；长期精神紧张可致使大量肾上腺皮质激素分泌，促进肝糖原异生，使血糖升高；抑郁、焦虑可抑制胰岛素分泌合成。

3. 临床表现　糖尿病系慢性进行性疾病，可分为无症状期及症状期 2 个阶段。在临床上，以多尿、多饮、多食、体重减轻为典型症状，另外皮肤瘙痒、女性月经失调、男性阳痿、视力模糊为常见症状。糖尿病易发多种并发症，如急性严重代谢紊乱、感染性疾病、血管病变、神经系统并发症及白内障、青光眼、虹膜睫状体病变等眼部病变。

4. 治疗原则及方法　糖尿病是一种慢性复杂疾病，帮助糖尿病患者适应糖尿病所带来的变化，顺利完成心理发展过程非常重要。糖尿病心理干预的主要目的是改善病人的情绪反应和提高他们对糖尿病医疗计划的依从性。

（1）认知疗法：帮助患者了解糖尿病的基本知识，掌握胰岛素注射和尿糖测定技术，建立合理的认知系统，促使患者主动遵从医师指导治疗。

（2）行为疗法：通过行为强化、行为塑造疗法，促使患者控制饮食，服从药物治疗计划。

（3）支持性心理疗法：医务人员和亲属应给予一定的支持，如情绪疏导、解释、劝慰等，帮助患者消除各种消极情绪反应。

（4）运动疗法：根据患者的实际情况量身定制科学的运动方案，并督促执行。

（5）松弛疗法：训练患者有意识地控制生理、心理活动，减低机体唤醒水平，使身心处于松弛状态，具有良好的抗应激效果。例如：散步、游泳、静坐、听音乐等。

四、消化性溃疡

消化性溃疡（peptic ulcer）是指胃肠道黏膜被自身消化而形成的溃疡，可发生于食管、胃、十二指肠及梅克尔憩室（Meckel diverticulum），主要与胃酸和胃蛋白酶的消化作用有关，以胃、十二指肠球部溃疡最为常见。有数据表明，消化性溃疡是多种生物学因素与心理行为因素共同作用的结果。

1. 病因　消化性溃疡的致病因素较多，包括药物因素、遗传因素、精神神经因素等。

（1）情绪因素：胃是人类情绪的反应器官，胃的动力和分泌功能受自主神经系统与内分泌系统调节。长期的焦虑、忧伤、自责、紧张、愤怒等情绪反应，可导致的自主神经功能紊乱，影响胃动力功能及胃液分泌。其中恐慌、愤怒和焦虑等情绪，可减弱胃动力，降低胃液分泌量和胃酸度；沮丧、抑郁和失望等情绪，可增强胃动力，增加胃液分泌和胃酸度。

（2）社会因素：环境恶化、工作紧张、自然灾害、婚姻失败、人际关系冲突等社会因素可引起创伤后应激障碍，促使应激性溃疡发生。

（3）不良生活习惯：C 型行为，饮食不规律，吸烟，酗酒，嗜好咖啡、浓茶、辛辣食物等，是消化性溃疡的常见诱因。

2. 发病机制　不良的心理、社会等应激因素刺激，可以导致大脑皮质功能失调，由此作用于下丘脑，促使迷走神经兴奋，引起胃液分泌持续增高，另外还可以通过垂体 - 肾上腺皮质分泌系统，促使应激性溃疡发生。消化性溃疡以胃和十二指肠溃疡为多见，胃溃疡以黏膜屏障功能降低为主，十二指肠球部溃疡多因高胃酸分泌而产生。

3. 临床表现　消化性溃疡以上腹痛为主要症状，多为灼痛，亦可见钝痛、胀痛、剧痛或饥饿样不适感，多位于中上腹。常为轻中度持续性痛，有节律性，多在进食后缓解。非典型患者，仅见无规律性的上腹隐痛或不适。但均伴有反酸、嗳气、上腹胀等症状。溃疡活动时上腹部可有局限性轻压痛。

4. 治疗原则及方法　溃疡病是典型的心身疾病，周期性反复发作，迁延不愈，需要心身综合性治疗。其心理治疗的方法有：

（1）支持性心理治疗：临床上最常用的方法是接受、支持、保证三原则，向患者解释溃疡病的发病机制及其良性后果，消除其紧张情绪，并发动其支持系统，鼓励其树立战胜疾病的信心。

（2）生物反馈疗法：此种方法主张通过培养并强化患者的"意念"来调整胃酸的分泌，以达到治疗的效果。

（3）合理情绪疗法，避免精神过度紧张。

此外，放松疗法、运动疗法、催眠疗法也可以适当使用。

五、癌　　症

癌症（cancer），也称恶性肿瘤，是机体正常组织细胞在各种致癌因素作用下，增生与异常分化而形成的新生物。恶性肿瘤一旦形成，不因病因消除而停止增生，不断破坏正常组织与器官。恶性肿瘤生长速度快，呈浸润性，易发生出血、坏死、溃疡等，并常有转移。恶性肿瘤是当今医学中的难题，对人类生命威胁极大，是一种常见病和多发病，目前缺乏有效治疗手段，同时癌症本身的存在往往让患者产生复杂的心理问题。

1. 病因　癌症的致病病因很多，也非常复杂，化学性、物理性、生物性致癌因素已被公认，人们逐渐认识到恶性肿瘤的发生、发展及预后与心理社会因素密切相关，认为不良心理社会因素是一种"促癌剂"。因此，恶性肿瘤属于心身疾病。

（1）环境因素：化学因素（亚硝胺类、真菌毒素等）、物理因素（电离辐射、紫外线、石棉纤维等）、病毒等均可能诱发癌症。

（2）人格特性：C型人格的人格特征与癌症的发生有密切关系，过度压抑、服从权威、自我牺牲、合作让步、压抑负面情绪，导致其长期处于愤怒、失望和悲痛之中，引起肿瘤的发生。

（3）心理社会因素：社会压力、职业、生活习惯、负性情绪等均与癌症的发生、发展有紧密关系；心理因素对癌症患者的存活时间影响巨大。

（4）生活事件：负性生活事件的频繁发生，会严重影响人的情绪，导致癌症发生。据调查，肿瘤患者发病前的负性生活事件发生率比非肿瘤患者高，寡居妇女癌症的发生率较高。

（5）机体自身因素：遗传因素可影响机体发生肿瘤的倾向性和对致癌因子的易感性；免疫缺陷易发生恶性肿瘤；内分泌因素可以影响癌的发展。

2. 发病机制　心理社会因素影响神经内分泌系统及免疫系统，且影响巨大。在免疫系统中，NK、$CD4^+$、$CD19^+$ 和 IgA 等都具有抵抗、杀伤癌细胞的作用。当遭遇负性生活事件，就会抑制 $CD4^+$、$CD19^+$ 及 NK，使细胞活性降低、免疫功能下降，增加癌症的患病率。

3. 临床表现　因癌症部位不同，症状各异，早期多无明显症状。部分恶性肿瘤，如甲状腺、腮腺、乳腺、颈部淋巴结等部位，可触摸到，肿块生长迅速，边界不清，不易推动。若出现疼痛往往提示恶性肿瘤进入中、晚期，并逐渐加重，夜间明显。某些恶性肿瘤可有出血症状，如肺癌咯血、胃癌呕血、结肠癌便血。患者常见体重减轻、食欲缺乏、夜间盗汗、贫血、乏力等，甚至出现恶病质。

4. 治疗原则及方法　癌症患者多数存在畏惧心理，认为患上癌症就宣告了死亡，对治疗丧失信心。在临床，进行药物治疗的同时，还要关注患者的心理状态，适当进行心理慰藉。对癌症患者的心理干预多以单独或组合方式实施。常用的有辅助性心理治疗、认知行为治疗、认知 - 存在治疗、小组治疗、支持性心理治疗、应激管理、问题解决咨询和支持性护理等。国外研究者的一项 meta 分析表明，心理社会干预能全面改善生存质量，有助于帮助患者坚持治疗。

（1）认知疗法：对患者进行防癌教育，纠正患者错误的认知，并如实告知病情信息，促使其尽早适应患者角色。通过激励、安慰等方法，让患者增强信念，激发患者的生存欲望，树立信心，直面疾病。建立和谐、宽松的治疗环境，根据患者的文化、认知、病情的不同，开展有针对性的心理治疗。帮助患者树立与疾病顽强抗争的决心，是心理治疗的首要目的。

（2）支持性心理疗法：又称支持性心理治疗，包括与患者的眼神交流、亲切的握手、肢体动作以及语言、沟通等。家庭关心、社会支持和良好人际关系有助于减轻患者的痛苦，增强战胜疾病的信心。

（3）想象疗法：应鼓励患者乐观面对疾病，凡事向积极的层面考虑，充满正能量。如在癌症治疗过程中，可以想象自己的病情正在向好的方向转化，暂时的痛苦都是在清除体内的癌细胞；在日常生活中，想象自己全身气血通畅，日见好转，心情愉悦。想象疗法，可以帮助患者舒缓身心，摒弃杂念，增强信心。

（4）音乐疗法：舒缓的音乐可以放松心情，缓解患者的紧张情绪，转移注意力。在进行音乐疗法时，时间不宜过长，每次 30 分钟左右为佳，音量应控制在 70 分贝以下。

（5）行为治疗：癌症的治疗过程是痛苦而漫长的，患者往往会出现各种疼痛反应，治疗时应制定计划，指导患者积极训练，进行自我监控，配合治疗，应对痛楚。

以上心理干预的效果主要体现为帮助癌症患者缓解疾病压力、做出恰当决策、应对情绪问题、改变消极观念、树立积极心态配合治疗和康复。同时也能改善治疗中出现的恶心、呕吐、癌性疼痛，帮助患者建立支持性家庭关系，从而提高生存质量。

另外，还有经前期综合征、围绝经期综合征、肥胖症、支气管哮喘、免疫系统疾病等身心疾病，其发生、发展的过程都与心理社会因素有密切的关系，需要我们加以重视。

（徐　娜）

扫一扫，测一测

? 复习思考题

1. 简述心身疾病的诊断原则。
2. 简述心身疾病的发病机制。
3. 简述原发性高血压的健康行为处方。
4. 简述冠心病的心理社会干预。

第七章 心理障碍

PPT课件

知识导览

课堂互动

杨某,女,28岁,在高速路上开车行驶,前面的一辆大货车备用轮胎突然脱落,直接朝杨某小车方向"飞奔"过来,砸在了小车前挡风玻璃上,导致杨某紧急避险,猛打方向盘,小车直接侧翻。所幸的是系了安全带,小车自动弹出了安全气囊,杨某只受了一点皮外伤。车祸后半年以来,杨某夜间难以入睡或易惊醒,经常做噩梦,害怕开车,走在路上非常小心,怕小车会冲过来,担心丈夫上下班途中会遇到交通安全事故,担心父母身体健康状况,不愿意与人交往,整天忧心忡忡、紧张不安。

请思考:
1. 杨某遇到了什么心理问题?
2. 这类心理问题主要表现是什么?

第一节 概　　述

古代哲学家荀子说:"形具而神生,好恶喜怒哀乐藏焉。"意思是说人的形躯已形成,精神已存在,人的喜怒哀乐好恶都已藏在其中。因此,健康的精神活动、情志变化,必须以健康的形躯为基础。躯体得病后便容易变得烦躁易怒或抑郁寡欢。因此,身体可能会患病,同样,心理也可能会有疾病。在我们日常生活中,可能会听到"心理障碍"一词。"心理障碍"是指什么意思呢?

"优秀精神科
医师"田祖恩

心理障碍(mental disorder)是心理的特殊表现,是指心理与行为显著的偏离正常。心理障碍包括精神病、神经症、人格障碍和精神发育迟滞,也包括常见的情绪障碍,如焦虑障碍和应激相关障碍。

一、心理障碍及相关概念

心理障碍也称精神障碍或心理异常,是指个体没有能力按社会认可的、适宜的方式行动,心理或行为偏离了常规标准或准则,以致行为后果对本人或社会是不适应的,并伴有个体痛苦体验或心理损害,从而影响其正常的生活、工作和学习的心理异常状态。

这种"没有能力"可能是由于器质性损害或功能性损害,或者两者兼有。器质性损害如脑外伤、脑肿瘤、基因缺陷、先天发育不良等,功能性损害如认知缺陷或歪曲、能力或动机缺乏、人格缺陷、应对方式不当等。

心理的正常与异常，主要从心理功能表现来界定。对于心理正常来说，心理功能表现为一致性、协调性、稳定性、和谐性；对于心理异常而言，心理功能表现为不协调、不稳定、扭曲甚至分裂。

随着时代的变迁与社会文化差异的变化，心理正常和异常的界定也会发生变化。心理正常或异常都是一种状态，在这种状态范围内可以允许有不同程度的差异存在。只有把他的心理状态和行为表现放到当时的客观环境、社会文化背景中加以考虑，并结合他本人一贯的心理状态和人格特征，才能判断一个人的心理是否正常。

心理障碍属于变态心理学和精神病学的研究范畴。变态心理学主要是研究异常心理现象的规律及其在实践领域应用的心理学分支，精神病学属于临床医学，研究目标是精神疾病的诊断、治疗、预防和护理。针对心理障碍而言，医学心理学的研究领域和目标主要是防治心理障碍，促进心理健康，以及涉及医学领域临床各个学科的心理因素的探索。

二、心理障碍的判断标准

心理活动是一个非常复杂的现象，所以判断一个人的心理是否正常也就不是一件容易的事。

首先，心理障碍与正常心理之间的差别常常是相对的，两者之间是一个渐变的连续体，大多数情况下可能只有程度的不同，在少数情况下也可能有本质的差别。如，神经症患者身上的特点在我们大多数人身上都会不同程度表现出来，只是神经症患者的表现更为明显，程度更深，影响到了正常的生活。

其次，心理障碍的界定受多种因素的影响，诸如社会背景、知识文化水平、生物因素、心理状态、理论流派、信仰以及当时的客观环境等，选取的角度不同，标准也就可能不一样。

最后，心理活动是主观性的，这就决定了心理问题的界定也没有一个绝对的标准。对于心理障碍的界定，只能依靠专业人员的临床经验进行主观判断，目前无法像身体疾病一样用专业仪器设备进行检查化验，而专业人员本身的思维方法、生活经历、知识水平、认知结构等都会对判断产生影响。

（一）心理学的区分原则

郭念锋认为，判断一个人的心理与行为正常与否，应该以心理学对人类心理活动的一般性定义为依据。心理学对心理活动的定义：心理是人脑对客观现实主观能动的反映，所以判断一个人心理是否正常，需要结合具体的客观环境和文化背景等因素，从以下三个原则进行区分（病与非病三原则）。

1. 主客观世界的统一性原则（有无自知力）　心理是对客观现实的主观能动的反映，人的心理活动与行为也应该与客观现实保持一致，不管是形式上还是内容上。当一个人的精神或行为与外界环境失去统一性，必然是出现认知性的偏差，他的言行无法被别人理解，其心理和行为也就被认为是异常的。比如出现幻听、幻视（知觉障碍）；思维奔逸、被迫害妄想（思维障碍）等最主要的特征就是活动及行为表现与客观世界不一致，并且患者对自己的这种状态无自知力或自知力不全。

2. 心理活动的内在协调性原则　人的心理活动分为知、情、意等部分，是一个完整的统一体，各种心理过程之间具有协调统一的关系，这种协调一致性，保证人在反映客观世界过程中的准确性和高效性。一个人遇到高兴的事情，就会产生愉快的情绪，手舞足蹈，欢快地向别人述说自己内心的体验，这就是心理活动与行为协调统一的结果。如果对痛苦的事，做出快乐的反应，或用悲伤的语调向别人诉说愉快的事情，我们就说他的心理过程失去了协调一致性，心理的部分功能可能处于异常状态。

3. 人格的相对稳定性原则　在长期的生活道路上，每个人都会形成自己独特的人格特征，这种人格特征一旦形成，便具有相对的稳定性。在没有明显外部原因的情况下，如果一个人的人格特征相对稳定性发生改变，我们对这个人的心理是否正常就持怀疑态度。例如一个节省的人，突然挥金如土，或者一个待人接物很热情的人，突然变得很冷漠，如果我们在他的生活环境中找不到促使其改变的重大原因，我们就可以认为他的心理活动已偏离了常态，属于心理障碍的表现之一。

（二）标准化的区分原则

在实际操作中，判断一个人心理与行为是否正常时，通常可以按照李心天（1991）对区分正常心理与异常心理提出的四条标准进行判断。

1. 经验标准　经验标准涵盖两个方面：一是患者的自我评价，也就是患者主观体验；二是观察者根据经验所做的判断，即医师的主观评价。

（1）患者的主观体验：患者觉得自己焦虑、压抑、抑郁或说不出明显原因的不舒适感，觉得不能控制自己的行为，因而寻求他人的帮助和支持，个人就可以认为不正常。相反，某些人虽有这些不适的感受和体验却坚决否认，或在某些本应出现一些特殊心理反应却没有出现时也应考虑其心理异常，如亲人亡故却没有一点悲伤的反应。

（2）医师的主观评价：医师根据专业知识、临床经验和对正常人的了解判断一个人的心理是正常还是异常，然而这种评价主观性大，不同医师的评价结果可能存在一定差异。不过，由于大多数医师接受过专业的教育并有着多年临床经验的积累，对于同一种行为，不同的医师可以形成大致相近的判断标准，仅对少数患者情况的判断存在学术分歧，甚至意见截然相反。该方法是目前精神科医师最常用的方法。

2. 社会适应标准　当人生活在特定的社会环境中时，会依照社会生活需要调适自己适应环境。由于外界环境经常处于变化之中，这就要求人们必须依照社会生活的需要适时地调整心理活动，以便使自己的行为符合社会准则，并根据社会要求和道德规范行事，达到人与社会生活环境的协调一致。如果一直特立独行，不能和社会取得适应，就会与周围环境格格不入，久而久之则会产生心理障碍。该标准是在社会常模的基础上来衡量人的社会适应性。所谓社会常模是指大多数人符合社会规范的心理和行为。医师在了解患者对自己、他人和集体的态度及处理人际关系是否恰当，对社会事件的看法和反应是否适合社会要求等之后做出判断。如果因为器质性损害或功能性障碍使个体不能按照社会认可的方式行事，其行为后果对本人或社会不适应，则认为其心理有异常。

以此法判断时，一定要与社会认可的行为常模比较，看其行为是否能为常人所理解，有无明显偏离或离奇的行为。同时，还应与个人平时的心理状态和行为模式相比较，看其心理状态是否发生了显著改变，即与常态有无明显不同。这种方法的缺点是人的社会适应行为和能力受不同地区、时间、文化程度、社会习俗和社会地位等多种因素影响，难以标准化。因此，对同一心理与行为，由于所处环境不同，其评价结论也可能不同，主要是与社会常模比较而言的。

3. 统计学标准　统计学标准的基础是心理测验，通过进行大样本取样、实施测验、取得结果后进行统计学处理，这是该标准的基础。在普通人群中，心理特征测量的结果呈正态分布，居中间的大多数人属于心理正常，而远离中间的两端被认为异常。因此决定一个人心理正常或异常，以其心理特征是否偏离均值及偏离均值的幅度来决定的，偏离均值的幅度越大则越不正常。正常与异常的界限是人为划定的，一般是基于95%的分界线。

该标准引入了量的概念，结果较为客观，可比性强。操作简便易行，容易推广。在使用时，要考虑到某些心理特征不一定呈正态分布，同时某些测验内容受社会文化的制约。另外，有些心理特征偏离常态并不一定是心理异常，如智力测验时，仅低智商者属于病态，而高智商者则不属于病态。因此，在使用时务必注意不要把该标准的作用扩大化，既不要把测试结果与临床观察和实验室检查对立起来，也不要与其他标准对立起来。

4. 医学标准　医学标准又称为病因学和症状学标准，是比较客观和可靠的标准，是将心理问题当作躯体疾病一样看待的医学标准，该标准认为心理障碍应并存脑部病变，或脑的功能失调，根据症状及是否存在病理性的病因作为判断依据。对于器质性疾病引起的心理异常，可依据存在相应的病因及并存的脑或躯体疾病症状做出诊断，其心理表现被视为疾病的症状，其产生原因则归结为器质性疾病。由于该诊断标准重视临床医学检验方法、近代影像技术等的应用，以是否可以找到病理解剖或病理生理变化的医学诊断依据为准。因而，该方法较为客观。

这种观点认为，即使有些目前未能发现明显病理改变的心理障碍，也可能在不久的将来会在分子水平上发现异常，而这些病理变化的存在才是心理正常与否区分的可靠依据。这一标准为临床医师们广泛采用，但由于心理障碍的原因不是单一性的，而是由多种因素共同作用的结果，故该法适应范围较窄，对于神经症和人格障碍则无能为力。《中国精神疾病分类与诊断标准（第三版）》（Chinese Classification and Diagnostic Criteria of Mental Disorders, Third Edition, CCMD-3）也采纳了病因病理学分类标准。

可见，上述标准对于判断心理正常或异常都有一定的使用价值，但又有一定的缺陷和不足，很难找出一个客观又一致的标准应用于所有个体。这就要求医师根据具体情况综合使用，相互补充，科学分析，对心理正常与否作出正确的判断。

三、心理障碍的分类

心理障碍的表现千差万别，可以非常严重也可以十分轻微。一般认为，心理障碍是心理活动受到不良刺激的影响或轻微创伤而产生的心理异常现象，生活中的感情挫折、不愉快，如考试失利、与人争吵等都会产生情绪波动，但这还是正常的心理活动中常见的、短暂的、情境性的情况，而医学心理学对心理障碍的研究，则应涵盖从轻微的心理创伤到严重的心理障碍。由于研究的目的各异，对心理障碍的分类也是不同的。

为更好认识心理障碍，促进学术交流，不同学科之间存在一定的区别。心理学将心理障碍分为心理过程障碍和人格障碍；精神病学将心理障碍分为精神病、神经病和人格障碍；医学心理将心理障碍分为轻度心理障碍、严重心理障碍和不同疾病病因所致心理障碍。

（一）心理学分类

1. 心理过程障碍

（1）认知过程障碍

1）感觉障碍：感觉过敏、感觉减退、内感不适、感觉倒错。

2）知觉障碍：错觉、幻觉、感知综合障碍。

3）记忆障碍：记忆增强、记忆减退、遗忘症、错构症、虚构症。

4）思维障碍：思维联想障碍（思维贫乏、思维奔逸或迟缓、思维散漫、病理性赘述、逻辑倒错性思维）、思维内容障碍（妄想、超价观念）等。

5）注意障碍：注意增强、注意减弱、注意涣散、注意狭窄、注意固定。

6）意识障碍：嗜睡状态、昏迷状态、意识朦胧、神游症、谵妄、精神错乱、双重人格、交替人格。

（2）情感过程障碍：情感高涨、情感低落、焦虑、恐惧、情感淡漠、情感脆弱、情感爆发、易激惹、情感迟钝、情感倒错、病理性激情、恶劣心境。

（3）意志行为障碍

1）意志障碍：意志增强、意志减退、意志缺乏、意向倒错、矛盾意向。

2）行为障碍：如兴奋状态、木僵状态、被动性服从、刻板动作、模仿症、离奇行为、持续动作、强制性动作等。

（4）智能障碍：智能低下、痴呆等。

2. 人格障碍 偏执型人格障碍、分裂型人格障碍、反社会型人格障碍、冲动型人格障碍。

3. 性心理障碍 性指向障碍（恋尸癖、恋童癖）、性偏好障碍（异装癖、露阴癖、窥淫癖）、性身份障碍（易性癖）。

（二）医学分类

医学分类即国际、国内疾病分类标准中的分类。目前国际上影响最大的是世界卫生组织颁布的《国际疾病分类》(*International Classification of Diseases*, ICD)和美国精神病学会发布的《精神障碍诊断与统计手册》(*Diagnostic and Statistical Manual of Mental Disorders*, DSM)。根据我国的社会文化特点，在参考了 ICD-10 和 DSM-Ⅳ的基础上，中华精神科学会委员会通过了 CCMD-3。三种分类系统均结合病因和症状进行分类。CCMD-3 尽可能与国际标准对应和相互印证，以便于交流。

1948 年世界卫生组织颁布的 ICD-6 首次包括心理疾病，使心理疾病分类学的发展进入了一个新时代。经多次修订，目前已经到了 ICD-11。ICD-11 第 6，7，8，17 章就是涉及精神科的内容。ICD-11 对国际精神障碍分类学的影响很大，它也代表了当前分类学的发展趋势。

2022 年 3 月 19 日，美国精神病学会发布了《精神障碍诊断与统计手册》第五版文本修订版 DSM-5-TR。新修订增加了长期悲伤障碍，纳入了自杀性和非自杀性自我伤害的症状代码，以及完善 / 更新了诊断标准和具体定义。修订后的手册《精神障碍诊断与统计手册》第五版文本修订版（DSM-5-TR）被美国的临床工作者和其他医疗保健专业人士用作精神疾病诊断的权威性指南。

ICD-11 和 DSM-5-TR 在某些表述上存在差异。根据世界卫生组织发布的 ICD-11 草案（以下简称 ICD-11），在精神分裂症的类别上，ICD-11 称为精神分裂症及其他原发精神障碍，DSM-5-TR 称为精神分裂症谱系障碍及其他精神障碍。两者内涵上趋向一致，如 ICD-11 也降低了对精神分裂症一级症状的重视程序，用症状说明（包括阳性症状、阴性症状、抑郁症状、躁狂症状、精神运动性症状或紧张症、认知损害）取代了临床亚型，对病程说明进行了调整，明确了持续发作的病程标准，并使关键术语更具可操作性。ICD-11 将 ICD-10 的"精神发育迟滞"(mental retardation)更名为"智力发育障碍"(intellectual development disorders, IDD)，并没有使用 DSM-5 的"智力残疾"(intellectual disability)。因为在世界卫生组织的分类系统中，ICD 是对疾病 / 障碍进行分类，为了避免混淆，ICD-11 采用了"智力发育障碍"这一术语。在心境障碍中，ICD-11 并未参考 DSM-5 的做法，由于 ICD-11 心境障碍章节诊断分类的基础是心境发作的特点、次数和变化模式，因此 ICD-11 仍然将双相障碍归类在心境障碍之下。在 ICD-11 中，强迫及相关障碍是一个独立的单元，不再附属于其他精神障碍。

（三）医学心理学分类

1. 轻度心理异常 一般指人的整体心理活动的某些方面受到损害，如机体与周围环境的轻度失调，心理活动的各个过程之间的协调性受到了影响。如过分的紧张、恐惧、害怕、焦虑等，多由于刺激引起的心理敏感反应引起，多有高级神经活动功能失调，虽对客观现实反应有扭曲，但日常生活一般可以自理，能完成日常生活及一般社交活动，有自知力，能够主动求医，寻找解决问题的方法。一般来说，与精神病学分类中的神经症或介于日常生活中出现情绪不良反应与神经症之间的某种情况相对应。

2. 重度心理异常 一般指人出现明显的精神病性症状，即个体的行为严重脱离周围环境，自身心理过程的知、情、意严重不协调。这类患者部分是由于脑器质性疾病所致，部分是由于重度脑功能失调引起。常表现为言语行为失常、对个人心理活动缺乏自知力，影响其正常的社会活动和处理人际关系，由于其个体不能主动求医、寻求治疗和帮助，常可使其心理障碍进一步发展，严重者还可能给社会及公众生活造成危害。一般与精神病学分类中的精神分裂症等重度精神疾病相对应。

3. 心身疾病时的心理异常   指情绪紧张或内心冲突等心理应激,通过神经 - 内分泌 - 免疫中介影响各个器官系统而出现病变。心理因素在这一类疾病的发生过程中起重要作用。这类患者既有躯体异常,也有明显的心理异常,且症状的表现及演变规律与心理因素有明显的关系。包括原发性高血压、恶性肿瘤、支气管哮喘、消化道溃疡等心身疾病。

4. 大脑及躯体疾患时的心理异常   这类疾病大多是生物及理化因素直接作用于大脑或躯体各器官而致病。包括大脑器质性损害、大脑发育不全、躯体缺陷、躯体疾病时的各种不同程度的心理异常等。

5. 行为问题和人格障碍   是指个体在社会化过程中,个别行为偏离常态或人格某部分偏离常态。这些人的心理活动的完整性和统一性没有明显损害,但某一部分明显不能适应社会,甚至构成违反社会伦理道德、信仰或法律规定,本人不能靠自己的意志把握自己,但自知力保持完好。主要包括人格障碍和性心理障碍,以及某些不良行为,如药物依赖、酒精依赖等。对其矫正除了强制性处罚、劳教之外,适当的心理或行为矫正更有效。

6. 特殊条件下的心理异常   包括某些药物和精神活性物质作用下、催眠状态以及梦境、人格偏离(癔症)和某些特殊状态下的心理异常表现。

心理障碍的每一种分类都是人们在一定时刻、在特定环境下观察异常心理的一种方式,也是人们认识程度和水平的反应。当前的分类并不一定符合心理障碍的客观实际,随着人们对异常心理认识的深入,必然会对其进行修订和更新,其结果也必将越来越接近客观实际。

第二节   常见的心理障碍

一、焦虑障碍

(一)概述

焦虑障碍属于原发性焦虑,是一种以焦虑情绪为主的神经症,主要特征为广泛和持续性焦虑或反复发作的惊恐不安,常伴自主神经紊乱、肌肉紧张与运动性不安。表现为一种没有明确客观对象和具体观念内容的恐惧不安和提心吊胆,对未来有不祥预感。焦虑症分为广泛性焦虑(慢性焦虑)与惊恐障碍(急性焦虑)。

焦虑作为一种情绪,指个体对当前或将来有可能威胁其自尊心的情境所产生的一种担忧反应或反应倾向。主要表现为外在客观需求与个人心理能力不平稳时。如,面对一次重大考试、重要活动或比赛,都可能出现焦虑情绪。也可能是某种心理因素对个体形成心理压力,具有敏感、自我要求高等特质的人,较容易产生焦虑。以上这些焦虑均属于正常焦虑情绪,不属于焦虑障碍。

(二)焦虑障碍的类型

1. 广泛性焦虑   广泛性焦虑又称为慢性焦虑,是焦虑症最常见的表现形式。常缓慢起病,以经常或持续存在的焦虑为主要特点。具有以下表现:

(1)精神表现:精神上的过度担心是广泛性焦虑的核心。表现为持续的或经常的无固定内容或明确对象的紧张不安,或对现实中的某些问题或现象过分担忧和烦恼。无明确对象或内容的提心吊胆、惶恐不安的强烈内心体验,称为自由浮动性焦虑。与现实很不相称的对现实生活中可能发生的事情过度担心,称为预期焦虑。患者总担心有什么不测的事情发生,为了事实上并不存在的某种危险或威胁而担心害怕,忧心忡忡,坐立不安,心烦意乱。

(2)躯体表现:表现为运动不安与多种躯体症状。运动不安可表现为搓手顿足、不能静坐,不停来回走动,无目的的小动作增多。因交感神经功能亢进,会出现呼吸急促、胸闷、口干、上腹不适、心动过速、胀气、尿频、尿急等,常伴入睡困难等睡眠障碍。因肌肉紧张而出现紧张性头痛、肌肉紧张痛(如腰背痛等)等。

(3)广泛性焦虑的诊断:在符合神经症诊断标准同时,还有以下特点:经常或持续的无明确对象和固定内容的恐惧或提心吊胆;伴有自主神经症状或运动不安;病人社会功能受损,同时有无法摆脱而又难以忍受的痛苦;病程达到 6 个月以上。排除甲状腺功能亢进、高血压等的继发性焦虑并排除兴奋剂或精神药物的戒断反应等伴发的焦虑等。

2. 惊恐障碍 惊恐障碍又称惊恐发作、急性焦虑发作,是一种以反复发作的原发焦虑(惊恐发作)为主要表现的神经症。这种发作不限于某一类特殊情境或场合,因而难以预料。表现为突发的心悸、胸闷、窒息感和眩晕感。患者自觉呼吸的空气不足,常导致过度换气,此时呼出过多二氧化碳使血液碱性增加,从而导致双侧或一侧轻度手指麻木、刺痛,严重者累及面部及四肢,特别是口周发麻。患者认为自己即将死亡,即为濒死感。有些患者害怕失去控制、害怕发疯,部分出现手抖、出冷汗、站立不稳。每次发作时间长短不一,从几分钟到 1 小时以上,一般为 15～30 分钟。发作过后症状完全消失,但因担心再次发作,常有继发性的预期焦虑。由于惊恐发作时有剧烈的心跳和呼吸症状,患者常去心内科就诊。但患者的心跳节律整齐,其症状是心脏活动增强所致,与心律失常的心悸不同。

惊恐障碍的诊断:惊恐障碍为一种反复发作的神经症,除符合神经症诊断标准外,还有以下特点:发作无明显诱因,无相关特定情境,发作不可预测;在发作间歇期,除害怕再发以外,可无明显症状;发作时表现为强烈的恐惧、焦虑,有明显的自主神经症状,常有濒死感、失控感;发作突然开始,迅速达到高峰,发作时意识清晰,事后能够回忆。一般有难以忍受又无法摆脱所致的痛苦体验。病程在达到一个月内有三次发作或在第一次发作后害怕再次发作的心理反应持续一个月。

(三)焦虑障碍的治疗

焦虑障碍产生的原因,经研究发现与遗传有明显关系,尤其以惊恐障碍更为明显,个性因素和社会心理性刺激因素是发病的次要病因和非特异性的诱发因素。在社会心理因素中特别是对于健康的关注和担心,随着经济发展产生的心理压力及紧张性生活事件频率增加,对焦虑障碍的增多有明显影响。但广泛性焦虑病人的紧张性生活事件明显多于惊恐障碍者。

1. 心理治疗 对惊恐障碍常用认知行为治疗,帮助患者消除患有严重躯体疾病和精神病的疑虑,并讲明对身体感觉的灾难化认识是引发惊恐发作的心理原因,质疑并挑战灾难性错误认知,并教会患者呼吸控制法以缓解或控制惊恐发作。

对广泛性焦虑症可进行肌肉放松训练,利于诱导入睡。支持性心理治疗包括劝慰、鼓励、适当的保证、对躯体症状进行清晰和令人信服的解释。还可采用森田疗法、心理分析及生物反馈疗法。

2. 药物治疗 抗焦虑药对控制惊恐发作效果较好,抗焦虑药与抗抑郁药可用于广泛性焦虑。

二、心境障碍

心境障碍(微课)

(一)概述

心境障碍又称情感性精神障碍,是指由各种原因引起的、以显著而持久的心境或情感改变为主要特征的精神障碍。其临床特征是:以情感高涨或低落为主要的或原发的症状,常伴有相应的认知和行为的改变;轻重程度不一,轻者无精神病性症状,对社会功能影响较轻,重者可有明显的精神病性症状,对社会功能影响较重;多为间歇性病程,具有反复发作的倾向。间歇期精神活动基本正常,部分可有残留症状或转为慢性病程。

大量研究表明，心境障碍与遗传因素、神经生化因素、尤其是社会心理学因素关系密切，其中患者的心理卫生状况和对于心理应激的心理承受能力的强弱，与心境障碍的发生有直接影响。

（二）心境障碍的类型

心境障碍包括躁狂发作、抑郁发作、双相情感障碍和持续性心境障碍。

1. 躁狂发作 躁狂发作的典型临床症状是情感高涨、思维奔逸、活动增多等"三高"，可伴有夸大观念或妄想、冲动行为等。发作应至少持续1周，并有不同程度的社会功能损害，或给别人造成危险或不良后果。

躁狂发作临床表现有：

（1）情感高涨：情感高涨是躁狂发作的基本症状。典型的表现为患者自我感觉良好，心境轻松、愉快，生活快乐、幸福；整日兴高采烈，得意洋洋，笑逐颜开。其高涨的情感具有一定的感染力，言语诙谐幽默，常博得周围人的共鸣，引起阵阵欢笑。部分患者可表现为易激惹、愤怒、敌意，甚至可出现破坏及攻击行为，但持续时间较短，易转怒为喜或赔礼道歉。

（2）思维奔逸：患者联想的速度明显加快，思维内容丰富多变，自觉脑子聪明，反应敏捷。语量大，语速快，口若悬河，有些自感语言表达跟不上思维速度。联想丰富，概念一个接着一个的产生，或引经据典，或高谈阔论，严重时可出现"音联"和"意联"。

（3）活动增多：患者自觉精力旺盛，能力强，想多做事，做大事，想有所作为，因而活动增多，整日忙碌不停，但多虎头蛇尾，有始无终。有的表现爱管闲事，爱打抱不平，爱与人开玩笑，爱接近异性；注重打扮，行为轻率和莽撞，自控能力差。患者无疲倦感，严重时可出现攻击和破坏行为。

（4）躯体症状：由于患者自我感觉良好，精力充沛，故很少有躯体不适主诉，常表现为面色红润，两眼有神，体格检查可发现瞳孔轻度扩大，新率加快，且有交感神经亢进的症状如便秘。因患者极度兴奋，体力过度消耗，容易引起失水，体重减轻等。患者食欲增加，性欲亢进，睡眠需要减少。

（5）其他症状：躁狂发作时患者的主动和被动注意力均有增强，但不能持久，易为周围事物所吸引。在急性发作期这种随境转移的症状最为明显。部分患者有记忆力的增强，且漫无抑制，多变动，常常充满许多细节琐事，对记忆的时间常失去正确的分界，以至与过去的记忆混为一谈而无连贯。在发作极为严重时，患者呈极度兴奋躁动状态，可有短暂、片段的幻听，行为紊乱而毫无目的指向，伴有冲动行为；也可出现意识障碍，有错觉、幻觉及思维不连贯等症状，称为谵妄性躁狂。多数患者在疾病的早期即丧失自知力。

2. 抑郁发作 抑郁发作是以心境低落为主，与其处境不相称，可以从闷闷不乐到悲痛欲绝，甚至发生木僵，严重者可出现幻觉、妄想等精神病性症状。主要表现为情感低落、思维迟缓、意志活动减退等"三低"症状，目前认为抑郁的核心症状包括情绪低落、兴趣缺乏和快感缺失，可伴有躯体症状、自杀观念和行为等。发作应至少持续2周，并且不同程度的损害社会功能，或本人造成痛苦或不良的后果。

抑郁发作的临床表现有：

（1）情绪低落：常常表现为心情不好，高兴不起来；感到自己无用、无助或绝望，认为生活毫无价值；对前途感到绝望，认为自己给别人带来的只有麻烦，连累了家人，甚至厌世，不愿活动下去，产生自杀观念。情绪变化有晨重晚轻的特点。

（2）兴趣缺乏或快感缺失：患者对以往感兴趣的各种活动兴趣显著减退甚至消失，丧失了体验快乐的能力，不能从平日里的活动中体会到乐趣。部分患者也能参与一些看书、看电视活动等，但其目的是消磨时间或希望从悲观失望中解脱。

（3）思维迟缓：患者思维联想的速度缓慢，反应迟钝，思路闭塞，自觉愚笨，思考问题困难。表现为主动言语减少，语速慢，活动减少，动作缓慢，严重者表现为木僵或亚木僵状态。激越者表现为紧张，烦躁不安，难以控制自己，甚至出现攻击行为。

（4）自责、自罪和自杀：患者对以往自己一切的轻微过失或错误痛加自责，严重者达到罪恶妄想，回顾过去自感一无是处，罪孽深重。甚至认为生活本身都没有意义，认为死是最好的归宿，可有自杀计划或行为，反复寻求自杀。

其他症状还有睡眠障碍，食欲减退，性欲减退，体重下降，便秘，躯体疼痛不适，乏力，自主神经功能失调等症状。

3. 双相情感障碍 双相情感障碍又名双相障碍，包含有躁狂发作和抑郁发作临床相的表现，临床特点是反复（至少两次）出现心境和活动水平的明显改变，有时表现为心境高涨、精力充沛和活动增加，有时表现为心境低落、精力减退和活动减少。发作间期通常完全缓解。最典型的形式是躁狂和抑郁交替发作。抑郁症状和躁狂症状可在一次发作中同时出现，如抑郁心境伴以连续数日至数周的活动过度和言语迫促，躁狂心境伴有激越、精力和本能活动降低等。抑郁症状和躁狂症状也可快速转换，因日而异，甚至因时而异。如果在目前的疾病发作中，两种症状在大部分时间里都很突出，则应归为混合性发作。

4. 持续性心境障碍 持续性心境障碍的特点主要有：持续性并常有起伏的心境障碍，每次发作极少严重到足以描述为轻躁狂，甚至不足以达到轻度抑郁。因为这种障碍可以持续多年，有时候甚至占据生命的大部分时间，因而造成相当大的痛苦和功能缺陷。持续性心境障碍的发作形式主要有环性心境障碍和恶性心境。

（1）环性心境障碍：主要特征是持续性心境不稳定。心境波动通常与生活事件无明显关系，波动幅度相对较小，每次波动极少严重到轻躁狂或轻度抑郁的程度。这种心境不稳一般开始于成年早期，呈慢性病程，可一次性持续数年，有时甚至占据个体一生中的大部分时间，不过有时也有正常心境，且一次稳定数月。如果没有相当长时间的观察或是对个体既往行为较充分的了解，很难作出诊断。

（2）恶性心境：原称抑郁性神经症，是一种以持久的心境低落状态为主的轻度抑郁，从不出现躁狂。常伴有焦虑、躯体不适感和睡眠障碍，但无明显的精神运动性抑制或精神病性症状。抑郁持续2年以上，其间无长时间的完全缓解，如有缓解，一般不超过2个月。患者有求治欲求，生活不受严重影响。它通常始于成年早期，持续数年，有时终生。恶劣心境与生活事件和性格都有较大的关系。

（三）治疗

1. 心理治疗 首先要运用各种心理方法帮助患者找到心境障碍产生的原因，从众多的应激和生活事件中找到长期积压在患者心中的"结"。帮助患者提高对本病的认识，树立治疗的信心，克服心理上的诱因，以消除不良情绪。多采用认知行为疗法、人际心理疗法、婚姻及家庭治疗等系列心理治疗技术，可以帮助患者识别和改变认知曲解，矫正患者适应不良行为，改善患者人际交往能力和心理适应功能，提高患者家庭和婚姻生活的满意度，从而减轻或缓解患者的抑郁症状，调动患者的积极性，纠正其不良人格，提高患者解决问题的能力和应对处理应激的能力，促进其康复，预防复发。

2. 药物治疗 锂盐具有抗抑郁作用，并极少引起转躁或转为快速循环。可作为双相抑郁的急性期和维持期治疗。拉莫三嗪可用于双相抑郁的急性期和维持期治疗。有循证证据支持第二代抗精神病药物（主要有奥氮平和喹硫平）对双相抑郁具有疗效。

抗抑郁药物在双相抑郁的应用需要注意转躁的风险。使用原则：必须与心境稳定剂或第二代抗精神病药物合用；可用于急性期，一般不建议维持期继续使用；选择转躁率低的抗抑郁药物，如5-羟色胺再摄取抑制剂（帕罗西汀除外）、安非他酮等。

3. 其他疗法 电痉挛疗法与经颅磁刺激；睡眠剥夺疗法；光照疗法。

三、人 格 障 碍

（一）概述

1. 概念　人格又称为个性，是一个人固有的行为模式及在日常活动中表现出来的待人处事的习惯方式，是个体在认知、情感、意志行业等方面有别于他人的心理特征。人格既有相对的稳定性、独特性、整体性和社会性，又具有一定的可塑性。

人格障碍是指个体心理特征明显偏离正常，形成了一贯的较为固定的反映个人风格和人际关系的异常行为方式，这种异常的行为方式显著偏离特定的文化背景和一般认知方式，明显影响其社会功能和职业功能，使患者自己遭受痛苦和使他人遭受痛苦，并给个人和社会带来不良影响。

人格障碍的异常表现在童年或青少年期已经开始出现。人格障碍是指从童年或青少年期开始，并持续终生的显著偏离常态的人格，表现出固定持久的适应不良行为，亦称变态人格、人格异常、病态人格等。

人格障碍与人格改变不能混为一谈。人格改变是指一个人原来人格正常，在严重的脑部疾病或损伤、严重的精神障碍、严重或持久的应激之后而发生的对环境和对自身的感知、思维和交往方式上发生了确定而持久的改变，随着疾病的好转和境遇的改善，有可能恢复或部分恢复，是获得性的，参照物是病前人格。而人格障碍没有明确的起病时间，开始于童年或青少年，并且持续终生，主要的评判标准来自于社会的一般准则。

2. 人格障碍的特征　人格障碍具有如下共同特征：人格障碍的异常模式稳定而长期存在，开始于童年、青少年或成年早期，并一直持续到成年；人格显著偏离常态的特殊的情感和行为方式；认知能力完整、智力正常，无精神病性症状，不能用其他精神疾病的表现很好地解释；这种异常并非由药物所致，也与躯体器质性改变无关；多数人对自身人格缺陷无自知之明，难以从失败中吸取教训；一般能应付日常工作和生活，能理解自己行为的后果，也能在一定程度上理解社会对其行为的评价，部分主观上感到痛苦。

3. 人格障碍的成因

（1）生物学因素：人格特质具有一定的遗传性。调查研究发现，患者的家属中人格障碍的发生率较高，并且精神病患者以及犯罪者的比例明显高于普通人群。

对人格障碍患者的脑电图研究发现，轻度异常的比例明显高于正常人群，其中约50%患者有慢波出现，与儿童脑电图相似。这似乎表明人格障碍患者的大脑发育、成熟过程较正常有延迟。另外，围生期及婴幼儿期营养不良，缺乏足够的蛋白质、维生素和微量元素，也影响大脑的正常发育。

（2）心理因素：童年的生活经历对个体人格的形成具有重要意义。幼儿心理发育过程中遭受重大的精神刺激或生活挫折，对幼儿的人格发育可产生不利影响。如父母离异、被遗弃等。母爱剥夺可能是社交紊乱型人格障碍的重要成因。有资料表明在孤儿院成长的儿童在成年后性格内向者较多。

教养方式不当是人格发育障碍的重要因素。父母间教育态度不一致，父母教育态度前后不一致，父母酗酒、吸毒、或有精神疾病、人格障碍，家庭和学校的不恰当的教育、长期受到老师或同学的压制或排斥等因素，均对儿童的人格正常发育产生不利影响。

（3）环境因素：不良的家庭和学校教育，不良的伙伴与团体影响，如结交具有品行问题的伙伴及经常混迹于大多数成员具有恶习的社交圈子，对人格障碍的形成往往会起到重要作用。家庭破裂、父母离异、父母本身不良行为，教育方式、方法及内容不当，或父母患有精神疾病、人格障碍等不良的家庭环境的影响，可能使儿童较早出现人格异常。另外反复受到带有淫秽、凶杀等不良内容的小说、音象制品等的影响,往往会使儿童法制观念淡漠、是非观念模糊,引诱儿童产生模仿、实践的想法,对儿童人格的发育产生不良影响。

案例分析

　　陈某,男,27岁,硕士研究生在读,未婚,汉族。出生于工人家庭,父亲性格暴躁,嗜酒如命,酒后即耍酒疯,有家暴行为,打骂妻子和小孩。陈某性格内向,不太合群,易怒,好斗。从小学开始就表现虐待小动物,制作恶作剧,欺负同学。初中开始抽烟,结交"社会小青年",偷家中钱到外面抽烟喝酒。高中时,经常打架,要么把对方打出血,要么把对方打骨折,但自己不会感觉一点内疚,情绪非常平静。为此,受到学校处分。对成功和金钱非常渴望,觉得一般工作收入都不太好,对现实不太满意。

　　分析:陈某属于反社会型人格障碍。反社会型人格障碍的临床特点为:以行为不符合社会规范、经常违法乱纪、对人冷酷无情为主要特点。主要表现包括:不负责任,无视社会规范,常有冲动性行为,对他人漠不关心。不能维持与他人长久的关系。对挫折的耐受性低。易激惹,并有暴力行为。危害别人时缺少内疚感等。

(二)人格障碍的类型

　　1. 偏执型人格障碍　偏执型人格障碍多以猜疑和偏执为主要特征,男性多于女性。主要表现为:对挫折与拒绝过分敏感、多疑、心胸狭窄;容易长久地记仇,即不肯原谅伤害或轻视,对自认为受到的轻视、不公平待遇耿耿于怀,产生强烈敌意和报复心。猜疑,把他人无意的或友好的行为误解为敌意或轻蔑;总认为他人不怀好意;遇到挫折或失败时,常怪罪别人。易嫉妒,毫无根据地怀疑配偶或性伴侣的忠诚。与现实环境不相称的好斗或顽固的维护个人的权利,易与他人发生争执。自负,自我评价过高,将自己看得过分重要。常有将有关的事件以及世间的形形色色都解释为"阴谋"的毫无根据的先占观念。

　　2. 分裂样人格障碍　分裂样人格障碍又称自闭性人格,以观念、外貌和行为奇特、人际关系明显缺陷且情感冷淡为主要特征,男性多于女性。主要表现:几乎没有可体验到愉快的活动。情感淡漠,缺乏热情和幽默感。对他人表达温情、体贴或愤怒情绪的能力有限,对人冷漠。无论对表扬或批评都无动于衷,对别人对他的看法漠不关心。对与他人发生性接触,毫无兴趣。几乎总是偏爱单独行动,性格明显内向。过分沉湎于幻想和内省,没有亲密朋友。明显地无视公认的社会常规及习俗。

　　3. 反社会型人格障碍　反社会型人格障碍又称社交紊乱型人格障碍,是对社会危害最大的一种人格障碍类型。以行为不符合社会规范、经常违法乱纪、对人冷酷无情为主要特点。男性多于女性。主要表现:严重、长期不负责任,无视社会规范、准则、义务等。行动无计划或有冲动性。不尊重事实,经常撒谎,欺骗他人。对他人漠不关心。不能维持与他人长久的关系。很容易责怪他人,或对其与社会有冲突的行为进行无理辩解。对挫折的耐受性低。易激惹,并有暴力行为。危害别人时缺少内疚感。

　　反社会型人格障碍患者常在18岁前有品行障碍的证据:反复违反家规、校规;反复说谎;习惯吸烟、喝酒;虐待动物或弱小同伴;反复偷窃;经常逃学;至少有两次未向家人说明外出过夜;过早发生性活动;多次参与破坏公共财物;反复挑起或参与斗殴;被学校开除过,或因行为不轨而至少停学一次;被拘留或公安机关管教过。

　　4. 冲动型人格障碍　冲动型人格障碍又称爆发型人格或攻击型人格障碍,主要特征以情感爆发,伴明显行为冲动为特征,男性多于女性。主要表现:易与他人发生争吵和冲突,尤其在冲动行为受阻或受到批评时。有突发的愤怒和暴力倾向,对导致的冲动行为不能自控。无法很好地计划行为和预见行为的后果。若没有即刻奖励,不能坚持任何行为。不稳定和反复无常的心境。容易产生人际关系的紧张或不稳定,时常导致情感危机。易出现自杀、自伤等冲动行为。

5. 表演型人格障碍 表演型人格障碍又称癔症型人格障碍,特点为以夸张的言行和感情用事来吸引他人的注意。此类型人格障碍暗示性高、情绪不稳定、依赖性强。以女性多见。主要表现:富于自我表演性、戏剧性、夸张性地表达情感;肤浅和易变的情感;自我中心,自我放纵和不为他人着想;追求刺激和以自己为注意中心的活动;不断渴望受到赞赏,情感易受伤害;过分关心躯体的性感,以满足自己的需要;暗示性高,易受他人的影响。

6. 强迫型人格障碍 强迫型人格障碍以过分的谨小慎微、严格要求与完美主义及内心的不安全感为特征。男性多于女性。常与父母管教过分严厉、苛刻、要求严格、循规蹈矩等有关。此类人格障碍者常有不安全感,对自己过分克制,过分注意自己的行为是否正确、举止是否得当,因此表现得循规蹈矩、死板,不能随机应变。责任感强,过分追求完美,做事过于仔细谨慎,因对细节的过分注意,以致忽视全局。主要表现:过分疑虑及谨慎;对细节、规则、条目等过分关注,常拘泥于细节;完美主义,对任何事情都要求过高、过严;道德感过强,谨小慎微,过分看重工作成效而不顾乐趣和人际交往;过分迂腐;刻板和固执,缺乏创新和冒险精神;不合情理地坚持要求他人严格按自己的方式行事;有强加的、令人讨厌的思想或冲动闯入。

7. 回避型人格障碍 回避型人格障碍也称焦虑型人格障碍,以一贯感到紧张、提心吊胆、不安全,及自卑敏感为特征。主要表现:一贯的自我敏感、不安全感及自卑感;对遭排斥和批评过分敏感;不断追求被人接受或受到欢迎;除非得到保证被他人接受和不会受到批评,否则拒绝与他人建立人际关系;惯于夸大生活中潜在的危险因素。

8. 依赖型人格障碍 依赖型人格障碍以过分依赖、害怕被抛弃和决定能力低下为特征,女性多见。主要表现:要求他人对自己生活的重要方面承担责任;将自己的需要附属于所依赖的人;不愿意对所依赖的人提出即使是合理的要求;感到自己无助、无能或缺乏精力;沉湎于被遗忘的恐惧之中,不断要求别人对此提出保证,独处时感到难受;当与他人的亲密关系结束时,有被毁灭和无助的体验;经常把责任推给别人,以应对逆境。

(三)人格障碍的心理干预

人格障碍的矫正比较困难。人格障碍者一般不会主动求医,常常是在和环境及社会发生冲突而感到痛苦或出现情绪睡眠方面的问题时才寻求专业帮助。医师通过深入接触,与他们建立良好的关系,帮助其认识自身的个性缺陷,鼓励他们改变自己的行为模式并对其出现的积极变化予以鼓励和强化。人格障碍纠正的目的之一就是帮助其建立良好的行为模式,矫正不良习惯。直接改变其行为很困难,但可以让他们尽可能避免暴露在诱发不良行为的处境之中。

人格障碍形成于个体发展的早期,因此,在人格形成过程中进行预防比在人格障碍形成后进行治疗更具有实际意义。重视儿童的早期人格形成和发展,家庭、幼儿园、学校和社会应给予及时、良好的教育,及时发现和纠正不良行为。此外,应在社会上大力开展心理健康教育工作,实现家庭和睦,减少或消除家庭暴力和家庭纠纷,避免早期剥夺,在幼儿园和学校教育中应大力提倡团结友爱、互相帮助的精神,在社会上创造良好的人际关系、生活环境和氛围,这些对人格障碍的预防和纠正都具有非常重要的意义。

四、应激相关障碍

(一)概述

应激反应是机体对应激的一种动态反应。应激源主要来自外部物质环境、个体的内环境、心理社会环境三个方面。当机体经认知评价而察觉到应激源的威胁后,通过中介机制的作用而产生相应的心理和生理反应,称这为应激反应。

应激反应并不一定都是应激障碍,适度的应激可以使个体及时调整自身与环境的关系,有利于促进人的全面发展。只有当应激反应超出一定强度或长期处于应激状态,并影响个体的社会功能和人际交往时,才形成应激障碍。

应激相关障碍是一组心理、社会(环境)因素引起异常心理反应导致的精神障碍,也称反应性精神障碍。决定反应性精神障碍的发生、发展、病程,及临床表现的因素有:①生活事件及生活处境,如剧烈的超强精神创伤或生活事件,或持续困难处境,均可成为直接病因;②社会文化背景;③人格特点、教育程度、智力水平,及生活态度和信念等;④不包括癔症、神经症、心理因素所致生理障碍,及各种非心源性精神病性障碍。

(二)应激相关障碍的分类

主要包括急性应激障碍、创伤后应激障碍、适应障碍三大类。

1. 急性应激障碍　急性应激障碍,又称为急性应激反应,是指在遭受到急剧、严重的精神刺激、生活事件或持续困境引发的精神障碍。患者在受刺激后数分钟或数小时内突然发病。严重程度和个体的易感性、教育程度、认知水平、应对方式、当时身体健康状态等密切相关,还与社会文化背景有关。急性应激障碍的患者主要表现为:焦虑反应,如激动、愤怒、恐惧性焦虑、抑郁、绝望等,以及自主神经系统亢奋症状,如心动加速、出汗等;意识障碍、意识范围狭窄,定向障碍,言语缺乏条理,对周围事物感知迟钝;可出现人格解体,有强烈恐惧,精神运动性兴奋或精神运动性抑制。症状往往历时短暂,一般在数天或一周内缓解,常在1个月内缓解。经治疗预后良好。

2. 创伤后应激障碍　有异乎寻常的威胁性、突发性或灾难性心理创伤导致延迟出现和长期持续的精神障碍,又称延迟性心源性反应。例如目睹暴力造成的死亡、被奸污、恐怖行为,地震等,导致延迟出现和长期持续的精神障碍。在创伤后数天至半年内出现,一般在1年内恢复正常,少数病人可持续多年,甚至终生不愈。

创伤后应激障碍的临床表现为反复出现创伤性体验(病理性重现),即对应激事件重演的生动体验,反复出现创伤性梦境或噩梦;不与他人接触,对周围环境无任何反应;快感消失;回避创伤处境或对创伤性经历的选择性遗忘。症状的另一个表现为自发性高度警觉状态,惊跳反应增高和失眠,对未来失去信心,少数患者可有人格改变或有神经症病史等附加因素,焦虑或抑郁情绪常伴发以上症状出现,少数患者会出现消极念头,有自杀企图。病程可有波动性,但大多数患者可以恢复。少数可呈慢性病程,达数年之久。

3. 适应障碍　适应障碍是指具有易感个性(病前多有敏感、胆小、情感不稳定的人格素质)的个体,在明显的生活和环境改变影响下,出现的反应性情绪障碍、适应不良行为(如退缩、不注意卫生、生活无规律等)或社会功能受损。通常在遭遇生活事件后1个月内起病,病程一般不超过半年。随着事过境迁,刺激的消除或者经过调整形成了新的适应,精神障碍随之缓解。

主要特征:一般是在环境改变(如移民)、地位改变(新工作岗位)、突发事件(患病、离婚、丧偶)等情况下,个体不能适应新的情况而出现的心理障碍,表现以情绪障碍为主,也可伴行为障碍或生理功能障碍。一般成人以情绪障碍多见,而青少年则以品行障碍多见。在儿童可表现退化现象,如尿床、幼稚言语或吸拇指等形式。症状出现通常在应激事件或生活改变后一个月之内。患者一般有个性缺陷,心理障碍持续时间在半年以内。临床上常有以下几种表现形式:

(1)以情绪障碍突出表现的适应性障碍:多见于抑郁者,表现情绪低落、沮丧、失望、对一切失去兴趣,也有以紧张不安、心烦意乱、心悸、呼吸不畅等为主。

(2)以品行障碍突出表现的适应障碍:多见于青少年,表现为侵犯他人的权利或违反社会道德规范的行为,如逃学、斗殴、破坏公物、说谎、滥用药物、酗酒、吸毒、离家出走、过早开始性行为等。

(3)以躯体不适为突出表现的适应障碍:患者可以疼痛(头、腰背或其他部位),胃肠道症状

（恶心、呕吐、便秘、腹泻）或其他不适为突出表现，而检查又未发现躯体有特定的疾病，症状持续不超过半年。

（4）以工作、学习能力下降为突出的适应障碍：患者原来工作学习能力良好，但出现工作能力下降，学习困难。

（5）以社会退缩为主的适应障碍：患者以社会性退缩为主，如不愿参加社交活动、不愿上学或上班、常闭门在家，但不伴抑郁或焦虑。

（三）治疗

1. 以心理治疗为主　主要采用支持性心理治疗、行为治疗、认知治疗等方法，帮助患者尽快离开应激环境；对患者进行解释性心理治疗和支持性心理治疗；帮助患者建立自我及有力的心理应激应对方式，表达和宣泄相关的情感；指导家属给予积极全面的社会支持。

2. 以药物治疗为辅　对抑郁、焦虑明显者可酌情加抗抑郁药或抗焦虑药物，以低剂量、短疗程为宜，以缓解焦虑、抑郁症状。

（龚　超）

ER-7-5

扫一扫，测一测

？　复习思考题

1. 人格障碍的特征及其常见类型。
2. 广泛性焦虑的主要临床表现。
3. 心境障碍的主要临床特征。
4. 创伤后应激障碍的临床表现。

第八章 心理评估

PPT 课件

知识导览

学习目标

1. 掌握心理评估的概念及其方法、心理测验的概念、临床医学工作中常用的心理测验和评定量表。
2. 熟悉标准化心理测验的基本特征及适用范围。
3. 了解心理测验的注意事项、心理测验的分类。

课堂互动

陈阿姨，65 岁，退休多年。近日因糖尿病入院治疗。患者自觉因住院耽误了照顾小孙子，给家庭增加了经济负担。出现了失眠和烦躁的现象，总感觉闹心和难过，影响了正常的治疗。

请思考：

1. 根据所学的医学心理学知识，应该选择哪个量表为陈阿姨进行测试？
2. 怎样跟陈阿姨解释心理测试结果？

第一节 概　述

心理评估是了解患者心理、实施心理治疗和心理护理的前提和基础。通过心理评估，医护人员可以收集患者的各种心理、行为资料，对患者的认知、情绪、个性等心理现象做出客观正确的评价。

一、心理评估的概念

心理评估是指运用观察、晤谈、心理测验等多种方法，对个体某一心理现象做全面、系统和深入的客观描述。心理评估技术广泛应用于心理学、医学、教育、人力资源、军事、司法等领域，在临床工作中应用时，称作临床心理评估。在我国，心理评估主要应用于患者心理资料的收集、心理诊断和医学辅助诊断、心理问题及心理障碍的鉴定、心理干预技术效果评价等方面，也是医学心理学研究的常用方法。

二、心理评估的基本方法

（一）观察法

观察法是医学心理研究中最基本的方法，也是心理评估的基本方法之一。它是评估者通过对被评估者的可观察的行为表现，进行有目的、有计划的观察和记录而进行的评估。在心理评估中观察的内容包括仪表、形体、人际沟通的风格、言语和动作、兴趣、爱好、在各种情景下的应对方式等。观察的途径可以是直接观察或间接观察。

　　根据观察者是否参与被观察者的活动,观察法可以分为两种形式:①自然观察法,是在自然情境中或接近自然的环境中观察被评估者的行为表现;②控制观察法,是指在经过预先布置的特定情境中观察被评估者的行为表现。观察法使用方便,得到的材料比较真实客观,运用此方法对儿童和一些特殊人群(语言障碍者、发育迟缓儿童和聋哑人)进行心理评估显得尤为重要,且观察的结果可为以后的评估、治疗和研究指明方向。观察法得到的信息只是外显行为,对于内隐的认知评价、态度、情感等过程的研究难以应用该方法。观察结果的有效性取决于观察者的观察能力、分析综合能力,结果不容易进行客观比较。

(二)晤谈法

　　晤谈是一种有目的的对话,在心理评估中,晤谈法往往又叫访谈法或会谈法,晤谈法是心理评估工作者与被评估者面对面交谈、收集资料的一种方法,是心理评估最常用的一种方法,其基本形式是评估者与被评估者面对面的谈话。

　　根据晤谈的组织结构,可以分为以下三种方式:

　　1.自由式晤谈　是晤谈双方以自然交谈的方式进行交流。谈话是开放的,没有固定的问题和程序。评估者可以根据评估的目的和被评估者的实际情况灵活提问。被评估者可以自由表达,受到的限制较少。晤谈的气氛比较轻松,且可以获得较为真实的资料。但自由式晤谈花费的时间较多,有时容易偏离主题,得到的资料不易量化和分析交流。

　　2.结构式晤谈　即评估者根据特定的目的,预先设定好一定的结构和程序,按照同样的措辞和顺序向每一个被评估者询问同样的问题。结构式晤谈的内容有所限制,但谈话的效率较高。评估者可以根据统一的方法处理被评估者的问题,资料便于统计、分析和交流。由于结构式晤谈的程序固定,有些晤谈还有标准化的场景,因此得到的资料比较客观,评估者主观因素的影响较小。但结构式晤谈中评估者需要完全按照事先确定的程序进行交流,缺乏灵活性,容易形成简单问答的局面,晤谈的气氛比较死板。

　　3.半结构式晤谈　它是介于自由式晤谈与结构式晤谈之间的访谈方式,其特点是事先准备好各类问题,又不完全拘泥于某种固定方式与顺序。实际工作中,许多访谈都采用这种形式。这种方式是集前两种方式之长,避其所短,可以取得较好的效果,但要得心应手地运用,是有一定难度的,尤其需要评估者掌握熟练的晤谈技巧。

(三)心理测验法

　　心理测验法是根据一定的心理学理论,在标准的情境下,使用一定的操作程序对个人的心理特征进行客观分析和描述的一种方法,是一种测量技术,在心理评估领域占据着重要地位。心理测验可以对心理现象的某些特定的方面进行系统的评估,如个体的能力、态度、个性、情绪状态等。由于心理测验一般采用标准化、数量化的原则,所得结果可以参照常模解释,因此可以减少主观因素的影响。

　　上述方法是临床心理评估常用的方法,观察法与晤谈法多为定性评估,心理测验法一般属于定量评估。本章主要介绍心理测验法。

三、心理评估者的职业道德

　　中国心理学会1992年12月颁布的《心理测验工作者的道德准则》中第一条和第五条分别规定:"心理测验工作者应知道自己承担的重大社会责任,对待测验工作须持有科学、严肃、谨慎、谦虚的态度""心理测验工作者应保证以专业的要求和社会的需求来使用心理测验,不得滥用和单纯追求经济利益"。心理评估工作者的职业道德归纳起来主要有以下几点。

（一）心理评估必须严肃认真、科学慎重

心理评估工作首先涉及被评估者切身利益（个体生存发展和健康问题），有时还有法律问题（如司法鉴定等），因此，在评估过程中选择评估方法、实施评估步骤均需要严肃认真；分析评估结果、作出评估结论需要特别慎重，切忌通过某一次心理测验，随意给被试"贴标签"（如绝对不要滥用智力测验，更不能给一个儿童轻易下智力低下结论）。

（二）保护被测试者利益

心理评估工作会接触被测试者的个人隐私，要尊重他们的个性，保守他们的秘密（对他人有危害的，要用适当方式引起他们注意并让他们知道其行为的后果），以免增加他们的痛苦和损失。

（三）管理好心理评估工具

心理评估的内容不得公开，尤其是心理测验从某种意义上相当于国家考试题。标准化心理测验如智商测验是受管制的测量工具，只有具有资格者才能独立使用和保存，不允许向无关人员泄露测验内容。

四、心理评估在临床工作中的应用

对于医务工作者来说，想要全面、深入、准确地了解患者的心理状态，从而进行有效的心理咨询和心理治疗，或者是心理护理，都需要对患者进行心理评估。在实际工作中，心理评估的主要应用于以下方面。

（一）医学诊断的前提

心理评估可以用于疾病的诊断、治疗效果的判断、疾病预后的估测等，为临床预防、治疗疾病和患者的康复、护理提供量化依据。

（二）心理研究的基础

心理评估所使用的技术、方法和工具可以用于相关科学的研究。如心理发展规律的研究，冠心病发病机制的研究等。

（三）司法鉴定的依据

心理评估可以作为司法鉴定的一种有效方法，为司法判断提供依据。

（四）职业选择的辅助

心理评估可以为人才选拔，职业选择提供依据。

（五）其他领域的应用

心理评估还可以广泛地用于教育、管理、消费等领域，为其取得良好效果提供依据。

除此之外，为了维护和促进正常人群的心理健康，也需要心理评估的帮助。例如，根据心理评估的结果，对民众进行相应的心理卫生指导等。

第二节　心理测验及其基本特征

一、心理测验的概念

心理测验是在标准情境下，利用心理测验工具对个体行为样本进行分析和描述的一类技术方法。对此理解包括以下四个方面。

1. 标准情境　指测验的实施条件、程序、记分和判断结果标准都要统一（即标准化），且被试者处于最能表现所要测量的心理活动的最佳时期。

2. 心理测验工具　包括测验材料和使用手册。测验材料就是测验的内容，通过被试者对其作出的反应来测查他们的心理特征；使用手册详细说明如何实施测试、如何量化和描述测验结果以及该测验的目的、性质和信度、效度等。

3. 行为样本　指有代表性的样本，即在编制心理测验时，必须考虑所测量行为的代表性。因为任何一种心理测验都不可能也没有必要测量反映某种心理功能的全部行为，而只是测量部分有代表性的行为，即以部分代表全体。

4. 结果描述　通常分为数量化和划分范畴两类。临床应用的大多数心理测验均采用数量化的描述方法，如智力测验用智商描述，人格测验用标准分描述，这些都是定量的描述。划分范畴采用的是定性的方法，当测验分数超过一定标准就认为属于异常范围。不管哪种心理测验，其结果的描述方法必须是标准化的。

知识链接

心理"温度计"

怎么判断自己有没有发烧？相信大家的第一反应都是用温度计量一下。那么如果我们想知道自己的心理状态方面的情况呢？我们可以通过心理测量来实现。

世界上第一个使用心理测量的人，是一个名叫高尔顿的心理学家。高尔顿热爱旅行并喜欢奇思妙想，在旅途中接触到的形形色色的人更是让他深刻地认识到：世界上没有完全相同的两个人。心理学不应该只研究共性的心理现象，还应发现不同人身上存在的个体差异。

高尔顿是达尔文的表弟，所以他也深受进化论思想的熏陶，尤其是在读完《物种起源》后，他突然萌生了对遗传差异的研究兴趣。高尔顿开创性地尝试测量了那些有亲缘关系和没有亲缘关系人们的特性差异，以此来确定遗传对人的智能与气质等特点的影响。

二、常用心理测验的分类

心理测验的种类很多。据统计，以英语发表的测验已达 5 000 余种，而且还在不断增加。在临床工作中，目前常用的心理测验大约百余种。可以将心理测验按照以下方法分类。

（一）根据测验的目的分类

1. 智力测验　这类测验用于评估人的智力水平，也就是对一般能力的评估，也可作为特殊教育或职业选择时的咨询参考。常用的智力测验有比奈 - 西蒙智力量表、韦克斯勒成人和儿童智力量表等。

2. 个性测验　主要用于测量性格、气质、兴趣、态度、情绪、动机、信念、价值观等方面的个性倾向性或个性心理特征。亦为用以测量不同情境中个体典型行为表现的一类心理测量工具的总称。常用的有明尼苏达多相人格调查表（Minnesota Multiphasic Personality Inventory，MMPI）、艾森克人格问卷（Eysenck Personality Questionnaire，EPQ）、卡特尔 16 种人格因素问卷（Sixteen Personality Factor Questionnaire，16PF）、主题统觉测验（Thematic Apperception Test，TAT）、罗夏测验（Rorschach test）等。

3. 神经心理测验　是用于评价脑神经功能状态的心理测验，临床既可用来评估正常人的神经功能，脑与行为的关系，也可用于评定患者，特别是脑损伤患者的神经功能。如 H-R 神经心理成套测验、感知运动测验、联想思维测验等。

4. 症状评定量表　其目的多是评定精神障碍的有关症状，目前这类量表也应用于心理咨询与心理治疗。常用的有症状自评量表（SCL-90）、焦虑自评量表（SAS）、抑郁自评量表（SDS）等。

5. 特殊能力测验　测量人的某一特殊能力倾向，多用于测量个体在音乐、美术、体育、机械、飞行等方面的特殊能力。

（二）根据测验的性质分类

1. 结构测验 此种测验多采用结构式问题的方式,让被试者以"是"与"否"或者在有限的几种选择上做出回答。根据回答结果评定分数。此方法的结果评分相对比较容易,易于统一处理,例如,明尼苏达多相人格调查表（MMPI）、艾森克人格问卷（EPQ）、卡特尔 16 种人格因素问卷（16PF）等。

2. 无结构测验 又称投射测验。通常是指观察个体对一些模糊的或者无结构材料所作出的反应,通过被试者的想象而将其心理活动从内心深处暴露或投射出来的一种测验,从而使检查者得以了解被试者的个性特征和心理冲突。如罗夏测验、主题统觉测验等。

（三）根据测验的方法分类

1. 文字测验 测验的项目和回答都用文字表达（文字或语言）,如明尼苏达多相人格调查表（Minnesota Multiphasic Personality Inventory, MMPI）。

2. 非文字测验 测验的项目多由实物、模型、图片之类较为直观的材料组成,测验多以操作方式进行,如罗夏测验,韦氏智力测验的填图、图形拼凑等。

（四）根据测验的组织方式分类

1. 个别测验 指每次测验是以一对一的方式来进行的,即一个主试测试一个被试,这是最常用的测验形式。

2. 团体测验 即一个或多个主试同时对多个被试实施的测验。

在各种心理测验量表中,有些适用于个别测验,有些适应于团体测验,有些则适用于两种测验形式。通常个别测验只能个别施测,不能随意改为团体实施,否则将严重影响测验结果的准确性。

三、标准化心理测验的基本特征

标准化是心理测验的基本要求。只有通过一套标准程序建立测验内容,制定评分标准,固定实施方法,而且具备主要的心理测量学技术指标,并达到了国际上公认的水平,才能称为标准化测验。标准化测验主要技术指标包括:

（一）常模

常模是指某种心理测验在某一人群中测查结果的标准量数,即提供一个可比较的标准。某个人在某项测验的结果只有与这一标准比较,才能确定测验结果的实际意义。而这一结果是否正确,在很大程度上取决于常模样本的代表性。只有在代表性好的样本基础上,才能制定有效的常模。

常模的形式有多种,定量的有均数（包括标准差）常模、标准分常模（如 Z 分数、T 分数等）;定性的有划界分常模。此外还有百分位常模。从样本的代表性角度,代表全国的称全国常模;只代表某一区域的称区域常模;按年龄段设定的常模称年龄常模;按学生年级设定的常模称年级常模。

（二）信度

指测验结果的可靠性或一致性,包括在时间上的一致性,也包括内容、不同评分者之间的一致性。若测验的信度不够理想,则测验所得的结果就不能被认为代表了被试的一致和稳定的行为表现,而只是测量了样本的偶然表现。常用的信度有重测信度、分半信度和复本信度等。

信度检验结果用信度系数表示,其数值在 $-1\sim+1$ 之间。绝对值越接近 1.0,表明误差越小,测验结果越可靠;绝对值越接近 0,表明误差越大,测验结果越不可靠。通常,能力测验的信度要求 0.8 以上,个性测验的信度要求 0.7 以上。

（三）效度

指测验结果的有效性，即某种测验是否测查到所要测查的内容以及在何种程度上测查了所要测查的内容。如一个智力测验，若测验结果表明的确测得了被试者的智力，而且测准了被试者的智力水平，那么这个测验的效度就高，反之则不高。常用的效度有三种：内容效度、结构效度和实证效度。

信度和效度都是对测验编制的要求。一个测验要是科学的，其各项信、效度指标必须符合心理测量学的标准。通常，没有信度的测验也没有效度，因为不能预测自己的测验也不能预测其他。另一方面，很可能具有较高信度的测验却没有效度。比如，日常经验中，用米尺来测量身高是有效的，也是可信的，然而若用米尺来测量体重，虽然有着较高的信度但却是无效的。

第三节　临床医学中常用的心理测验和评定量表

一、智　力　测　验

智力测验（intelligence test）是评估个人一般能力的方法，它是根据有关智力概念和智力理论经标准化过程编制而成的。它是临床上常用的智力评估工具，不仅用于研究智力发展的水平，进行智力障碍的鉴别和诊断，还用于研究临床其他病理情况。在临床上多用个别智力测验，在教育和其他研究中也用团体智力测验。

（一）常用智力测验

1. 比奈-西蒙量表　1905 年法国的比奈（Alfred Binet）和西蒙（Theophile Simon）编制了历史上第一个智力测验：比奈-西蒙量表（亦称比奈量表）。该量表第一次用智龄或心理年龄（mental age, MA）来表示测验的结果。智龄是智力测验的每一个项目。如果一个 5 岁的足龄儿童通过了 6 岁组的测验，其智龄便是 6 岁，说明其智力水平相当于实龄为 6 岁儿童的水平。而在 5 岁组测验中不及格却在 4 岁组测验中及格的儿童，其智龄便是 4 岁。

用智龄作为智力测验的单位，既可以说明某儿童的智力达到了什么年龄水平，也可以说明某儿童是聪明还是愚笨。但是，智龄不能表示聪明或愚笨的程度，如果要比较不同年龄的两个小孩哪个更聪明或更愚笨，只用智龄就无法解决，那就只有计算智力商数（智商）了。

2. 斯坦福-比奈量表　斯坦福-比奈智力量表是美国斯坦福大学教授推孟（Terman L. M.）1916 年在比奈智力量表的基础上进行修订，编制而成，并首次引入比率智商（ratio IQ）的概念，开始以智商（IQ）作为个体智力水平高低的指标。智商能表示智力的相对水平，解决了智龄所不能比较的问题，成为比较儿童聪明程度的指标。

比率智商的计算方法为：IQ=智龄（MA）/ 实龄（CA）×100。其中智龄指智力达到的年龄水平，即儿童在智力测验上取得的成绩；实龄为儿童的实际年龄。例如，儿童甲、乙，儿童甲的智龄为 10 岁，实龄为 9 岁，甲儿童的 IQ=10/9×100≈111；儿童乙的智龄为 6 岁，实龄为 5 岁，乙儿童的 IQ=6/5×100=120。因此，乙儿童的智力比甲儿童的智力高。

由此可见，比率智商的优点是可以比较不同年龄儿童的智力水平高低，可表示一个人的聪明程度。但是，比率智商受年龄限制，因为当智力发展到一定年龄后，智龄并不与实际年龄同等程度地增长，而是稳定在一个水平，从而会导致得出的智力商数下降。所以，比率智商适用最高实际年龄限制在 15 岁或者 16 岁。

陆志韦和吴天敏自 20 世纪 20 年代起从事斯坦福-比奈量表的中国版修订工作，几经修订，形成了现在中国使用的比奈量表（吴天敏，1983 年修订版），称"中国比奈量表"。

3. 韦克斯勒量表　韦克斯勒量表（简称韦氏量表）是由美国纽约贝尔韦精神病医院的韦克

斯勒编制的一整套智力测验,包括幼儿智力量表(适用于 4 至 6 岁零 9 个月的儿童)、儿童智力量表(适用于 6 岁半至 16 岁零 11 个月的儿童)和成人智力量表(适用于 16 岁以上的成人)。我国龚耀先、戴晓阳、林传鼎和张厚粲等主持了相应量表中国版本的修订。韦克斯勒系列量表适用的年龄范围可从幼儿直到老年,是一套较完整的智力量表。该量表在临床应用较多,成为临床测验中的重要工具。

韦氏量表的主要特点如下:

(1)全量表(测量总智商,FIQ)由言语量表(测量言语智商,VIQ)和操作量表(测量操作智商,PIQ)组成:VIQ 和 PIQ 又分别由几个分测验组成,每个分测验分数可以单独计算,也可以合并计算,从而能够直接获得智力的各个侧面或综合水平,在临床上对于大脑损伤、精神失常和情绪困扰的诊断有很大帮助。以 1981 年龚耀先主持修订的《中国修订韦氏成人智力量表》(WAIS-RC)为例,言语量表包括知识、领悟、算术、相似性、数字广度、词汇 6 个分测验,操作量表包括数字符号、填图、木块图、图片排列、图形拼凑 5 个分测验。

(2)提出了离差智商的概念:用统计学的标准分来计算智商,表示被试的成绩偏离同年龄组平均成绩的距离(以标准差为单位)。每个年龄组 IQ 均值都为 100,标准差为 15。计算方法为:$IQ=15(X-\bar{X})/s+100$。其中 X 是个人得分,$\bar{X}$ 是同一年龄组的平均值,s 是标准差。如果某人的 IQ 为 100,表示他的智力水平恰好处于平均位置,如果 IQ 为 115,则高于平均智力一个标准差,为中上智力水平;如果 IQ 为 85,则表示低于平均值一个标准差,为中下智力水平。离差智商克服了比率智商计算受年龄限制的缺点,现在已成为计算智商的通用方法。

(二)智力的分类和等级

智力可以按一定标准来划分种类和等级。现代心理测量学用统计的方法分出智力的各种因素,如言语智力和操作智力等;从智力理论上又分为流体智力和晶体智力;也有的把智力分为抽象智力、具体智力和社会智力等。目前智力主要采用 IQ 分级方法,这也是国际常用的分级方法。智力等级分布见表 8-1。

表 8-1　智力水平的等级名称与划分(按智商值划分)

智商等级	韦氏量表(s=15)	斯坦福-比奈量表(s=16)
极优秀	130 以上	132 以上
优秀	120～129	123～131
中上	110～119	111～122
中等(平等)	90～109	90～110
中下	80～89	79～89
边缘(临界)	70～79	68～78
轻度智力低下	55～69	52～67
中度智力低下	40～54	36～51
重度智力低下	25～39	20～35
极重度智力低下	<25	<20

二、人格测验

最常用的人格测验方法为问卷法和投射法。问卷法也称为自陈量表。临床常用的人格自陈量表有明尼苏达多相人格调查表、艾森克人格问卷、卡特尔 16 种人格因素问卷等;常用的投射测验有罗夏测验和主题统觉测验等。

（一）明尼苏达多相人格调查表

明尼苏达多相人格调查表（MMPI）是由美国明尼苏达大学的哈撒韦（Hathaway SR）和麦金利（McKinley JC）于1943年编制而成的。MMPI共有566个自我陈述形式的题目，其中1～399题是与临床有关的，其他属于一些研究量表，题目内容范围很广，包括身体各方面的情况、精神状态、家庭、婚姻、宗教、政治、法律、社会等方面的态度和看法。被试者根据自己的实际情况对每个题目回答"是"与"否"，若确定不能判定则可不作答。根据患者的回答情况进行量化分析，也可做出个性剖面图。除了手工分析方法，现在还出现多种计算机辅助分析和解释系统。在临床工作中，MMPI常用4个效度量表和10个临床量表。

1. 临床量表

（1）疑病量表（Hs）：测量被试者疑病倾向及其对身体功能的不正常关心。高分表示被试者有许多身体上的不适、不愉快、自我中心、敌意、需求、寻求注意等。条目举例：我常会恶心呕吐。

（2）抑郁量表（D）：测量情绪低落、焦虑问题。高分表示情绪低落，缺乏自信，有自杀观念，有轻度焦虑和激动。条目举例：我常有很多心事。

（3）癔症量表（Hy）：测量被试者对心身症状的关注和敏感，自我中心等特点。高分反映被试者自我中心、自大、自私、期待别人给予更多的注意和爱抚，对人的关系是肤浅、幼稚的。条目举例：每星期至少有一两次，我会无缘无故地觉得全身发热。

（4）精神病态性偏倚量表（Pd）：测量被试者的社会行为偏离特点。高分反映被试者脱离一般社会道德规范，无视社会习俗，社会适应差，冲动敌意，具有攻击性倾向。条目举例：我童年时期中，有一段时间偷过人家的东西。

（5）男子气或女子气量表（Mf）：测量男子女性化、女子男性化倾向。男性高分表现为敏感、爱美、被动等女性倾向，女性高分反映粗鲁、好攻击、自信、缺乏情感、不敏感等男性化倾向。条目举例：和我性别相同的人最容易喜欢我。

（6）妄想量表（Pa）：测量被试者是否具有病理性思维。高分提示被试者常表现多疑、过分敏感，甚至有妄想存在，平时的思维方式就容易指责别人而很少内疚，有时可表现为强词夺理、敌意、愤怒，甚至侵犯他人。条目举例：有人想害我。

（7）精神衰弱量表（Pt）：测量精神衰弱、强迫、恐怖或焦虑等神经症特点。高分提示有强迫观念、严重焦虑、高度紧张、恐怖等反应。条目举例：我似乎比别人更难于集中注意力。

（8）精神分裂症量表（Sc）：测量思维异常和古怪行为等精神分裂症的一类临床特点。高分提示被试者行为退缩，思维古怪，可能存在幻觉妄想，情感不稳。条目举例：有时我会哭一阵笑一阵，连自己也不能控制。

（9）躁狂症量表（Ma）：测量情绪紧张、过度兴奋、夸大、易激惹等轻躁狂症的特点。高分反映被试联者想过多过快，夸大而情绪高昂，易激惹，活动过多，精力过分充沛、乐观、无拘束等特点。条目举例：我是个重要人物。

（10）社会内向量表（Si）：测量社会化倾向。高分提示被试性格内向，胆小退缩，不善社交活动，过分自我控制等；低分反映外向。条目举例：但愿我不要太害羞。

2. 效度量表及其功能

（1）疑问（Q）：被试者不能回答的题目数，如超过30个题目以上，测验结果不可靠。

（2）掩饰（L）：测量被试者对该调查的态度。高分反映防御、天真、思想单纯等。

（3）效度（F）：测量任意回答倾向。高分表示任意回答、诈病或确系偏执。

（4）校正分（K）：是测量过分防御或不现实倾向。高分表示被试者对测验持防卫态度。正常人群中回答是或否的概率大致为50/50，只有在故意装好或装坏时才会出现偏向。因此对一些量表（Hs、Pd、Pt、Sc、Ma）加一定的K分，以校正这种倾向。

MMPI 各量表结果采用 T 分形式,可在 MMPI 剖析图上标出。一般某量表 T 分高于 70 则认为该量表存在所反映的精神病理症状,比如抑郁量表(D)分>70 认为被试者存在抑郁症状。但在具体分析时应综合各量表 T 分高低情况来解释。例如精神患者往往是 D、Pd、Pa 和 Sc 分高,神经症患者往往是 Hs、D、Hy 和 Pt 分高。

MMPI 应用十分广泛,主要用于病理心理的研究,既可个别施测,也可团体测查。在精神医学主要用于协助临床诊断,在心身医学领域用于多种心身疾病如冠心病、癌症等患者的个性特征研究,在行为医学用于行为障碍的个性特征研究,在心理咨询和心理治疗中也采用 MMPI 评估来访者的个性特点及心理治疗效果评价等,现在还用于司法鉴定领域。

(二)艾森克人格问卷

艾森克人格问卷(EPQ)是由英国心理学家艾森克编制的,主要被用于测量个体的人格特征,是目前国内外广泛采用的人格量表之一。EPQ 包括成人问卷和儿童问卷,其中 EPQ 成人问卷用于调查 16 岁以上成人的个性类型,儿童问卷用于调查 7 至 15 岁儿童的个性类型。不同文化程度的被试者均可以使用。1983 年我国龚耀先对其进行修订,修订本成人和儿童问卷均为 88 个题目。与此同时,北京大学的陈仲庚也建立了 EPQ 的成人北京常模,其修订的 EPQ 为 85 个题目。EPQ 由 3 个个性维度量表和 1 个效度量表组成,采用自陈形式,要求被试者进行"是"或者"否"的回答。各量表的简要解释如下:

1. 神经质(N)维度 又称情绪性,测查情绪稳定性。低分情绪稳定,情绪反应缓慢而轻微,容易恢复平静,性情温和,善于自我控制,不易焦虑;高分反映情绪不稳定,易焦虑、抑郁,有较强烈的情绪反应倾向等特征。举例:你容易激动吗?

2. 内-外向(E)维度 测查内向和外向个性特征。低分则反映个性内向,具有好静、稳重、不善言谈等特征;高分反映个性外向,具有好交际、热情、冲动等特征。举例:你是否健谈?

3. 精神质(P)维度 测查一些与精神病理有关的个性特征。高分可能具有孤独、缺乏同情心、不关心他人、难以适应外部环境、好攻击、与别人不友好等特征;也可能具有极其与众不同的个性特征。举例:你是否在晚上小心翼翼地关好门窗?

4. 掩饰(L)量表 测查具有朴实、遵从社会习俗及道德规范等特征。在国外,高分表明掩饰、隐瞒,但在我国 L 分高的意义仍未十分明了。举例:你曾拿过别人的东西(哪怕一针一线)吗?

EPQ 结果采用标准 T 分(50 为平均数,10 为标准差)表示。根据各维度 T 分高低评估个性倾向和特征。量表 T 分在 43.3～56.7 之间为中间型,38.5～43.3 或 56.7～61.5 为倾向型,38.5 以下或 61.5 以上为典型型。将 N 维度和 E 维度组合,可进一步分出外向稳定(多血质)、外向不稳定(胆汁质)、内向稳定(黏液质)、内向不稳定(抑郁质)四种个性特征。

(三)卡特尔16种人格因素问卷

卡特尔 16 种人格因素问卷(16PF),是卡特尔(Cattell RB)根据其人格特质学说,运用因素分析方法编制的。与其他类似的测验相比,16PF 能以同等的时间(约 40 分钟)测量多方面的人格特质,主要用于测量正常人格,并可以作为了解心理障碍的个性原因及心身疾病诊断的重要手段,对心理咨询、人才选拔和职业咨询等有一定的参考价值。我国戴忠恒和祝蓓里于 1988 年对其修订后,适用初中以上程度的青壮年和老年人,可团体也可个别施测。16 种因素的名称及意义见表 8-2。

在对 16 种个性因素的分析解释时,不能孤立地解释单一的因素,因为每个因素得分的意义及其重要性依赖于其他因素的得分以及全体因素的组合方式。个体在每个因素量表上所得的原始分转换成标准分数(Z 分)后,在个性剖析图上标出相应的点,然后将各点连成曲线,最后根据个性剖析图对被试者的个性特征进行解释。通常认为 Z<4 分为低分(1～3 分),Z>7 分为高分(8～10 分),高低分结果均有相应的个性特征说明。

表8-2 16种因素的名称及意义

性格因素	项目数	意义	
		低分者特征	高分者特征
乐群性（A）	20	缄默孤独	乐群外向
聪慧性（B）	13	迟钝、学识浅薄	聪慧、富有才识
稳定性（C）	26	情绪激动	情绪稳定
恃强性（E）	26	谦逊、顺从	好强、固执
兴奋性（F）	26	严肃、审慎	轻松、兴奋
有恒性（G）	20	权宜敷衍	有恒负责
敢为性（H）	26	畏惧退缩	冒险敢为
敏感性（I）	20	理智、着重实际	敏感、感情用事
怀疑性（L）	20	信赖、随和	怀疑、刚愎
幻想性（M）	26	现实、合乎成规	幻想、狂放不羁
世故性（N）	20	坦率、天真	精明能干、世故
忧虑性（O）	26	安详、沉着、自信	忧虑、抑郁、烦恼
实验性（Q1）	26	保守、服从、传统	自由、批评、激进
独立性（Q2）	20	信赖、随群附众	自立、当机立断
自律性（Q3）	20	矛盾冲突、不明大体	知己知彼、自律严谨
紧张性（Q4）	26	心平气和	紧张困扰

（四）罗夏测验

罗夏测验（Rorschach test，RT）又称罗夏墨迹测验（Rorschach Inkblot test，RIT），是瑞士精神病学家罗夏（Rorschach H）于1921年首先提出的。该测验是现代心理测验中最主要的投射测验，也是研究个性的一种重要方法。罗夏设计和出版该测验的目的是为了临床诊断，对精神分裂症与其他精神病作出鉴别，也用于研究感知觉和想象能力。1940年以后，罗夏测验才被作为个性测验在临床上广泛应用。1990年龚耀先完成了该测验修订工作，现已有我国正常人的常模。

罗夏测验材料由10张结构模棱两可的墨迹图组成，其中5张全为黑色，2张是黑色和灰色图外加了红色墨迹，另3张全为彩色。测试时将10张图片按顺序一张一张地交给被试，让其说出在图中看到了什么，不限时间，尽可能多地说出来，也不限制回答数目，一直到没有回答时再换另一张。每张均如此进行，这一阶段称联想阶段。看完10张图后，再从头到尾对每一回答询问一遍，问被试者看到的是整图还是图中的哪一部分，问为什么这些部位像他所说的内容，并将所指部位和回答的原因均记录下来，这一阶段称询问阶段。然后进行结果分析和评分。

罗夏测验结果反映个体的人格特征，也可用于得出对临床诊断和治疗有意义的精神病理指标，如抑郁指数、精神分裂症指数、自杀指数、应付缺陷指数及强迫方式指数等。这些病理指数在临床上很有用，如抑郁指数，可帮助成年人诊断抑郁症，精神分裂症指数则对精神分裂症诊断很有帮助。但其记分和解释方法复杂，经验性成分多，主试需要长期的训练和丰富的经验才能逐渐正确掌握。

（五）主题统觉测验

主题统觉测验（TAT）是投射测验中与罗夏测验齐名的一种测验工具，由美国哈佛大学的默里（Murray HA）与摩根（Morgan CD）等于1935年编制而成。后来经过多次修订，逐渐推广应用，成为一种重要的人格投射技术。

TAT 的测验材料由 29 张图片和 1 张空白卡片组成,图片都是含义隐晦的情景。施测时每次给予被试者一张图片,让其编制一个 300 字左右的故事,说明图中所表现的是怎么回事,事情发生的原因是什么,将来演变下去可能的结果,以及个人的感想等。对其中一张空白的卡片,要求被试者面对着空白的卡片先想象出一幅图画,然后根据想象出的图画编制故事。

主题统觉测验除了作为一种临床诊断工具外,还常被用作心理治疗时的刺激联想材料,以利于同患者沟通关系。

三、临床常用评定量表

(一)90 项症状自评量表(SCL-90)

90 项症状自评量表(Symptom Checklist 90,SCL-90)包含较广泛的精神症状学内容,涉及感觉、思维、意识、情绪、行为及生活习惯、人际关系、饮食睡眠等多个方面,能较准确地评估患者的自觉症状,较准确地反映患者的病情及其严重程度,所以可以广泛应用于精神科和心理咨询门诊,作为评估来访者心理问题的一种手段,也可以用于综合性医院,以了解躯体疾病患者的精神症状。

1. 评定时间　通常是评定最近一周的情况。

2. 评定方法　采用 5 级(0~4 或 1~5)评分制,即每个项目后按"没有、很轻、中等、偏重、严重"等级以 1~5(或 0~4)5 级选择评分,由受试者根据自己最近的情况和体会对各项目选择恰当的评分。

3. 统计指标

(1)总分:是 90 个项目所得分之和,可反映整体心理健康水平。

(2)总症状指数:也称总均分,是将总分除以 90,表示从总体上看,受测者的自我感觉位于 1~5 级间的哪一个分值程度上。

(3)阳性项目数:指评为 2~5 分的项目数,可反映症状广度,表示受测者在多少项目中呈现"有症状"。

(4)阴性项目数:单项分等于 1 的项目数,即 90 减去阳性项目数,表示受测者"无症状"的项目有多少。

(5)因子分:SCL-90 包括 10 个因子,每一个因子反映出患者的某方面症状痛苦情况,通过因子分可了解症状分布特点。因子分=组成某一因子的各项目总分 / 组成某一因子的项目数。

量表包括 10 个症状因子,用于反映有无各种心理症状及其严重程度。10 个因子的定义、项目数及其含义:

(1)躯体化:包括 1、4、12、27、40、42、48、49、52、53、56、58 共 12 项,主要反映主观的身体不舒适感,包括心血管、消化、呼吸系统的主诉不适,以及头痛、背痛、肌肉酸痛等症状。

(2)强迫:包括 3、9、10、28、38、45、46、51、55、65 共 10 项,主要反映强迫症状,即那些明知没有必要,但又无法摆脱的无意义的思想、冲动、行为等表现,还有一些比较一般的认知障碍的行为表现等。

(3)人际敏感:包括 6、21、34、36、37、41、61、69、73 共 9 项,主要反映个人的不自在感和自卑感,特别是与他人相比较时更加突出。

(4)抑郁:包括 5、14、15、20、22、26、29、30、31、32、54、71、79 共 13 项,主要反映抑郁症状,以苦闷的情感为代表性症状,还以生活兴趣的减退,动力缺乏,活力丧失等为特征,以反映失望、悲观以及与抑郁相关联的认知和躯体方面的感受。另外,还包括有关死亡的思想和自杀观念。

(5)焦虑:包括 2、17、23、33、39、57、72、78、80、86 共 10 项,主要反映焦虑症状,一般指那些烦躁、坐立不安、神经过敏、紧张以及由此产生的躯体征象。测定游离不定地焦虑及惊恐发作是本因子的主要内容,还包括一项解体感受的项目。

(6)敌对:包括 11、24、63、67、74、81 共 6 项,主要从思想、情感和行为三方面反映敌对表现。其项目包括厌烦的感觉、摔物、争论直到不可控制的脾气爆发等各方面。

(7)恐怖:包括 13、25、47、50、70、75、82 共 7 项,主要反映恐怖症状,恐怖的对象包括出门旅行、空旷场地、人群或公共场所和交通工具。此外,还有反映社交恐怖的一些题目。

(8)偏执:包括 8、18、43、68、76、83 共 6 项,主要反映猜疑和关系妄想等精神症状,包括投射性思维、敌对、猜疑、关系观念、妄想、被动体验和夸大等。

(9)精神病性:包括 7、16、35、62、77、84、85、87、88、90 共 10 项,主要反映幻听、被控制感等精神分裂症症状。此外,也可以反映精神病性行为的继发征兆和分裂性生活方式的指征。

(10)附加项:包括 19、44、59、60、64、66、89 共 7 项,主要反映睡眠和饮食情况。

4. 结果判断　按全国常模结果,(1~5 的 5 级评分)总分超过 160 分,或阳性项目数超过 43 项,或任一因子分超过 2 分,可考虑筛选阳性。筛选阳性只能说明可能有心理问题,但不说明一定患有精神障碍,需进一步检查。一般规定任一因子分值或总均分≥3 分为阳性,表示有中等程度以上的心理健康问题。

5. 注意事项　开始评定时,需由工作人员先把总的评分方法和要求向被测者说明,待其完全明白后,再做出独立的、不受任何外界影响的自我评定。对于文化程度较低的自评者或其他特殊情况者,可由工作人员逐条念给他听,但是需要以中性的不带任何暗示和偏向的方式,把问题的本意告诉他。

(二)抑郁自评量表(SDS)

抑郁自评量表(Self-Rating Depression Scale, SDS)由美国精神医学家宗氏(Zung)于 1965 年编制而成。量表操作方便、易于掌握,能有效地反映有无抑郁症状及其严重程度和治疗中的变化,特别适用于综合医院发现有抑郁症状的患者,也可用于流行病学调查。

1. 使用方法　由被试者自行填写表格,在填写前要让被试者把整个量表的每个问题的含义及填写方法都弄明白,然后做出独立的、不受任何人影响的自我评定,并在适当的栏目下划勾。如遇特殊情况(文化程度低不理解或看不懂题者),可由工作人员逐条念给他听,由评定者独立做出评定。一次评定一般可在 10 分钟内完成。评定中要特别注意:①评定时间为过去 1 周,且自评者不能漏评或在相同的项目里重复划勾;②要让被试者理解反向评分的各题(题前有 * 号者)。如被试者不能真正理解反向评分题的含义及填写方法,会直接影响统计结果。

2. 项目及评分方法　SDS 包括 20 个题项,采用 4 级评分,主要评定症状出现的频度。让被试者根据自己一周内的实际情况,在相应的栏目下划勾。评分标准:"1"没有或很少时间;"2"小部分时间;"3"相当多时间;"4"绝大部分或全部时间。若为正向评分,每题粗分依次为 1,2,3,4。反向评分则为 4,3,2,1。

3. 结果分析　将 20 个题项的得分相加得到粗分,用粗分乘以 1.25 取整数部分得到标准分。中国常模中 SDS 总粗分正常上限为 41 分,标准总分的正常上限为 51 分。分数越高,抑郁程度越重,抑郁严重指数按下列公式计算:抑郁严重指数=总分 / 80。指数范围为 0.25~1.0,指数越高,反映抑郁程度越重。Zung 等有研究表明,抑郁严重指数在 0.5 以下者为无抑郁;0.50~0.59 为轻微至轻度抑郁;0.60~0.69 为中至重度抑郁;0.70 以上为重度抑郁。

(三)焦虑自评量表(SAS)

焦虑自评量表(Self-Rating Anxiety Scale, SAS)由美国精神医学家宗氏(Zung)于 1971 年编制,用于评定有无焦虑症状及其严重程度,能较准确地反映焦虑患者的主观感受,适用于焦虑症状的成人。焦虑自评量表已经作为心理咨询门诊评估来访者焦虑症状的常用自评工具,也可用于流行病学调查。

1. 使用方法　参见 SDS 的评定方法。

2. 项目及评分标准 SAS 有 20 个问题,分别调查 20 项症状。SAS 也采用 4 级评分。在 20 个题目中,带 * 的 5 个题目(5、9、13、17、19)为反向评分题,依次评分为 4、3、2、1,其余 15 个题均为正向评分,依次评分为 1、2、3、4。

3. 结果分析 SAS 的结果分析同 SDS,主要统计指标为总分,中国常模中 SAS 总粗分上限为 40 分,标准总分的正常上限为 50 分。分数越高,焦虑程度越重。

(四)A 型行为类型评定量表

A 型行为类型评定量表有很多版本。这里介绍国内张伯源主持修订的,适合我国的 A 型行为类型评定量表。该问卷由 60 个条目组成,包括三部分:"TH"(time hurry)25 题,反映时间匆忙感,时间紧迫感和做事快等特征;"CH"(competitive hostility)25 题,反映争强好胜、弥漫性敌意和缺乏耐性等特征;"L"(lie)包括 10 题,为回答真实性检测题。由被试者根据自己的实际情况填写问卷。在每个问题后,符合时答"是",不符合时回答"否"。具体的评分方式如下:

TH 的 25 题中,第 2、3、6、7、10、11、19、21、22、26、29、34、38、40、42、44、46、50、53、55、58 题答"是"和第 14、16、30、54 题答"否"的每题记 1 分。

CH 的 25 个问题中,第 1、5、9、12、15、17、23、25、27、28、31、32、35、39、41、47、57、59、60 题答"是"和第 4、18、36、45、49、51 题答"否"的每题记 1 分。

L 的 10 题中,第 8、20、24、43、56 题答"是"和第 13、33、37、48、52 题答"否"的每题记 1 分。

自评结束后,首先计算 L 分,将该 10 题评分累加即得 L 分。若大于或等于 7,反映回答不真实,答卷无效。若 L 分在 7 分以下,则分别计算 TH 分和 CH 分。TH 分:将该 25 题评分累加即得 TH 分;CH 分:将该 25 题评分累加即得 CH 分。再将 TH 分与 CH 分相加,即得行为总分。行为总分高于 36 分时视为具有 A 型行为特征;行为总分在 28~35 分之间时,视为中间偏 A 型行为特征;行为总分低于 18 分时视为具有 B 型行为特征;行为总分在 19~26 分之间时,视为中间偏 B 型行为特征;行为总分为 27 分时视为极端中间型。

(周立超)

？ 复习思考题

1. 什么是心理评估?
2. 什么是心理测验?
3. 心理评估的方法有哪些?
4. 常用智力测验有哪些?
5. 常用的症状评定量表有哪些?

扫一扫,测一测

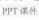

PPT 课件

知识导览

第九章 心理咨询

课堂互动

张女士,32 岁,已婚,本科毕业,在一外企部门工作。在公司组织的一次健康体检中,意外发现患有乳腺癌,并已有淋巴结转移,必须马上进行根治手术。张女士入院后情绪低落,闷闷不乐,基本不和他人交流,对未来生活失去信心。

请思考:
1. 张女士出现了哪些心理问题?
2. 张女士产生心理问题的原因是什么?
3. 作为医务工作者,应如何对患者进行心理干预?

心理咨询可以给面临生活挫折、精神困扰、心理失衡的人们,提供心理上的帮助,起到心理支持的作用,帮助人们在经历生活、情感或工作的挫折中获得成长。现代医务工作者应掌握必要的心理咨询技术,以满足未来工作中与患者和家属良好沟通、促进患者康复成长的需要。

第一节 概 述

一、心理咨询的概念

"咨询"一词来源于拉丁语,有商量、讨论、征求意见等意义。心理咨询是指经过严格培训的心理咨询者运用心理学的理论与技术,通过专业咨访关系,帮助来访者依靠个人自我探索来解决其心理问题,增进心身健康,提高适应能力,促进个人成长与发展以及潜能的发挥。需要解决问题并前来寻求帮助者称为来访者或者咨客,提供帮助的咨询专家称为咨询者。

心理咨询的根本目标是帮助来访者成长,咨询者不参与决策和解决具体问题,而是充分发挥求助者自身的潜能,在咨询者的帮助和支持下自己解决自己的问题,即"助人自助"。

知识链接

心理咨询的预防性功能

近年来，国际上对心理咨询的预防性功能日趋重视。美国心理学家凯普朗（Caplan）曾做过比较完整而清晰的描述，他认为心理咨询的预防功能是一个覆盖整个社会的人本追求，可分为三个层面：①"一级预防"，帮助人们认识环境与人类心理健康的关系，尽量控制直至清除容易导致人类产生心理问题和心理疾病的不良社会环境，如歧视、机会不均、过于沉重的学业、择业或经济压力、家庭暴力和冲突等。同时，要注重对人的心理素质进行训练和培养，提高人们的心理健康水平。②"二级预防"，注重对心理问题的早期诊断，在心理问题衍生成心理疾病之前，及时给予有效的干预。要注重发展这一领域的专业人员队伍，如心理咨询者、学校心理辅导员和社会工作者等。③"三级预防"，是对已罹患心理疾病的人，尽量预防或减少心理疾病对患者的有害影响，通过心理咨询，帮助其重新建立健康的自我意识及正常的人格。

二、心理咨询的对象

心理咨询的对象十分广泛，可以是遇到生活困扰的健康人、成长中困惑的孩子、疾病治疗康复中的患者等。其内容也十分丰富，包含情绪障碍、人际困扰、情感困惑、学业压力、职业发展、健康问题等。

（一）医学心理咨询

医学心理咨询是心理咨询在医学领域中的应用，与普通心理咨询不同，主要的对象是患者或寻求医学帮助的人，着重处理的是医学领域中的心理学问题，是生物 - 心理 - 社会医学模式在临床实践中的运用。

1. **心身疾病患者** 如对导致冠心病、高血压、消化性溃疡、支气管哮喘等患者的发病的心理学视角的病因、诊断、治疗及预防等问题的咨询。

2. **情绪障碍患者** 帮助焦虑、抑郁、恐惧等情绪障碍患者分析原因、指导对策，使其消除心理危机，解除疑虑，端正态度，树立信心和勇气。

3. **出现特殊心理问题的临床患者** 如危重症患者、整容整形患者、慢性病患者、截肢患者、手术患者等，对此类患者进行心理咨询，对其后续治疗及疾病预后均有十分重要的意义，甚至起到决定性的作用。

4. **行为障碍患者** 如网络成瘾者、吸毒者、酗酒者等患者的行为矫正及指导。

5. 精神疾病早期及恢复期的患者。

（二）社会心理咨询

包括婚姻、家庭、亲子关系、人际关系、社会适应、性心理与性行为等方面存在问题或障碍的人。此外，社会咨询的对象常来自于某些特定团体，如学校、军队、企事业单位等出现心理困惑的人。

（三）发展心理咨询

主要有优生与优育、儿童心理咨询、青春期心理咨询、更年期心理咨询、老年心理咨询、求学择业、职业发展心理咨询等。

三、心理咨询的类型

（一）根据咨询的性质

1. **发展心理咨询** 个体在成长过程中可能会遇到各种问题，如新环境的适应、职业的选择、和谐人际关系的建立等,为使他们顺利度过人生的各个阶段,所提供的心理咨询就叫发展心理咨询。

2. 健康心理咨询 个体因各类刺激引起焦虑、紧张、恐惧、抑郁等情绪问题或因各种挫折引起行为问题时,心理健康受到损害,此时心理咨询者提供的帮助就叫健康心理咨询。

(二)根据咨询的规模

1. 个体心理咨询 指咨询者与来访者之间一对一的咨询,主要解决来访者个人的心理问题。针对性强、保密性好,咨询效果明显,但成本较高,需要双方投入较多的时间和精力。

2. 团体心理咨询 也称为集体咨询或小组咨询,是指根据来访者问题的相似性,将其分成若干小组进行的咨询,主要是在心理咨询者的引导下通过团体成员相互作用所产生的影响而使个体认识自我,探讨自我,调整和改善与他人的关系,学习新的态度与行为方式的过程。优点是小组成员间相互支持、相互影响,多项交流,感染力强,咨询效率高,对社交障碍具有良好的作用。局限是难以对个体进行深入研究,成员间不易做深入暴露。

(三)根据咨询的途径

1. 门诊咨询 是指来访者直接访问咨询者,在综合医院、精神卫生中心、大专院校、科研机构、个体咨询机构设置的心理咨询门诊,是心理咨询中最常见的方式。门诊咨询由于是面对面的交流,可以捕捉到来访者除语言之外的非语言信息,所以能及时、深入、全面地了解来访者的问题,咨询者对来访者的影响更直接、更有效。

2. 电话咨询 通过电话进行咨询,具有方便、迅速、及时的特点,尤其适应于有心理危机或有自杀倾向的人,因此被称为“生命线”或“希望线”。电话咨询的方法主要采取倾听、支持、改变认知等技术。不足之处在于缺乏咨询者和求助者之间面对面的交流,难以进行准确的心理评估,会影响到咨询者的干预能力,且时间不宜过长,费用较高。

3. 网络咨询 指心理咨询者借助互联网来帮助求助者。具体形式有电子信件及网络聊天。运用互联网进行心理咨询可以突破地域的限制,还可以凭借行之有效的软件程序进行心理问题的评估与测量,同时将心理咨询过程全程记录,以便深入分析来访者的问题以及进行案例讨论。缺点是不能深入了解来访者的心理问题,不能解决来访者深层次心理问题。

4. 信函咨询 指通过书信的形式进行的心理咨询。咨询者主要根据来访者来信中所描述的情况和提出的问题,进行疑难解答和心理指导。它适合路途较远或不愿暴露身份的来访者。优点是运用方便,简单易行,较少避讳,缺点是不能全面地了解来访者的情况,只能根据一般性原则提出指导性的意见。

5. 现场咨询 指心理咨询工作者深入到学校、家庭、社区等地方,现场接待来访者,这种形式对于一些有共同背景或特点的心理问题有较好的效果。现场咨询的另一种情况是针对突发事件对当事者进行心理干预,常可收到较好的效果。

6. 专题心理咨询 针对公众所关心的心理问题通过报纸、杂志、电台、电视等传播媒体,进行专题咨询和答疑,并且普及精神卫生方面的知识。其优点是覆盖面大,科普性强,具有预防和治疗的双重功能。缺点是针对性不强。

第二节 心理咨询的实施

一、心理咨询的原则

(一)保密原则

保密是心理咨询的首要原则。咨询者应保守来访者的秘密,妥善保管咨询记录、心理测试等资料。在心理咨询中，咨询者收集到的所有有关来访者的资料，包括个人生活、思想状况、个人成长过程、恋爱、婚姻、交友、工作等情况，均在保密之列，咨询者未经求助者同意，绝不可将这些个人资料泄露。如因工作需要引用咨询案例时，应征得当事人同意，并应对材料进行适当处理，隐去可以辨别来访者身份的所有信息。但是，保密原则也并不是绝对的，例如，当来访者有明显自杀或伤人意图时，咨询者则应及时告知来访者家属或公安机关以防意外发生。

（二）自愿原则

来访者到心理咨询室求助必须出于完全自愿，这是确立咨访关系的先决条件。没有咨询愿望和要求的人，咨询者不应主动提供心理咨询。因为，只有自己感到心理不适，为此而烦恼并愿意找心理咨询人员寻求帮助，才具有自我改变的动力，才能具有咨询效果。

（三）价值中立原则

价值中立原则要求咨询者在咨询过程中应时刻保持价值观的中立态度。来访者有自己的人生经历和价值取向，咨询者不应把自己的观点强加给来访者，以自己的观点作为判断是非和价值取向的标准，甚至主动或被动为来访者做选择。咨询者对咨询过程中涉及的各类事件均应保持客观、中立的立场，才能对来访者的情况进行客观分析，避免将咨询限于表面化，而难以深入探究来访者问题的深层原因和解决办法。

（四）平等原则

平等尊重是咨询者与来访者建立良好咨访关系的前提。来访者只有在被充分尊重接纳的基础上，才能信任咨询者，才愿意放松坦露自我，发挥自我的主观能动性，面对问题，改变自我，解决问题。但在平等咨询的过程中，咨询者与来访者不能建立除咨访关系以外的其他任何关系，如恋人、朋友等，否则咨询过程中咨询者将难以再保持中立原则，并影响咨询效果。

（五）时间限定的原则

心理咨询必须遵守一定的时间限制。咨询时间一般规定为每次 50 分钟左右，原则上不能随意延长咨询时间。

（六）感情限定原则

咨访关系的确立和咨询工作顺利开展的关键，是咨询者和来访者心理的沟通和接近。但这也是有限度的。来自来访者的劝诱和要求，即便是好意的，在终止咨询之前也应该予以拒绝。两者接触过密不仅容易使来访者过于了解咨询者内心世界和私生活，阻碍来访者的自我表现，也容易使咨询者该说的不能说，从而失去客观公正地判断事物的能力。

二、心理咨询的过程

（一）初始阶段

该阶段的主要工作是搜集来访者的相关信息。搜集资料的途径包括会谈、观察、相关他人访谈、心理测验及问卷调查、心理生理实验室检查等。相关信息包括：

1. 一般资料　姓名、性别、年龄、民族、文化水平、职业、兴趣爱好、身体状况、个人及家庭经济状况等。

2. 主要问题　来访者目前面临的主要问题、该问题对来访者的影响、当前身心状况及行为表现、诱因、个性心理特征、想要达到的咨询目的等。

3. 背景资料　即与来访问题相关的个人成长史。

在搜集资料的过程中，咨询者最重要的任务是尽快与来访者建立起良好的咨询关系。心理咨询关系是一种职业性人际关系，受相关法律和职业道德的制约和保护，也是贯穿于整个咨询过程中的。良好咨询关系的建立有赖于咨询者良好的态度和品格，咨询者在咨询过程中应具备的基本态度包括：真诚、尊重、热心和共情等。良好的咨询关系，在一定程度上会增强对来访者的帮助作用,不良的咨询关系将会导致咨询失效、甚至中断。

（二）分析与诊断阶段

将搜集来的资料进行分析比较,按来访者具有典型意义的特异行为表现进行定性,形成诊断并确定心理问题的由来、性质及严重程度。该阶段需对来访者心理问题做鉴别诊断,以确定是否属于心理咨询范畴,如重性精神障碍应立即转诊到精神科治疗。

（三）制定咨询计划与实施阶段

咨询者与来访者就咨询的切入点、来访主要问题和咨询方式方法商讨达成共识,制定咨询计划,并按照计划实施。咨询过程中咨询者常采用倾听、提问、鼓励、释义等技术,指导来访者认识自我行为、情绪、认知等方面存在的偏差,解决问题,获得成长。该阶段也是心理咨询的关键阶段。

（四）结束与巩固阶段

咨询者在咨询结束前应安排1~2次会谈,用于与来访者共同对整个咨询过程进行回顾与总结,并检查目标是否完成,是否有遗留问题,提出咨询结束后的建议等,使来访者更清楚地认识问题、领悟启示,使咨询者理清思路、总结经验。在咨询结束后,还可以对来访者进行反馈追踪,巩固咨询效果。

三、心理咨询的基本技巧

建立咨询关系的
相关技术（微课）

要想进行有效的心理咨询,咨询者需要掌握一系列基本技术,这些技术在心理治疗、临床工作中也是通用的。

（一）建立咨询关系的相关技术

建立良好的咨询关系是心理咨询的核心内容,国内外心理学家都强调尊重、真诚、共情和积极关注等咨询态度对咨询关系的重要影响。这不仅是建立良好咨询关系的重要手段及技术,也是咨询者必须具备的职业素养。

1. 尊重　是指对来访者接纳的态度,咨询者要接受对方,容忍对方不同的观点、习惯等。尊重来访者,其意义在于给来访者创造一个安全、温暖的氛围,唤起来访者的自尊心和自信心,使其最大程度地表达自己,获得一种自我价值感。

2. 真诚　是指咨询者在心理咨询过程中对来访者真挚诚恳,不把自己藏在专业角色后面,不带假面具,不是在扮演角色或例行公事,而是表里一致、真实可信地置身于与来访者的关系中。咨询者真诚的表现也可为来访者提供一个良好的榜样,使其受到鼓励,坦然表露自己,促进相应的改变。但真诚不等于实话实说,也不是自我发泄,真诚是适度的实事求是。

3. 共情　又称投情、同感心、同理心,是指咨询者从来访者的角度,体验他的内心世界。共情包括三方面的含义:咨询者借助来访者的言行,深入对方内心去体验他的情感、思维;咨询者借助于知识和经验,把握来访者的体验与他的经历和人格之间的联系,更好地理解问题的实质;咨询者运用咨询技巧,把自己的共情传达给对方,以影响对方并取得反馈。

4. 积极关注　指对来访者的言语和行为的积极面予以关注,从而使来访者拥有正向的价值观。咨询者相信每个人身上都有一种积极成长的动力,以积极的态度看待求助者,注意强调他们的长处,有选择地突出来访者行为中的积极方面,让来访者通过自己的努力以及外界的帮助,发生积极正向的改变,达到咨询目标。咨询者运用积极关注时要立足实事求是,反对过分消极的同时注意避免盲目乐观。

（二）参与性技术

1. 倾听　是心理咨询的最基本技巧。它不同于日常谈话中单纯用耳朵去听,更重要的是用心去聆听,倾听贯穿在整个心理咨询过程中。良好的倾听除了可以搜集来访者资料、明确问题外,还能够表达出咨询者尊重、开放、谦和、专注、投入的态度,有利于良好咨询关系的建立。积极的倾听可以鼓励来访者更加开放自己,坦诚表白自己,具有助人效果。

倾听不是被动接受的过程,而是一个积极参与的过程,包括咨询者通过肢体传达的专注及心理的关注。此外,倾听不仅在于听,还要有参与,有适当的反应。反应既可以是言语性,也可以是非言语性。倾听更重要的在于理解来访者所传达的内容和情感,不排斥、不歧视,把自己放在来访者的位置上思考,鼓励其宣泄,帮助其澄清自己的想法。倾听中注意避免不听全、没听清、听不进、不耐烦、爱评论、缺共情等误区。

2.提问 提问不仅是收集信息和核实信息的手段,而且可以引导交谈主题。提问分为封闭式提问和开放式提问两种。咨询中宜多使用开放式提问,来获取求助者更多信息。

(1)封闭式提问:是指提出答案有唯一性,范围较小,有限制的问题,对回答的内容有一定限制,提问时,给对方一个框架,让对方在可选的几个答案中进行选择。如"这件事情让你感到困扰吗?""你经常失眠吗?"来访者对这类问题只回答"是"或"不是"即可。这样的提问能够让回答者按照指定的思路去回答问题,不至于跑题。

(2)开放式提问:是指提出比较概括、广泛、范围较大的问题,对回答的内容限制不严格,给对方以充分自由发挥的余地。如"这件事让你有什么感受?""你最近睡眠怎么样?"这样的提问比较宽松,不唐突,常用于访谈的开头,可缩短双方心理、感情距离。

3.鼓励 咨询者运用语言和非语言的方式来表达对来访者叙述内容的关注,并鼓励其继续讲下去。通常采用"嗯""后来呢""还有吗""能具体讲一下吗"等词句,或直接重复来访者的话甚至是对来访者的叙述回馈以点头、微笑等,引导来访者朝着某一方向继续深入探索。一般来访者长篇大论地描述其困惑的一个话题,往往可能是最重要的,是鼓励深入交谈的重点。

4.释义 也称内容反应或说明,是指咨询者把来访者的主要言谈、思想加以综合整理,再反馈给来访者。咨询者以简明的方式反馈来访者的思想,有助于引导来访者更清晰地做出判断和决定。通常会说"我可以这样理解你刚才所说的吗"或"是这样的吗"等。

5.情感反应 情感反应与释义很接近,但有所区别,释义着重于来访者言谈内容的反馈,而情感反应则着重于来访者的情绪反馈。情感反应最有效的方式可针对来访者现在的而不是过去的情绪。比如"你此时的情绪似乎是对你母亲非常不满"比"你一直对你母亲非常不满"更有效。情感反应最大的功用在于引导来访者重新面对审视自己的情绪反应和内心体验,澄清情绪背后隐藏的真实原因。但有时这种针对此刻的情感反应可能会对来访者冲击太大,咨询者需灵活妥善处理。

> **案例分析**
>
> 　　咨询师:"我想你刚才说了那么多,主要意思就是希望你自己无论做什么事都能做好,让别人觉得自己挺聪明、挺能干,希望别人喜欢自己,对吗?"
>
> 　　来访者:"嗯,差不多吧,我什么都想做得十全十美。"
>
> 　　咨询师:"愿做一个完美、无可挑剔的人?"
>
> 　　来访者:"嗯(点头)。"
>
> 　　**请分析**:在这段对话中,咨询师用了哪种咨询技术?

(三)影响性技术

咨询过程中咨询者要积极通过自己的心理学理论和技术、个人生活体验以及对来访者的理解来影响、促进对方在认知和行为上的改变。影响技巧能使咨询者更积极主动地进入会谈过程,并对这一过程发挥影响。主要有以下几种技术:

1. 解释　即运用某一种理论来描述来访者的思想、情感和行为的原因、实质等。解释使求助者从一个新的、更全面的角度来重新面对困扰、周围环境及自己，并借助于新的思维观念加深了解自身的行为、思想和情感，产生领悟，提高认识，促进变化。解释与释义的差别在于，释义是从来访者的角度说明来访者表达的内容实质，而解释是从咨询者的角度运用心理学的理论提出来访者求助问题的实质及成因的解释。使用解释技巧时应注意：解释应因人而异，有些来访者文化水平较高，有一定的心理学修养，领悟能力较强，解释时可以深入一些、系统一些、全面一些；对于理解能力不够强、文化水平较低的求助者，应尽量解释得通俗易懂，少用专业术语，多打比方，多举例子，这样更容易为来访者接受。

2. 指导　咨询者直接地指示来访者做某件事、说某些话或以某种方式行动。指导是影响力最明显的一种技巧。心理分析学派常指导求助者进行自由联想以寻找问题的根源。行为主义学派常指导求助者做各种训练，如系统脱敏法、满灌法、放松训练、自信训练等。人本主义中的完形学派习惯于作角色扮演指导，使求助者体验不同角色下的思想、情感、行为。使用指导技巧时，咨询者应十分明确自己对来访者指导些什么以及有怎样的效果。指导时应表达清晰，让求助者真正理解指导的内容。同时，不能以权威的身份出现，强迫来访者执行，若来访者不理解、不接受，效果差甚至无效，应正确对待。指导时的语言和非语言都会对来访者产生影响。

3. 自我开放　亦称自我暴露、自我表露。指咨询者提出自己的情感、思想、经验与求助者共同分享。咨询者的自我开放可以建立并且促进咨询关系，能借助于咨询者的自我开放来实现求助者更多的自我开放。自我开放一般有两种形式，一种是咨询者把自己对来访者的体验感受告诉来访者，如"对于你的坦率，我很高兴"。第二种是咨询者暴露与求助者所谈内容有关的个人经验，如"你所提到的在长辈、领导或老师面前就会紧张，我以前也有这样的体验，尤其是在领导或老师面前会因担心自己表现不够得体而更加紧张。但不知道这时你的沟通效果怎么样？"一般来说，自我开放应比较简洁，目的不在于谈论自己，而在于借自我开放来表明自己理解并愿意分担来访者的情绪，促进其更多地自我开放。此外，自我开放需建立在一定的咨访关系上，突如其来的自我开放可能会超出来访者的心理准备，反而效果不好。

4. 面质　又称质疑、对质、对抗、正视现实等，是指咨询者指出来访者身上存在的矛盾。来访者常见的矛盾有：言行不一致、理想与现实不一致、前后言语不一致、咨访意见不一致等。咨询中使用面质的目的在于帮助来访者更客观深刻地审视自己在思维、情感与行为中的矛盾；在于激励来访者放下自己有意无意的防卫心理和掩饰心理，面对自己与现实，促进自我的觉察与成长；在于促进来访者实现言语与行动的统一，理想自我与现实自我的一致；在于使求助者发现自己所具有而又被掩盖的能力、优势，并予以利用，如"你说你很关心父母，但你似乎一点都不记得父母的生日""你说一个人应该自食其力，但你好像毕业后一直待在家里"等。在使用面质技术时应注意：要有事实依据；避免个人发泄；避免无情攻击；要以良好的咨访关系为基础；面质最好是尝试性的，不要咄咄逼人，宜循序渐进。

（四）消除阻抗的技术

阻抗是指来访者对于心理咨询过程中自我暴露与自我改变的抵抗。它可表现为人们对于某种焦虑情绪的回避，对某种痛苦经历的否认。阻抗是影响心理咨询顺利进行最重要的因素。

1. 阻抗的表现形式　来访者在咨询时迟到，或要求延长会谈时间；在咨询时来访者把话题转移到与咨询者有关的问题上；来访者在咨询中出现沉默、寡言、赘言、顺从、控制谈话方向、最后说出某些重要事情；用大量的心理学术语或医学术语进行交谈、谈论小事而回避中心问题、不认真完成咨询者布置的作业等；来访者为自己的症状或问题行为辩护。

当然，要注意到并非所有的上述现象都是阻抗，如沉默有时是积极和有益的，最后说出一些重要问题可能是犹豫不决所致,这些在咨询过程中要注意鉴别。

2.产生阻抗的原因 来访者不愿意承受矫正自我获得成长的痛苦;来访者内心并没有真正接受改变的动机;来访者从中可以获取某种好处和利益;来访者对咨询者没有足够的信任。

3.消除阻抗的技术 与来访者建立良好的咨访关系,尽可能营造良好的咨询气氛,解除来访者的顾虑;正确地进行诊断和分析,有助于减少阻抗的产生,尤其是及早把握来访者真正的、深层的问题;咨询者要以诚恳帮助对方的态度对待阻抗,不要把阻抗问题看得过于严重;调动来访者的积极性,使其和咨询者一起寻找和认清阻抗的根源。克服阻抗不是一件容易的事,需要进行反复的解释和讨论。

知识链接

其他心理学派对阻抗的理解

阻抗的概念最早由弗洛伊德提出。他将阻抗定义为求助者在自由联想过程中对于那些使人产生焦虑的记忆与认识的压抑。因此,阻抗的意义在于增强个体的自我防御。在传统的精神分析学说中,阻抗也是所有精神防御机制的总和。总之,弗洛伊德对阻抗的定义强调了潜意识对于个体自由联想活动的能动作用。而罗杰斯则将阻抗看作个体对于自我暴露及其情绪体验的抵抗,其目的在于不使个体的自我认识与自尊受到威胁。这一观点体现了个体的认知对于自我结构与发展的防护作用。此外,一些行为主义心理学家把阻抗理解为个体对于其行为矫正的不服从。它或由于个体对心理咨询心存疑虑,或由于个体缺乏其行为变化的环境条件,这一立场反映了个体行为变化与环境控制的相互依赖。

四、心理咨询在临床医学工作中的应用

随着疾病谱的变化和生物-心理-社会医学模式的发展,心理咨询在临床应用中也变得日益重要,并被更广泛地使用到医疗领域的各个方面。弗洛伊德曾经说过:"现代的医生不能仅从解剖、物理和化学的观念来理解患者和疾病,不能漏掉心灵深层的东西,只有从深层心理的角度进行研究和理解才能达到对人和疾病认识的高峰"。心理咨询在临床医学中的应用与普通的心理咨询不同,有自身的重点和任务,其主要的对象是患者或寻求医学帮助的人,着重处理的是医学领域中的心理问题。因此,医学心理咨询是医学实践中的重要组成部分,它贯彻并体现了生物-心理-社会医学模式有关疾病观、健康观、诊断观和治疗观的理念。除临床心理学及精神病学工作人员需大量应用心理咨询的技术外,在临床医学工作中,现代医务人员要为患者提供全方位的健康服务,还必须掌握心理咨询的基本知识和技能。

(一)心理咨询在临床中的应用范畴

心理咨询运用于临床诊断过程中,探究心理社会各因素在患者疾病发生发展中的作用;运用于临床治疗过程中,提高患者疾病的转归康复和治疗效果;运用于临床与患者及家属的沟通过程中,可使沟通更通畅有效,并提高患者及家属的遵医行为;运用于疾病的预防中,提高人们的健康观念,改善不良行为模式,防病于未然。

(二)心理咨询在临床中的意义

患者的许多病感或症状是由于心理社会因素引起,通过咨询可以澄清病感的性质和原因,提升治疗效果。所谓"心病还需心药医",患有躯体疾病的患者,往往有各种心理反应,如癌症患者因预后不佳常有抑郁、绝望等情绪。这类不良情绪如不消除,会增加临床的复杂性,不利于治疗和疾病康复。通过咨询,可缓解患者的不良情绪,提高患者心理应对能力。心理咨询对心身疾病

患者的作用也非常明显。如冠心病患者多具有 A 型行为特征，通过临床心理指导，可以改善其行为模式，有利于疾病的预防与治疗。此外，心理咨询加强了普通医学和心理学、社会学、精神病学之间的学科联系，有利于各学科在医疗、科研工作中互相渗透、互相补充，促进了医学研究的发展。

（贺彦芳）

扫一扫，测一测

？ 复习思考题

1. 作为非心理学或精神病学专业的临床工作者为什么要学习心理咨询的知识和技术？
2. 释义与解释有何区别？
3. 作为倾诉者，你会希望倾听者给予怎样的反应以鼓励你继续倾诉？
4. 心理咨询为什么要遵循自愿原则？
5. 心理咨询的"助人自助"是指什么？

第十章 心理治疗

ER-10-1
PPT 课件

学习目标

1. 掌握：心理治疗在临床医学中的应用。
2. 熟悉：常用心理治疗方法的基本技术及适应证。
3. 了解：心理咨询与心理治疗的区别。

ER-10-2
知识导览

课堂互动

　　一名19岁专科二年级女生，父亲去世，母亲改嫁，从小由奶奶抚养长大，性格内向，追求完美。主诉最近睡眠不好、严重时会失眠，白天感觉周身乏力，头晕不适，感觉学习和生活成了一种负担，不想去上课，觉得自己很惨，父亲去世早，母亲改嫁后对自己也是不闻不问，觉得自己真的很差劲，有时甚至产生了自杀的想法，这种情况已经持续两周多了，内心特别痛苦。

请思考：

1. 该同学有哪些症状？
2. 针对该同学的症状，给出一些心理治疗的建议。

第一节　概　　述

一、心理治疗的概念

　　心理治疗（psychotherapy）也称精神治疗，是以一定的理论体系为指导，以良好的医患关系为桥梁，应用心理学的方法，影响或改变患者的异常认知、情绪及行为，调整个体与环境之间的平衡，从而达到治疗的目的。心理治疗的目的是改善求助者的适应方式和不良心态，解除其症状与痛苦，促进人格改善，增进身心健康。

　　在我国，早在2 000年前的《黄帝内经》就曾指出，"精神不进，志意不治，故病不可愈"，强调治疗应从"治神入手"，并以"治神为本"。在西方，早在古埃及和古希腊时代就已经使用暗示疗法来治疗疾病。19世纪末奥地利精神科医生弗洛伊德首创的精神分析疗法被认为是临床心理治疗的开端，之后行为治疗、以人为中心疗法迅速发展，现已成为重要的心理治疗流派。随着心理科学研究的深入，原有的心理治疗方法不断地改进和完善，许多新的治疗方法和手段不断涌现出来，如森田疗法、家庭治疗、艺术治疗等。我国的心理学家们结合我国的实际情况，创造了具有中国特色的本土化的治疗方法，如李心天教授的"悟践心理疗法"、钟友彬教授的"认知领悟疗法"、胡佩诚教授的"漂浮治疗"等，这些心理治疗方法在国内外也具有一定的影响。

二、心理治疗的对象

心理治疗的对象是心理问题严重、需要系统性心理治疗的人员，以及符合精神障碍诊断标准《国际疾病分类(ICD-10)》精神与行为障碍分类的患者。

心理治疗的适应证包括：

1. 神经症、应激相关及其躯体形式障碍。
2. 心境(情感)障碍。
3. 伴有生理紊乱及躯体因素的行为综合征(如进食障碍、睡眠障碍、性功能障碍等)。
4. 起病于儿童与少年期的行为与情绪障碍。
5. 成人人格与行为障碍。
6. 使用精神活性物质所致的精神和行为障碍。
7. 精神分裂症、分裂型障碍和妄想性障碍。
8. 心理发育障碍及器质性精神障碍等。

在针对以上各类精神障碍的治疗中，心理治疗可以作为主要治疗方法，也可以作为其他治疗的辅助手段。

三、心理治疗的分类

目前，心理治疗的种类繁多，从不同的角度可划分出不同的心理治疗类型。

(一)根据理论模式分类

1. 分析性心理治疗　以精神分析的理论为基础，通过探讨患者的深层心理，了解其潜意识的动机、欲望及精神动态，协助患者增进对自己心理的了解，进一步改善适应困难的心理机制。其特点是把着眼点放在个人的"内在精神"之结构、功能与问题，着重情感与动机的分析，并关心自我对现实的适应方式。

2. 认知性心理治疗　又称认知治疗，它认为所有的情绪和行为反应，都与其认知有关。一个人对人、对己、对事的看法、观点或想法，都会直接或间接影响其情绪与行为。通过纠正或改变患者的认知，可改善其情绪与行为。

3. 支持性心理治疗　其主要特点在于运用治疗者与患者之间所建立起来的良好关系，应用治疗者的权威、知识与关心来支持患者，使其发挥潜在能力处理问题，度过情绪情感上的危机或避免精神崩溃。支持性心理治疗，并非帮助患者了解自己潜在的心理因素或动机，而在于支持协助患者去适应目前所面临的现实环境。

4. 行为性心理治疗　一般称之行为治疗，其原理为学习心理学，认为任何行为只要给予适当的奖赏或惩罚，便可改变患者行为，既可消除不适应的行为，也可建立所需的新行为。因此，行为治疗不在乎患者的过去，也不追究不适应行为问题的来源，而主要把着眼点放在要改善或消除的行为上，研究如何策划有系统的，按程序、适当地给予赏罚，来产生行为上的改变，改善治疗效果。

5. 人际性心理治疗　包括人本主义治疗、婚姻治疗、家庭治疗和团体治疗等，其主要着眼点在人际关系上，包括人与人之间的沟通、权利和分配、角色扮演、情感与关系、认同与联盟等，其治疗方式强调注重目前的情况，以实际的练习与操作，来改善夫妻间、家人间或群体间的人际关系。

(二)根据实施的时间分类

心理治疗依据其治疗时间的长短，可以分为长期心理治疗(long-term psychotherapy)、短期心理治疗（short-term psychotherapy）和限期心理治疗（term-limited psychotherapy）。

1. 长期心理治疗 指治疗时间较长的心理治疗，一般要超过三个月，甚至一两年。因治疗的目的不仅在于症状与问题的消失，还在于改善性格及行为方式，故需要的治疗时间较长。

2. 短期心理治疗 是指治疗在短期内完成，可能是五六次或十余次的会谈，也可以是两三个月的治疗。关键是不把范围无限扩大，把治疗重心搞清楚。

3. 限期心理治疗 是指在治疗开始时，就立下一个共同的制约，如五次、十次或两个月等。这样定下期限，双方有心理上的准备，并可针对约定的期限，双方共同努力去实现治疗的目标。

（三）根据治疗对象的多少进行分类

1. 个别（个体）心理治疗（individual psychotherapy） 治疗者与患者是以一对一的方式进行交谈，针对疾病和与疾病有关的问题，进行由浅入深的谈话。根据心理治疗依据理论模式的不同，其谈话方式、环境布置及有无辅助性器械，都有很大的不同。目的是要了解求助者的心理问题，通过分析、诱导、解释、劝说或支持，以解除患者内心痛苦；或是利用某种技术，矫正和重建某种行为等。

2. 团体心理治疗（group psychotherapy） 把病情相似或不同的患者组织在一起，由治疗者分次向团体实施治疗。目的在于有相同感受的求助者一起互相支持、陪伴，形成共鸣，组成支持性团体，对大家具有更好的疗效。集体治疗的人数以8～12人为宜。

（四）根据患者意识范围的大小进行分类

1. 觉醒治疗 指患者神志处于清醒状态，根据治疗者表达的信息，患者能自觉地进行积极的思考，有意识地调整自己的情绪。觉醒治疗是心理治疗最常采用的方法。

2. 催眠治疗 指患者处于意识极度狭窄的状态下，患者可接受治疗者的言语指导，可将在意识中已经启动的心理创伤回忆起来。

四、心理治疗和心理咨询的区别与联系

心理治疗和心理咨询同属于心理学的同一分支学科——临床心理学范畴，两者既有联系又有区别。首先，心理治疗与心理咨询所采用的心理学理论基础是相同的，即两者在理论上没有明确的界限。如心理治疗中常使用的行为疗法、强化疗法、满灌疗法等在心理咨询中也常用。其次，两者都重视建立专业人员与求助者之间的人际关系，认为这是帮助求助者心理改变和健康成长的必要条件。心理治疗与心理咨询的区别见表10-1。

表10-1 心理治疗和心理咨询的区别

	心理治疗	心理咨询
工作对象	患者，主要有心理障碍、神经症、心身疾病、康复中的精神病人等	来访者，主要在适应和发展方面发生困难或一般性心理问题的正常人
工作者	精神科医师、心理医师、心理治疗师	临床咨询心理学家
工作任务	人格的重塑、行为的矫正、症状的消除、促进康复	人际关系、情绪、学习、升学、婚姻等问题的指导与支持
工作方式	时间较长，需配合药物治疗	时间较短，无需配合药物治疗

第二节　常用心理治疗技术与临床应用

一、精神分析疗法技术与临床应用

精神分析疗法(psychoanalytic therapy)，是由奥地利心理学家弗洛伊德创立，以精神分析理论为指导，强调潜意识中幼年时期的心理冲突，在一定条件下(如精神刺激、环境变化等)可转化为各种神经症症状及心身转换症状(如癔症、焦虑症、心身疾病等)。因此，治疗者帮助患者将压抑在潜意识中的各种心理冲突带入意识中，转变为个体可以认知的内容进行再认识，使患者重新认识自己，消除症状，改变原有的行为模式，达到治疗的目的。

(一)基本技术

1. 自由联想(free association)　目的是把患者潜意识里的思想情感召回到意识中，并以词语表达出来。在进行自由联想之前要打消患者的一切顾虑，鼓励患者毫无保留地说出他想到的一切，可以是一段回忆或旧时的感觉，可以是自己的生活经历、工作爱好等，也可以是烦扰患者每天生活的某个当前处境。不要怕难为情或怕别人感到荒谬奇怪而有意加以修改。因为越是荒唐或不好意思讲出来的东西，有可能越有意义，对治疗的价值越大。在进行自由联想时，要以患者为主，治疗者不要随意打断他的话，当然在必要时，治疗者可以进行适当的引导。

一般来说，治疗者往往鼓励患者回忆从童年起所遭遇的一切经历或精神创伤与挫折，从中发现那些与病情有关的因素。自由联想的最终目的是发掘患者压抑在潜意识内的致病情绪或矛盾冲突，将其带到意识领域，使患者对此有所领悟，并重新建立起现实性的健康心理。自由联想几乎贯穿整个精神分析治疗的始终。

2. 移情(transference)　是指在精神分析过程中，患者对治疗者产生的一种强烈的情感，将自己过去对生活中某些重要人物的情感投射到治疗者身上的过程。移情是精神分析疗法的重要内容，因为它是在潜意识领域发生的，因此关注患者的移情是了解其潜意识活动以及人格特征的有效途径。

梅宁杰(Menninger)和霍尔兹曼(Holzman)对移情做了这样的概括："移情就是患者无意识地指向某个治疗师的各种非现实的角色和身份，这种情形发生在精神分析、治疗的退行过程中，患者对那些角色和身份的回应，通常起源于他们早年的经历"。并简洁地概括了移情的三个特点：①在当前情景中显现过去；②显现熟悉而亲近的人；③拒绝接纳新的信息。移情可以是正移情也可以是负移情。正移情(positive transference)是患者爱恋情感的转移，即把治疗者当成喜欢的、热爱的、思念的对象。负移情(negative transference)是患者将过去生活中体验到的攻击、愤怒、痛苦、羞辱等情感投射到治疗者身上。

在治疗过程中，移情是不可避免的，面对患者的移情，治疗者应做出恰当的反应，以适当的共情、节制和真诚的态度加以对待。通过解决移情问题，患者对自己的过去有更加深刻的认识和领悟；通过对移情的分析，治疗者可以了解到患者对某一对象的情绪反应，以及其心理上的本质问题，并通过引导宣泄痛苦情绪使移情起到治疗的作用。

3. 阻抗分析　德国的一个心理治疗师葛拉赫(Gerlach)曾经提出：精神分析的实质就是处理移情与阻抗分析。阻抗(resistance)是患者所做的与治疗进程对立的任何事情，以防止治疗使痛苦在意识中重现。换言之，阻抗是指患者抑制"痛苦的治疗过程"的各种力量。早期的精神分析师将自由联想比喻成电路中的电流，所以，无论患者做什么阻碍了电流，那就是阻抗。任何事情都可能成为阻抗，比如沉默、隐藏的感受、一味点头称是、漏掉面谈、不付账单等，甚至包括治疗进展太顺,也会考虑是否出现了阻抗,比如治疗者希望听到患者讲梦,患者在以后的治疗中只呈现梦。

阻抗的产生是潜意识中本能地阻止被压抑的心理冲突重新进入意识的倾向。当自由联想接近潜意识的"心理症结"时,来自潜意识的阻抗就自然发生作用。精神分析理论认为,当患者出现阻抗时,往往是自由联想的内容已经触及或即将触及其心理症结之所在。因此,治疗者的任务就是在整个治疗过程中不断辨认并帮助患者克服各种形式的阻抗,将压抑在潜意识中的情感释放出来。如果潜意识的所有阻抗都被逐一战胜,患者实际上已在意识层面上重新认识了自己,分析治疗也就接近成功。

实际的治疗中,来自治疗者的阻抗也值得考虑,它同样是影响治疗成功的很大的因素。常常遇到的一种情况是,来自治疗者的阻抗是拒绝对患者情感的接纳,即便患者已经能够界定情感的界限。

4. 释梦(the interpretation of dreams) 潜意识里被压抑的思想和情感在某些时候会冲破潜意识的警戒线而回到意识中,最常见的形式为:梦、口误、笔误等。弗洛伊德在《梦的解析》中提出,"梦乃是做梦者潜意识冲突或欲望的象征,做梦的人为了避免被人察觉,所以用象征性的方式以避免焦虑的产生""分析师对梦的内容加以分析,以期发现这些象征的真谛",弗洛伊德称对梦的分析是"通向潜意识的捷径"。

精神分析理论认为梦的内容与被压抑在潜意识中的内容存在某种联系。患者有关梦的报告可以作为自由联想的补充和扩展,并认为有关梦境的分析结果更接近于患者的真正动机和欲求。但是梦境仅是潜意识心理冲突与自我监察力量对抗的一种妥协,并不直接反映现实情况。即使是在做梦时,潜意识仍有一定的防御作用。为了避免潜意识中的冲突进入梦中引起人的焦虑,这些内容会改变形象成为"显梦"。因此,要了解"显梦"背后的含义,治疗者要让患者对梦中的内容进行自由联想,以分析出梦的真正意义,找到治疗的突破口。如有一个女大学生经常在梦中看到自己,而自己在梦中的变化和表现,总是不能让自己满意,甚至厌恶和恐惧。梦者对自己的表现不满,说明她在某些方面产生了自卑,而梦境中自己形象的不断变化,则说明梦者正在努力寻找自我的优越目标。在精神分析治疗中,不能将一次梦孤立地分离出来分析,而应当结合治疗过程中患者的其他资料加以分析和解释。

5. 解释(interpretation) 是治疗者在精神分析治疗过程中,对患者的一些心理实质问题,如潜意识的含义进行解释或引导,帮助患者将潜意识冲突的内容导入意识层面加以理解。弗洛伊德认为,"正是解释工作导致了有令人鼓舞的领悟,以及可靠的、持久的治疗性改变。"解释是一个逐步深入的过程,根据每次谈话的内容,在患者自由联想及梦境内容的表达基础上,用患者能够理解的语言让他认识到心理症结所在。通过解释帮助患者逐步重新认识自己,认识自己与他人的关系,使被压抑在潜意识的内容不断通过自由联想和梦的分析暴露出来,从而达到治疗的目的。解释应在对患者充分分析的基础上,在治疗的适当时机,用患者能够理解的语言才能起到治疗的作用。

(二)治疗过程

1. 治疗的设置 精神分析治疗应在较为严格的治疗设置中进行,包括治疗室的布置、固定的治疗场所、频率、治疗的时间、预约及付费的方式等。这些相对标准化的治疗设置有助于治疗者更好地处理分析过程中的治疗关系、移情等问题,更敏锐地发现患者潜意识中的心理症结。经典的精神分析治疗需要时间较长,每次约50分钟,每周3次,一般需要300~500次。因此治疗过程少则半年,长则2~4年。治疗者需要受过严格的精神分析专门训练。

2. 治疗开始 患者在安静的环境里斜躺在舒适的沙发椅上,将身体放松,进行自由联想。治疗者坐在患者头顶方向,避免患者看见治疗者的面部而引起情绪反应,但治疗者又能够随时倾听和观察患者。治疗者认真倾听患者的自由联想,仅偶尔提些问题或做必要的解释。当患者无话可谈时,治疗者适当进行引导,使之继续下去,直至约定的时间。

3. 治疗的深入 以阻抗和移情的出现为特点。治疗者在倾听患者的自由联想时,往往需要耐心,不是被动地只是听取患者的故事,而是高度集中注意力,跟随患者的联想走进患者的潜意识世界,和患者一起在其潜意识世界中观察,跟随患者的体验和感受,努力发现阻抗之所在及有意义的个人资料,观察和体验来自患者的移情反应,对患者的移情反应采取接纳、节制的态度。治疗者在治疗中需不断反思自己潜意识的反应,发现并处理自己的反移情,并努力维护治疗性关系。

4. 结束前的分析 在精神分析诊断基础上,通过分析患者的阻抗、移情及梦的内容,形成治疗的思路。重点是对移情的修通和解释。处理移情、解释的技巧及把握解释的时机在此阶段具有重要的作用。最后,患者能从现实的态度,接受自己的过去和现在,更客观地、理性地重新认识自己,恢复来自内在的安全感、自尊、自信,接受治疗的结束,并将治疗中的建设性因素带到未来的生活中,使症状得以消除,人格得以成长。

精神分析疗法主要应用于各种神经症患者,某些人格障碍者以及心身疾病的某症状。经验证明,那些职务较高、聪明、善于言辞而且颇具财力的人,易于从精神分析疗法中受益。

二、行为疗法技术与临床应用

行为疗法(behavior therapy, BT)是一种传统的心理治疗方法,是在行为主义理论基础上发展起来的心理治疗技术,是当代心理治疗中影响较大的派别之一。行为疗法认为人类所有行为都是学习而来的,异常行为也是学习所得,要改变异常行为必须根据学习理论,通过观察、模仿、强化等学习方式来获得新的适应良好的行为。因此,行为治疗的目的就是要消除那些习得的不良行为和习惯。行为疗法常用的方法有系统脱敏法、厌恶疗法、满灌疗法、标记奖励法、生物反馈疗法、行为训练等。

(一)系统脱敏法

系统脱敏法(systematic desensitization)又称交互抑制法,是由美国心理学家沃尔普(Wolpe)在 20 世纪 50 年代末发展起来的,利用对抗性条件反射原理,循序渐进地克服或消除神经症性反应的治疗方法。系统脱敏疗法认为,人在放松和焦虑的时候,肌肉处于拮抗状态,因此,我们可以帮助患者掌握放松的技术来对抗焦虑,达到治疗的目的。这种方法是按照等级将患者逐渐暴露于能够引起其焦虑、恐惧等强烈情绪反应的情境中,并采用放松技术来对抗该种情绪状态,使其逐渐适应,达到治愈的目的。治疗步骤如下:

1. 学习放松技巧 首先让患者学会放松,可让其靠在沙发上,选择让自己舒适的体位坐好,想象自己处于某一放松的情境中,例如躺在草地上或者在林荫小道上漫步,可配以音乐,让患者处于一种平静的状态。治疗者可运用轻松、愉悦的声音引导患者从头至脚依次放松自己的全身。每日一次,每次 20~30 分钟,可根据情况适当延长,一般 6~8 次就可学会放松,患者即可在家中练习,直至运用自如。

2. 划分焦虑等级 把能引起患者焦虑的情境按焦虑强度由弱到强的顺序排列,各等级之间的级差要均匀。每一级刺激因素引起的焦虑,应小到能被全身松弛所拮抗的程度,焦虑等级的划分一般在 10 级左右。

3. 实施系统脱敏 先进行想象脱敏再进行现实脱敏。首先让患者想象最低等级的刺激事件或情境,当其感到焦虑紧张时,令其停止想象,并全身放松,直至想象这一刺激不再紧张焦虑,之后进入高一等级的刺激想象。一般经过数次想象脱敏后,对最高等级刺激事件不再焦虑即可转入现实脱敏,从低到高,逐级训练,以达到全身适应。

时间安排上,第一步周期通常为 2 周,患者实践中每次达到放松目的的时间大约在 15~20 分钟;第二步周期为 1 周,患者实践中每次达到放松目的的时间大约在 5~7 分钟;第三步周期为 1 周,患者在不同焦虑情境的干扰下,用 2~3 分钟的时间达到放松目的;以后的周期中让患者逐渐、快速地面对焦虑场景而放松自己。重要的是在患者出现这些焦虑时尽早使用此技术,以免患者从焦虑发展到惊恐障碍。

系统脱敏法就是通过学习与原不良反应相对立的反应方式,从而建立起一种习惯于接触有害的不良刺激后不再敏感的正常行为的治疗方法。现在应用系统脱敏疗法消除运动员在比赛时的紧张情绪,以及学生的考前焦虑是十分有效的。

> ### 案例分析
>
> 一名 18 岁专科一年级男生,家里有父亲、母亲和一个妹妹,家庭贫困,性格腼腆,不爱言语,学习勤奋,对自己要求严格。主诉最近因考试临近,感觉压力很大、焦虑,晚上失眠,身体疲惫,总是担心自己考不好,无法集中精力复习,学习效率下降,情况已经持续两周多了,近日有加重的趋势,不知如何处理,主动咨询。
>
> **请思考:**
> 1. 该同学有哪些症状?
> 2. 针对该同学的症状,给出一些心理治疗的建议。

(二)厌恶疗法

厌恶疗法(aversion therapy)又称惩罚消除法,是通过附加某种刺激,使患者在进行不适行为时,同时产生令其厌恶的心理或生理反应,使不适行为与厌恶反应建立条件反射,以后即使取消了附加刺激,只要患者进行了这种不适行为,厌恶体验照常产生,为避免厌恶体验,患者不得不中止或放弃原有的不适行为。

常用的厌恶刺激有:①电刺激;②药物刺激,如阿扑吗啡;③物理刺激,如橡皮筋等;④厌恶想象。

厌恶疗法的治疗要点:①厌恶感觉的产生必须在不良行为产生兴奋时或之前,如兴奋过后再产生厌恶感觉则难以达到效果;②刺激要达到明显厌恶的水平,强度要大;③治疗要持续到不良行为彻底消除。此外,不良行为稍有改变时应随时进行鼓励强化,并逐渐转为由患者自己做进一步自我控制。

厌恶疗法常用于治疗各种成瘾行为(药物依赖、酒精依赖、烟草依赖)、肥胖症、强迫症、性心理障碍、精神疾病等多种适应不良行为。

(三)标记奖励法

标记奖励法(token economy)又称代币券法,此疗法根据操作性条件反射的原理,用奖励的方法强化所期望的行为。

"标记"可为一种内部流通的、印有一定价值的"货币"、代用券或筹码,也可为用红旗或红星式样的印章符号。例如,患者在进行康复训练时,如重新学习使用语言、进行行走训练、日常生活技能训练等,当患者完成康复训练计划时,就给予一定的代币,以此鼓励患者主动完成康复训练。患者可累积所得代币,积累到一定程度可换取一定的奖励,奖励可以是物质的,如玩具、日常用品等,也可是精神的,如休息、出外游玩等。要让患者明确他受奖的目标行为,且奖励越及时效果越好。之所以很多人玩游戏上瘾,就是因为在游戏中的奖励是最及时的。对于那些出现毁物、伤害自己和他人身体等有严重行为障碍的儿童,对他们日常生活的要求则另有规范,例如不撕毁自己衣服或吃饭时不用手去抓食则给予较多的"代币"奖励,而这些"代币"能使他们立即获得他所期望的东西。即使正常成年人也渴望获得奖励，他们不一定在意奖品大小，更在意获奖这一过程。

标记奖励法常应用于康复训练、智残儿童、行为障碍儿童、呈现严重行为衰退的慢性精神分裂症患者，来塑造新的行为。

（四）满灌疗法

满灌疗法（flooding therapy）也称冲击疗法、暴露疗法，它与系统脱敏疗法正好相反。满灌疗法不需要进行任何放松训练，而是尽可能迅猛地引起救助者强烈的焦虑或恐惧反应，并让求助者持续一段时间暴露在现实的或想象的唤起恐怖或焦虑的刺激情境中，以校正患者对恐怖、焦虑刺激的错误认知，并消除由这种刺激引发的习惯性恐怖、焦虑反应。有人认为满灌疗法是系统脱敏法的简化，其实两者原理不同，系统脱敏法的原理是交互抑制，而满灌疗法的原理是所谓消退性抑制的，即任何强烈的情绪反应都不会长久持续，而会自行减轻或消退。这一疗法可以有效治疗一些恐惧症，如广场恐惧症、特定恐惧症等，疗法简单易行，但对患者的影响较大，风险高，一般不建议使用。

三、认知疗法技术与临床应用

认知疗法（cognitive therapy，CT）是 20 世纪 50 年代发展起来的一种心理治疗技术。其理论基础是认知学派的理论观点，该理论认为，认知活动决定人的情绪、动机和行为，所以，心理治疗的着眼点应在于信念、知觉、思维等内部思想的改变上。它试图通过帮助患者摆脱消极观念，转而接受积极思想，从而保持心身健康，达到治疗的目的。认知疗法以艾利斯的理性情绪疗法和贝克的认知疗法为代表。

（一）理性情绪疗法

理性情绪疗法（rational-emotional therapy，RET）是美国著名心理学家阿尔伯特·艾利斯（Albert Ellis）于 20 世纪 50 年代首创的一种心理治疗理论和方法，也称"合理情绪疗法"或"情绪的 ABC 理论"。艾利斯认为一切错误的思考方式或不合理信念，是导致心理障碍和行为问题的根源，可用 ABC 理论来解释这一观点。A（activating events）指诱发性事件；B（beliefs）指个体遇到诱发事件之后相应而生的信念；C（consequences）指在特定情景下，个体情绪和行为的结果。RET 理论认为 A 并不是导致 C 产生的直接原因，是经过 B 的评价解释后，才产生的 C。所以，改变不合理信念，以合理观念替代是这一治疗的核心。"ABC"理论后来进一步发展为"ABCDEF"治疗过程。通过对不合理信念的干预 D（disputing），矫正不合理认知 B，E（effective）指有效的理性信念或适当的情感行为替代非理性信念、异常的情感和行为，F（new feeling）指治疗或咨询后的新感觉。其治疗的基本过程如下：

1. 心理诊断阶段 治疗者的主要任务是：①建立良好的医患关系，帮助患者建立自信心；②找出患者情绪困扰和行为不良的具体表现（C），以及与这些反应相对应的激发事件（A），并对两者之间不合理信念（B）进行初步分析，找出患者最迫切希望解决的问题；③治疗者与患者一起协商、共同制定治疗目标，一般包括情绪和行为两方面的内容；④向患者介绍 ABC 理论，使其接受该理论，并能认识到 A、B、C 之间的关系，能结合自己当前的问题予以初步分析。

2. 领悟阶段 治疗者的主要任务是更加深入地寻找和确认患者的不合理信念，通过解释和证明使患者在更深的层次上领悟到自己的情绪和行为问题是由于自己现在所持的不合理信念造成的，因此自己应该对自己的问题负责。注意引导患者把合理信念与不合理信念、表层错误观念与深层错误观念、边缘错误观念与中心错误观念、主要错误观念与次要错误观念区分开来。从而使患者对自己的问题及其与自身不合理信念的关系达到进一步的领会。一般说来，要帮助患者实现三种领悟：①是自己的不合理信念引起了不良情绪和行为后果，而不是诱发事件本身；②患者对自己的情绪和行为问题负有责任，应进行细致的自我审查和反省；③只有纠正不合理信念，才能减轻或消除自己目前存在的症状。

3.修通阶段 治疗者的主要任务是采用各种方法与技术，对患者的非理性信念进行分析、辩论或批判，使患者不能为其非理性信念自圆其说，感到理屈词穷，真正认识到自己的非理性信念是不现实、不合乎逻辑的，从而修正或放弃自己原有的不合理信念，代之以合理信念来调整、控制自己的情绪和行为。例如治疗者采用"灾变祛除"的方法，通过严密的逻辑分析，使患者认识到自己如何过分夸大事件的灾难性后果，从而祛除这种夸张性的认知；通过"重新归因"的方法，对患者非现实的假设进行严格的逻辑批判，使其感到自己思维的非现实性，对挫折和失败更为合理地归因；通过"认知重建"的方法，使患者学会如何正确地使用思维工具来代替非逻辑的认知，建立起合理信念。

4.再教育阶段 治疗者的主要任务是巩固治疗所取得的效果，进一步帮助患者摆脱旧有的不合理信念及思维方式，使新的合理信念和逻辑思维方式得以强化。治疗的主要目的在于帮助患者在认知方式、思维过程以及情绪和行为表现等方面重新建立起新的反应模式，以减少以后生活中出现情绪困扰和不良行为的倾向。为了达到这一目的，除继续采用上述方法和技术外，还可应用技能训练，使患者学会更多应对各种问题的能力。如自信训练、放松训练，可提高患者应对焦虑性情绪反应的能力；问题解决训练、社交技能训练，可提高患者寻求问题解决的更佳方法和社会交往的能力。

（二）贝克的认知疗法

贝克认知治疗（Beck's cognitive therapy）是贝克在研究抑郁症治疗的临床实践中逐步创建的。他认为，认知是情感和行为反应的中介，引发人们情绪和行为问题的原因不是发生的事件本身，而是人们对事件的解释；认知、情绪和行为相互联系、相互影响，不良认知、负性情绪和异常行为彼此强化，形成恶性循环；情绪障碍常存在人的认知歪曲，只有识别和矫正其歪曲的认知，问题才可能改善。贝克指出，人们的认知建立在自己以往经验的态度和假设基础上，错误思维常以"自动思维"的形式出现，不容易被意识到。该疗法的基本技术有以下几种。

1.识别负性自动想法（identifying automatic thoughts） 自动想法是介于外部发生的事件和个体产生的情绪体验、行为之间的那些想法。大多数患者不能意识到这些想法的存在及其与自己情绪及行为的关系。患者在认知治疗过程中要首先学习识别这些想法，特别是在愤怒、焦虑、抑郁等情绪之前出现的那些思想。治疗者可以采用提问的方法帮助患者识别负性自动想法，也可采用填空的方式引导患者发掘这些想法。例如事件或情境作为A，所产生的情绪和行为作为C，努力寻找其间的想法作为B。如果仍不能查出自动想法，可以采用想象的方法或采用角色扮演的方式来寻找。

2.识别认知错误（identifying cognitive errors） 焦虑和抑郁患者往往采用消极的方式来看待和处理一切事物，他们的观点往往与现实大相径庭，并带有悲观色彩。常见的认知错误有任意推断、选择性概括、过度引申、夸大或缩小、全或无思维、强迫观念等。大多数患者一般比较容易学会识别自动想法，但要他们识别认知错误却相当困难，因为有些认知错误相当难评价。因此，为了识别认知错误，治疗者应记下患者诉说的自动性想法以及不同的情景和问题，然后要求患者归纳出一般规律，找出其共性。

3.真实性检验（reality testing） 识别认知错误后，治疗者和患者要一起设计严格的真实性检验，即检验并诘难错误信念，这是认知治疗的核心。在治疗中鼓励患者将其自动想法当作假设来看待，并设计一种方法来调查、检验这种假设。结果患者会发现95%以上的调查时间里这些想法和认知是不符合实际的。

4.去注意（decentering） 大多数抑郁和焦虑患者感到自己是人们注意的中心，自己的一言一行都受到他人的"评头论足"。因此,一致认为自己是脆弱的、无力的。如果某患者认为自己的服装式样稍有改变,就会引起周围每一个人的注意和非难,治疗计划则要求患者的衣着不像以往那样整洁,然后去沿街散步、跑步,并要求患者记录不良反应发生的次数,结果患者发现几乎很少有人会注意到自己的言行。

5. 监察焦虑水平(monitoring anxiety level) 许多慢性甚至急性焦虑患者往往认为自己的焦虑会一成不变地存在下去,但实际上,焦虑的发生是波动的。如果人们认识到焦虑有一个开始、高峰和消退过程的话,就能够比较容易地控制焦虑。因此,鼓励患者对自己的焦虑水平进行自我检测,促使患者认识焦虑波动的特点,增强抵抗焦虑的信心,是认知治疗的一项常用手段。有人说"你无法防止焦急的鸟儿从你头顶上飞过,但你能阻止它在你头上筑窝。"

认知疗法对轻度至中度的抑郁症及非精神病性抑郁最为有效,对躯体疾病或生理功能障碍伴发的抑郁状态也有较好的疗效,内因性抑郁或精神病性抑郁则需配合药物治疗。对其他如广泛性焦虑症、惊恐障碍、恐怖性强迫症、酒瘾、药物成瘾等心理障碍以及偏头痛、慢性疼痛等心身疾病也有较好的疗效。

四、当事人中心疗法技术与临床应用

当事人中心疗法,又称来访者中心疗法(client-centered psychotherapy)是以"人本主义"哲学思想为基础的一种心理治疗方法。这里主要介绍由卡尔·罗杰斯(Carl Rogers)创立的来访者中心治疗。

当事人中心疗法以自我实现理论为基础,认为人有一种与生俱来的自我实现的倾向和发展的潜能。罗杰斯(1967年)以来访者中心治疗的基本假设归纳成一句话:"如果我能提供某种特定形式的关系,以及其他人发现自己有能力去运用这种关系以促进成长及改变,则个人的发展就随之而发生。"当事人中心疗法的治疗目标在于帮助个人更为独立与整合。它注重于人本身,而不是长久的问题。罗杰斯认为,"治疗的目的不仅在于解决问题,更在于协助患者成长,这样患者就更能克服目前和将来所面对的问题。"其常用的基本技术包括以下几种:

1. 建立具有疗效的治疗关系 当事人中心疗法强调治疗者的态度、个人特质、治疗关系的性质是治疗过程中首要决定因素。治疗者要为患者营造安全信任、尊重温暖、自由表露的气氛,罗杰斯相信患者完全有自我解决问题的潜能,让他在特定的治疗关系中发现自己的能力,促成人格的改变。

2. 真诚一致(congruence) 指治疗者自身的和谐一致,是治疗关系中最重要的条件之一,治疗者要做到表里一致、不掩饰或歪曲自己的情感,不要将自己藏在专业治疗者的面具后面,要真实可靠地以真正的自己投入到咨询关系当中。治疗者在任何情境中都必须做到对来访者以诚相待,这样患者才能畅所欲言。

3. 无条件积极关注(unconditional positive regard) 无条件是指不抱有任何企图和要求,对患者的接纳与关怀是无条件的;积极关注是指尊重、温暖、接纳和认可,治疗者不用道德标准或自我价值判断来衡量来访者。完全接纳患者的独特个体、价值体系,尊重患者自我决定,不代替其做任何选择和决定,全心关注、认真聆听患者的诉说,并给予准确回应。无条件的尊重和接纳患者一切真实情感,有助于去除他们自我概念中有条件关系的"条件"。例如,有些妈妈会对哭泣的孩子说"再哭,妈妈就不要你了",这句话说明妈妈的爱是有条件的,导致孩子压抑情绪不敢真实表达自己,无条件的爱就是"无论你哭与不哭,妈妈都爱你"。

4. 共情(empathy) 指治疗者感同身受、设身处地地去理解、体验患者的情绪和感受,不带有任何偏见和价值评判地进入到对方的内心世界。用患者的感受和视角看待他的问题和情绪。共情是以人为中心疗法的关键点，是促进和支持患者进行自我探索的核心。

要达到共情，治疗者首先要放下自己的主观的参照标准，进行有效的聆听，设身处地地从患者的参考标准来看事物和感受事物；其次，共情的重点是感受患者的情绪和感受，而不是患者的想法和认识；第三，共情不是认同患者的认识和感受，治疗者对患者的感受准确有效的表达，使其感受真正被理解，在双方之间建立心灵沟通的桥梁，患者愿意进行更深入开放地自我表达和自我探索，从而使自我变得更为协调和适应。

当事人中心疗法在某种程度上对所有的人都适用，已被广泛应用于个体治疗、团体治疗、家庭治疗和危机干预等临床领域。适合解决焦虑、酗酒、身心障碍、恐惧症、人际交往问题、情绪障碍、慢病自我管理、肿瘤疾患及人格分裂等相关的临床心理问题。

五、支持性心理疗法技术与临床应用

支持性心理疗法（supportive psychotherapy）由伯莱安·索恩（Brian Thorne）于 20 世纪 50 年代首先提出的，简称支持疗法。该疗法首先要求医师在建立良好医患关系基础上，通过交谈互动过程对患者的心身产生积极的影响；其次要科学地运用各种心理支持手段，其目标不是改变患者的人格，而是要加强患者对精神应激的防御能力，帮助患者控制混乱的思想和感情，重建心理平衡。其基本的治疗方法包括：

1．倾听 治疗者在详细了解患者的病史后，认真倾听患者对疾病的感受，对他们的痛苦给予高度的重视和同情，让患者感觉到自己并不是孤立的，以便更好地与其建立起信任的关系。治疗者的同情、理解、安慰等积极态度，可以极大地鼓舞患者树立勇气和信心，使其能顺利渡过困境。另外，患者的倾诉也可起到疏泄郁闷情绪的作用。

2．解释 解释是在良好医患关系的基础上，治疗者对患者问题的实质及所具备的潜能和解决问题的实际能力有了充分的了解后，用通俗易懂的语言实事求是地向患者说明道理，讲清问题的原因、性质、程度、处理方案等，解除其顾虑，缓解或消除其紧张、焦虑情绪，使患者树立信心，积极配合治疗。解释之所以能起到支持作用，就在于能消除患者因对疾病知识的缺乏而带来的心理压力。

3．保证 是治疗者客观明确地对疾病的可能预后给予客观的说明，以消除患者的疑虑和错误观念。在患者存在着明显的紧张、焦虑、抑郁等负性情绪时，适当的保证是非常有益的。提出的保证要有足够的依据，不能信口开河，否则患者会对治疗者失去信任。

4．指导 直接指点和示意患者做什么、怎么做，以减轻疾病引起的心理压力。指导是支持性心理治疗的重要手段之一。指导是跟患者一起分析，寻求应对困难或处理问题的恰当方法，并指导和建议患者正确选用。指导的内容多种多样，包括日常生活方面、工作方面、学习方面、家庭方面、社会交往方面等。指导一定要明确且具有可行性。

5．鼓励 通过鼓励可以增强患者克服困难治疗疾病的信心，使患者充分发挥其主观能动性，调动治愈疾病的潜能。鼓励必须根据患者的情况合理使用，一般在情绪低落、缺乏自信心时进行。鼓励一定要针对患者的具体情况，不要鼓励患者去做实际上办不到的事，这样会起到相反的作用。

6．改善环境 主要是指改善不利于患者心理问题解决的社会环境，如改善不利于患者心理问题的生活、工作环境，除去患者人际关系中的不利因素（如指责、争吵、过多关注某些症状等）。帮助患者利用社会支持系统，学会自助，增强其社会适应能力，为患者营造一个良好的工作、生活氛围。

支持性心理治疗是临床上最基本的心理治疗模式，其方法是灵活多样的，没有固定的模式。无论用什么方式给患者以支持，最根本的是了解，了解本身对患者就是一种有力的支持。

六、团体心理治疗技术与临床应用

团体心理治疗(group psychotherapy)是指在团体情境下提供心理帮助的心理治疗。是通过团体内的人际交互作用,促使个体在互动过程中通过观察、学习、体验,认识自我、探索自我、接纳自我,调整和完善与他人的关系,学习新的态度与行为方式,以发展良好的生活适应的助人过程。

最早提出并使用"团体心理治疗"概念的是维也纳精神科医生莫里诺(J. L. Moreno),他首创了一种以现实生活为模式的团体心理治疗的方法——心理剧(psychodrama)。当代团体心理治疗最具影响力的治疗师欧文·亚隆(Irvin D. Yalom)认为:团体心理治疗是如何帮助病人的?如果我们能对这个看似幼稚的问题作出准确而肯定的回答,我们就能用核心的组织原则来处理心理治疗中最令人苦恼和最有争议的问题。

团体心理治疗因团体的目标、发展阶段、参加对象和规模的不同采取不同的方法和治疗模式。但所有的团体心理治疗都遵循以下准备和实施流程。

1. 团体治疗师的确定 团体心理治疗的最关键因素在于团体治疗师,一般称为团体领导者(group leader)。团体领导者必须掌握团体心理治疗的理论、知识、方法和技术,明确自己在团体中的职责。

2. 团体性质的选择 团体治疗师需要考虑将要带领的团体性质是结构式还是非结构式、是开放式还是封闭式、是同质的还是异质的。结构式团体是指事先有充分的计划和设计,有明确的主题和练习来带领团体;非结构式团体是指团体心理治疗过程灵活性大,主题随团体进程自然引出,一般适合年龄较长、心智成熟、表达和反思能力较强的人。开放式团体是指成员不固定,不断更换,新成员可以随时加入;封闭式团体是指一个团体的成员从开始到结束保持不变,这种团体的成员安全感和认同感更高。同质性团体指团体成员本身的条件或问题具有相似性,如大学生团体;异质团体指团体成员自身的条件或问题差异大、情况比较复杂,如年龄、经验、地位极不相同的人,差异越大,复杂程度越高,对团体领导者也更具有挑战性。

3. 团体规模的确定 团体规模就是参加团体心理治疗的人数。人数过少或者过多,都会影响团体心理治疗的效果。如果是封闭式团体心理治疗,人数不宜过多,一般小团体6~8人为宜,超过10人,容易影响团体凝聚力。

4. 团体治疗的时间、频率和场所的确定 团体心理治疗一般8~20次为宜。活动间隔每周1~2次,每次时间1~2小时。在选择团体心理治疗的场所时需要注意场所尽量选择对成员没有干扰,不会引起成员分心的场所,要能保护团体成员的隐私,有足够的活动空间,使其可以在其中走动、活动身体、围圈而坐,可以面对面交流,环境舒适而温馨,使人情绪稳定、放松。

5. 团体成员的招募 可以通过张贴海报、宣传单页、报刊、广播、网络等媒体招募成员,也可以通过个别治疗,发现来访者在心理问题方面与团体的目标接近,经介绍团体目标,征得同意,加入团体,也可以由学校老师、其他科室医生或其他治疗师转介而来。

6. 团体成员的甄选 参加团体的成员应具备以下条件:自愿参与,并期望改变自我和发展自我;愿意与人交流,并具有与人交流的能力;能坚持参加团体活动全过程,并自愿遵守团体的各项规则。但自愿参加团体心理治疗的申请者并不一定都适合成为团体成员。因此,团体治疗师还要对申请者进行筛选。常用的筛选方法有直接面谈、心理测验和书面报告。

团体心理治疗广泛应用在医院、学校、社区、企业等领域。在医疗临床心理服务中,团体心理治疗不仅应用于焦虑症、抑郁症、强迫症、恐怖症、进食障碍、物质依赖、精神病、癌症病人、艾滋病病人等患者的治疗，也应用于家庭暴力、哀伤、职业压力、慢性疼痛、教养子女问题、患者家属支持等问题的矫正或处理。

（陆　璐）

ER-10-3

扫一扫，测一测

？ 复习思考题

1. 简述心理治疗及其分类。
2. 简述精神分析疗法的基本技术。
3. 简述理性情绪疗法的理论及治疗过程。

第十一章　心理危机与危机干预技术

ER-11-1

ER-11-2

学习目标

1. 掌握危机、心理危机、危机干预的概念,危机干预的基本步骤。
2. 熟悉危机干预的基本技术。
3. 了解心理危机干预模式。

课堂互动

　　2008年5月12日,汶川8.0级特大地震造成了近十万人生命消逝,而那些在地震中逃生出来的幸存者,心理上蒙受了重大的创伤。一位小学五年级学生,在逃生时被断裂的水泥板压住左下肢,身体其他部分尚可活动,被掩埋了2小时后被救援人员发现。患者被救出后因左下肢无法保留被截肢。他平时非常喜欢体育运动,一时无法接受被截肢的现实。患者在住院期间表现为紧张,不与他人交流,易激惹,夜间易惊醒,多梦,白天的时候床稍微摇晃患者即显紧张、害怕,高声喊"地震了,赶快跑"。

请思考:

1. 患者目前的情感状态?
2. 如何进行心理危机干预?

　　危机伴随着人一生的发展,没有任何人能完全免除面对和经历危机事件。地震、海啸、火山、泥石流等自然灾害;生态环境破坏、交通事故、恐怖事件、战争等人为灾害;地方病、流行病、瘟疫等疾病;失恋、离婚、家庭暴力等人际关系问题;抑郁、焦虑等情绪问题;学业压力、职业压力等社会问题。这些危机事件只要超出了个人的承受和应对能力就可能造成心理危机,其促使医护人员必须要去认识危机并探索心理危机干预的技术方法。

第一节　概　　述

一、危　　机

(一)概念

　　危机(crisis)是指超越个体或者群体承受力的事件或境遇,导致个体处于心理失衡状态。也就是指个体运用固有应对应激的方式或机制仍不能处理目前所遇到的外界或内部应激时,所表现出一种偏离常态的反应。

(二)种类

1.鲍德温危机分类系统　　鲍德温(Baldwin)从危机的评估和干预角度,将危机分为:

（1）倾向性危机：是由外部因素引起的、急性发作的短暂反应，如失恋后的情绪反应。

（2）过渡期危机：是由预期的生活变化导致的危机，如离退休综合征、空巢综合征等。

（3）创伤性危机：是由较强大的、突如其来的、出人意料的事件引起的危机，如地震、亲人突然亡故等。

（4）发育危机：是个体在生长发育过程中出现的危机。

（5）精神病理危机：是由内在精神病理机制导致的危机，如幻觉引起的自杀、精神分裂症患者在被害妄想支配下出现的伤人行为。

2. 布拉默应用危机理论　布拉默（Brammer）从实用的角度出发，将危机分为三类。

（1）发展性危机：指在正常成长和发展过程中，急剧的变化所导致的异常反应，如子女的出生、大学毕业、退休等导致的危机。发展性危机一般认为是正常的，但所有的人和所有的发展性危机都是独特的。

（2）境遇性危机：指当出现罕见或超常事件，并且个人无法控制和预测时出现的危机，与其他危机的区别在于导致境遇性危机的事件是随机的、突然的、震撼的、强烈的和灾难性的，如突然的疾病、自然灾害等导致的危机。

（3）存在性危机：是指伴随着人生的重要哲学及心理问题，如关于人生的目的、自由、责任、独立性等出现了内部冲突和焦虑。这些往往是诸多心理困扰的深层次原因。

（三）危机的特征

世界上随时都可能有人为的灾难及自然灾害发生；每个人也可能由于某种原因，如疾病、工作压力等处于紧张、痛苦甚至自杀等心理失衡状态。危机可以成为我们成长的催化剂，也可以使一个人的心理彻底崩溃。认识危机的特征有助于个体对心理危机的理解和认识。根据吉里兰德（Gilliland）和詹姆士（James）的观点，危机有以下六个特征。

1. 双重性　即危险与机遇并存。一方面，危机是危险的，可能导致个体严重的病态，包括杀人或自杀。另一方面，危机也是一种机遇，带来的痛苦会迫使个体寻求帮助或实现突破，促进个体成长。如果个体能够利用这一机会，则危机干预能帮助个体成长和自我实现。

2. 动力性　危机会使不同的个体出现不同程度的焦虑反应，而面临危机时不同个体的应对方式也不同。如果能将危机视为蜕变的诱因和动力，积极寻求有效的解决途径，那么对个体而言，危机意味着成就一个更好的提升自己的契机。

3. 复杂性　即复杂的症状。危机的症状像一张网，个体及所处环境的所有方面都相互交织在一起。一旦危机出现，很多复杂的问题需要危机干预。个体的环境决定着处理危机的难度。家庭成员和同事是直接影响问题解决和恢复到稳定状态的重要因素。

4. 多样性　不同的个体，面对同一危机，会有不同的反应，处理的方法也就千差万别，缺乏万能或快速的解决方法。危机的产生有其复杂性，帮助处于危机中的个体需要多种因素共同参与，共同致力于危机的解决。对于那些长期存在的问题，想要完全或快速地解决并不容易。药物干预等方法可以延缓极端反应的出现，但是对于产生危机的原因没有任何影响，有时甚至会导致危机的加深。

5. 必然性　不管我们是否愿意面对，生活总是危机和挑战交织在一起的过程。在整个群体中，危机的发生是必然的。在面对危机的过程中，每个个体都在尽可能地回避危机，而回避危机常常会造成消极的毁灭性的后果，会使我们失去成长的机会。

6. 普遍性和特殊性　每个危机都伴随着不平衡和解体。危机是普遍的，是因为在特定的情况下，没有人能幸免；同时危机又是特殊的，是因为即使在同样的情境下，每个个体的反应都可能不同，有些人能成功地战胜危机，而另一些人则不能。

ER-11-3

危机的概念、种类、特征（微课）

二、心 理 危 机

（一）概念

心理危机（psychological crisis）是指个体在遇到突发事件或面临重大挫折和困难时，既不能回避又无法用现有的资源和应激方式来解决时所出现的心理反应。个体处于一种心理失衡的危机状态，存在认知、情感和行为上的功能紊乱。

卡奈尔（Cristi Kanel）认为心理危机实质上包括三方面内容：①危机事件的发生；②对危机事件的感知导致当事人的主观痛苦；③惯常的应付方式失败，导致当事人的心理、情感和行为等方面功能水平较突发事件发生前降低。

（二）心理危机的过程

人们对危机的心理反应通常经历以下四个不同的阶段：

1. 冲击期 发生在危机事件发生后不久或当时，感到震惊、恐慌、不知所措。

2. 防御期 表现为想恢复心理上的平衡，控制焦虑和情绪紊乱，恢复受到损害的认识功能，但不知如何做，会出现否认、合理化等。

3. 解决期 积极采取各种方法接受现实，寻求各种资源，努力设法解决问题。焦虑减轻，自信增加，社会功能恢复。

4. 成长期 经历了危机变得更成熟，获得应对危机的技巧。但也有人消极应对而出现种种心理不健康的行为。

（三）心理危机的结局

由于处理危机的方法不同，结局也不同，一般有四种结局：①个体能够有效地应对并顺利渡过危机，从中获得经验，学会应对危机的方法，发展和完善了自己，对个体产生积极的影响，个体心理健康水平提高；②个体虽然能够渡过危机，但并没有真正将危机造成的影响解决好，留下了心理创伤，对今后的生活造成不良影响，在一定条件下危机的不良后果会再次出现；③个体在危机开始时心理就崩溃了，如果不及时提供有效的干预和支持，可能会出现自伤、自杀、伤人等行为；④未能渡过危机而出现严重心理障碍。

对于大多数人，危机反应无论在程度上或时间上，都不会给生活带来永久或者是极端的影响。人们只是需要一定的时间去恢复他们对现状和生活的信心，另外亲友间的体谅和支持也能使他们逐步恢复。但是，如果心理危机过强，且持续时间过长，将会降低人体的免疫力，出现非常时期的非理性行为。

📋 案例分析

王某，女，是一位家庭经济困难的大学一年级学生，自幼父母离异，父亲一人靠打零工抚养三个子女。王某是家中长女，性格较为内向，但积极进取，学习成绩优异，有责任有担当，课余时间还要打工贴补家用。大一第二个学期，其父亲因突发疾病离世，对该同学造成极大的打击，导致其无心学习、处于失眠的失衡状态，陷入心理危机。

辅导员和同学们了解到王某的情况后，进行了及时的安慰、陪伴、支持、疏导。王某感受到了大家的关怀，也想到父亲生前宁可自己吃苦受累，也要鼓励子女好好读书。她有了主动摆脱不良情绪，走出心理困境的意愿。努力和同学们一起参加各项活动，锻炼自己的综合素质，以积极乐观的心态面对学习和生活。

分析此案例，该同学因父亲离世的应激性事件陷入了心理危机。而外界的应激性事件是否会转换成心理危机，和个体应对和处理该事件的能力是有关系的。所以，就个体而言，应当提高自身的抗压能力，磨炼坚强的意志，树立正确的价值观和远大的理想抱负。从而有效地应对并顺利渡过危机，发展和完善自己。

三、心理危机干预

（一）概念

危机干预（crisis intervention）是对处于心理危机状态的个体进行简短而有效的心理救助，使他们顺利地渡过心理危机，恢复正常的生理和心理状态，达到原有的社会功能水平。危机干预本质上属于支持性心理咨询和治疗的范畴，是以解决当前问题为中心的紧急和短程心理咨询和治疗。

艾格里拉（Donna C. Aguilera）和麦斯克（Janice M. Messick）认为"危机干预的最低治疗目标是在心理上帮助患者解决危机，使其功能水平至少恢复到危机前水平，最高目标是提高患者的心理平衡能力，使其高于危机前的平衡状态"。埃弗利（George S. Everly）认为主要有三个目标：减少急性的、剧烈的危机和创伤的风险；稳定和减少危机事件或创伤情境的直接的严重的后果；促进危机个体从危机事件中恢复。

危机干预主要有三个层次的目标。①最低目标：帮助处于危机状态的个体缓解心理压力，防止出现过激行为，如自杀、自伤等。②中级目标：帮助处于危机状态的个体采取积极的应对策略，获得和加强自主生活的能力，建立自信和正确的自我评价，顺利渡过危机，恢复以往的心理状态。③最高目标：帮助处于危机状态的个体将危机转化为一次成长的体验并提高个体解决问题的能力，使其更加成熟。在这三个层次的目标中，最低目标的核心是"劝阻"，中级目标的核心是"恢复"，最高目标的核心是"发展"。

（二）危机干预的对象

具体的危机干预的对象包括：①遭遇某种应激性生活事件而出现心理失衡状态的个体；②存在严重、急性的焦虑、抑郁、恐怖等负性情绪的个体；③存在自杀危险的个体；④近期丧失解决问题能力的个体；⑤适应不良的个体；⑥人际关系失调的个体。

灾害期间，需要危机干预的人群范围更加广泛，一般可分为五级。第一级：亲历灾难的幸存者、伤员、死难者家属。第二级人群：与第一级人群有密切联系的个人和家属，可能有严重的悲哀和内疚反应，需要缓解继发的应激反应；现场救护人员（消防、武警官兵、120救护人员、其他救护人员）。第三级人群：从事救援或搜寻的非现场工作人员（后援）、帮助进行地震灾难后重建或康复工作的人员或志愿者。第四级人群：受灾地区以外的社区成员，向受灾者提供物资与援助，对灾难的可能发生负有一定责任的组织。第五级人群：在临近灾难场景时心理失控的个体，易感性高，可能表现心理病态的征象。

（三）危机干预的特征

1. 时限性　心理危机一般在1~6周内消失，不超过6~8周。心理危机的持续时间一般为暂时性的，经过重新认识和调整，大多数个体可以建立新的心理平衡，渡过危机。

2. 主动性　危机中的个体会发出需要帮助的信号，愿意主动接受外部的帮助和干预。

3. 复杂性　危机往往引起个体生理和精神方面的严重病态。危机干预效果也取决于多方面的因素：个体的素质、适应能力、主动作用、帮助者的能力等。

第二节　心理危机干预模式

目前常用的危机干预模式是由贝尔金（Belkin）提出的经典危机干预模式，包括平衡模式、认知模式和心理社会转变模式。心理危机干预模式为不同的危机干预策略和方法奠定了基础，为危机干预的实践提供了理论依据。

一、平　衡　模　式

平衡模式（equilibrium model）认为危机就是一种心理失衡状态，危机干预的目的和策略是使个体恢复到危机前的心理平衡状态。平衡是指个人情绪稳定和均衡的状态，不平衡则是指情绪稳定和均衡状态的破坏。当个体用以往的方式不能解决目前的问题时，会出现心理或情绪的失衡。危机干预的本质是使危机个体的负性情绪得到宣泄，从而恢复到危机前的平衡状态。

美国心理学家凯普兰从 20 世纪 50 年代中后期开始系统研究心理危机，提出了危机干预的平衡论。他认为，每个人都在不断努力保持着一种内心的稳定状态，以使自己和环境能够和谐。当一些重大的问题或者小压力不断积累，直到积重难返，就会让人感到难以面对和把握，正常的生活秩序受到干扰，内心的紧张不断积蓄，进而导致不知所措、无所适从，甚至思维和行为都处于一种紊乱的状态，这就是失衡，即心理危机。心理危机不是疾病，是情感危机的一种反映。

心理学家 Wanson 和 Carbon（1989）在危机发展模型中指出，危机的发展一般要经历三个过程。第一，危机前平衡状态：个体应用日常的应对技巧和问题解决技术，维持与环境间的稳定状态。第二，危机产生时的状态：危机中个体出现情绪问题和危机事件发展的状态，由于不能承受极度紧张和焦虑，个体可能发生心理崩溃。第三，危机后的平衡状态：个体可能恢复到危机前的水平，也可能高于或低于危机前水平。从该模型可以看出，心理危机的产生是由于个体原有的心理平衡遭到破坏导致了失衡状态。

平衡模式适用于危机的早期干预。在危机刚刚出现时，个体措手不及不知道如何解决问题，此时危机干预者的主要任务是使其情绪得到稳定，不宜分析个体产生危机的深层原因，只有当个体自己觉得情绪稳定时，并持续一周左右才能继续往下进行干预，使其获得应付危机的能力。

二、认　知　模　式

认知模式（cognitive model）认为心理危机的形成不是事件本身引起的，而是个体对危机事件的错误评价，人们对危机事件错误的、歪曲的思维是干预的重要对象。通过校正错误的思维方式来改变不良认知，帮助危机个体克服非理性思维与自我否定，提高自我控制的能力，获得对危机的控制。

心理学家福特纳什（Fortinash）和沃瑞特（Worret）指出，在危机干预过程中最核心的是认知和决策。危机当事人对于危机情境及自身状况等的认识往往是消极和歪曲的，与实际情形大相径庭。随着消极认知的发展，其行为也趋向消极，陷入恶性循环，加之消极的自我实现预期，直至导致危机无法解决。

认知模式适合于危机趋于稳定后的危机个体。危机干预的主要任务就是改变当事人的思维方式，使其重新获得理性和自我肯定的思维。让当事人反复思考并不断强化关于危机情境的积极思维，直到危机个体变得积极主动，积极的思维代替消极、歪曲的思维。

三、心理社会转变模式

心理社会转变模式（psychosocial transition model）认为人是先天遗传和社会环境共同作用的产物，危机的产生也是由心理、社会、环境因素引起的。因此，危机干预应从这三个方面寻求方法，要求从系统的角度综合考虑各种内部外部的因素，帮助个体选择新的应对方式，善用各种社会支持与环境资源，重新获得对自己生活的自主控制能力。

心理危机既与内部的心理因素有关，也与外部的社会、环境因素有关。危机干预的目的在于测定当事人与危机有关的内部和外部困难，帮助个体选择替代其现有行为、态度和使用环境资源的方法。结合适当的内部应付方式、社会支持和环境资源以帮助个体获得对自己生活的自我控制。

心理社会转变模式适合于心理危机趋于稳定的个体。危机干预时不仅要考虑个体的心理资源和应对方式，同时要考虑个体的同伴、家庭、职业、社区等哪些影响需要改变才能解决危机。对于某些特殊的危机，如家庭暴力、虐待等，除非影响当事人的社会系统也随之改变，或者当事人能够适应危机情境各系统的动力过程，否则危机无法得到稳定或解决。

第三节　危机干预技术和基本步骤

一、危机干预的基本技术

（一）支持性技术

1. 倾听技术　倾听是建立良好关系的基本环节。建立良好的、互相信任的关系是任何形式心理危机干预的前提和基础。准确和良好的倾听技术是危机干预者必须具备的能力，有时仅仅倾听就可以帮助个体。有效倾听要求干预者将全部精力集中于当事人，建立干预双方信任关系，理解当事人语言和非语言内容。

2. 询问技术　在危机干预过程中，不可避免地需要向个体提问来了解情况。提问是否妥当对干预过程至关重要，能否得到更多的资料和有意义的反应，很大程度上取决于提问的方式。常用的提问技术有开放式提问技术和封闭式提问技术。

3. 语言反馈技术　是干预者经过分析、概括、总结、提炼，将个体的语言和思想经历用简短的语言反馈给个体，启发个体从不同的角度来剖析自己，从中发现问题的关键及解决之道。语言反馈、倾听和询问技术的联合应用，整个干预过程贯穿着情感的交流和互动，有助于干预者获取和确认关于危机个体的一些重要信息。

4. 情感反应及表达　是干预双方的情感互动，包括个体在陈述事件时的情感反应和干预者有意识和无意识的情感流露，更重要的是把个体的情感反应反馈给他，使其对自己隐藏的情绪有清晰的认识，引出其丰富的情感世界，并加以疏通、调理和释放，以促进个体的心理康复。

（二）问题解决技术

1. 紧急事件应激晤谈　米歇尔（Mitchell）提出的一种最基本的心理危机干预技术，是一种系统的通过交谈来减压的支持性团体治疗方法。通常由具有资历和经验的精神卫生专业人员指导，指导者必须对应激反应综合征和团体治疗工作有相当的了解。灾难发生后24～48小时是理想的干预时间，24小时内不进行，6周后效果甚微。紧急事件应激晤谈的对象包括灾难中涉及的所有人员。

紧急晤谈的目标是公开讨论内心感受、支持和安慰、资源动员、帮助个体在认知和感情上消除创伤体验。任务是最大限度地减轻危机事件后的心理创伤,恢复个体的心理健康。过程包括介绍阶段、事实阶段、感受阶段、症状阶段、辅导阶段、恢复阶段 6 个阶段。整个晤谈过程需要 2 小时左右完成,每次以 7~8 个人的规模为宜,严重事件后数周或数月内进行随访。

2. 着陆技术 经历了严重危机事件后,个体会出现情绪过于激动,或不可抑制地回想发生了什么。着陆技术的原理就是把个体的注意力从内心思考转回到外部世界。具体方法:让个体以一个他觉得舒服的姿势坐着,慢慢地深呼吸→让其看看周围,并说出 5 个他能看到的让人不难过的物品→慢慢地深呼吸→说出 5 种能让人听到的不让人悲伤的声音→慢慢地深呼吸→说出 5 个不让人悲伤的事情等。

3. 保险箱技术 一般都是在放松的情景下施行的,靠想象方法来完成。此技术对于帮助个体学会掌控自己的创伤性经历很有帮助,也可以用它来有意识地对心理创伤进行排挤,从而使自己,至少是短时间地,从压抑的念头中解放出来。能够把创伤性材料"打包封存"来实现个体心理功能恢复的效用。在保险箱技术中,会要求个体将创伤性材料锁进一个保险箱,而钥匙由他自己掌管,并且他可以自己决定,是否打开以及何时打开保险箱的门,来重新接触创伤性经历及探讨相关的内容。

4. 安全岛技术 是一种用想象法改善自己情绪并让个体逐渐拥有掌控感的心理学技术。该技术是可以在个体的内心深处,找到一个使他感到绝对舒适和惬意的地方,它可以是在地球上的某个地方,也可以是在一个陌生的星球上,或者任何其他可能的地方。如果可能的话,它最好存在于想象的、并非现实世界中真实存在的某个地方。关键是这个地方只有个体一个人可以进入,也可以随时离开。当然,如果个体在进入那个地方时产生强烈的孤独感的话,也可以带入一些有用的、友好的物件。

安全岛应该是受到良好的保护的地方,并且有一个很好的边界。它应该被设置为一个个体绝对有能力阻止未受邀请的外来物闯入的地方。真实的人、即使是好朋友,也不要被邀请到这个地方来。因为与其他人的关系也包含有可能造成压力的成分。在内在的安全岛上不应该有任何压力存在,只有好的、保护性的、充满爱意的东西存在。

5. 遥控器技术 是帮助个体既能直接提取自己的积极记忆和情绪,又能尝试直面自己的压力源和负面情绪,并且能将个体从负面情绪切换到积极情绪中去的一种技术。这种技术是一种自己可以单独练习的技术,它有三个功能:①帮助个体学习提取、标记并保留记忆中的美好记忆画面,以备需要时快速从记忆中提取出来,从而唤起个体的积极情绪和感觉。②帮助个体面对会引发自己不舒服感觉的压力源或负面情绪,让个体在这些不舒服的感觉中保持控制,并且能通过相应的心理技术缓解个体的不舒服感觉,从而使其获得和掌握调节自己负面情绪的方法。③心理切换功能,即帮助个体从负面情绪快速切换到正面情绪,让其快速从消极状态调整到积极状态中来。

6. 眼动脱敏和再加工技术 也称为快速眼动疗法,整合了生理学、催眠学、心理动力学、行为学和认知行为学等多学科的观点,构建了适应性信息加工模型的理论基础,通过眼动、脱敏和再加工,以帮助恢复大脑信息加工系统的平衡。这种技术是治疗创伤后应激障碍非常有效果的心理治疗方法。基本方法是治疗师通过一边让个体讲述或主动回忆创伤情境记忆,一边通过各种方式,如交替的左右眼刺激、手打拍子或听觉刺激来使个体发生模仿做梦时的快速眼动过程,其目的是使个体的左右脑能交替接受刺激影响,从而消除源自创伤的某些心理和生理症状,并将创伤情结消蚀和连接融入到新的认知体系中去,也就是通过对来访者情绪痛苦的脱敏、相关认知的重新建构、和伴随的生理警觉性的降低,使创伤性记忆得到适应性的处理,最终达到自我康复。

除了上述介绍的干预技术外,还有意义疗法、绘画疗法、阅读疗法等危机干预的技术,在危机干预过程中,主要根据个体的不同情况和危机干预者的专长,采取相应的心理干预的方法。

（三）药物疗法

药物疗法是危机医学干预的主要方法，是目前精神医学最直接、能有效地影响个体的精神和生物状况的科学手段。在创伤后应激障碍和其他危机干预中适当运用精神类的药物是非常有必要的。药物治疗由精神科医师进行。

处于应激和心理危机状态时所表现的精神错乱可涉及人类精神活动的多方面，临床表现为精神病性症状、心境症状、认知功能障碍等，并导致患者工作与学习能力下降、人际沟通困难等社会功能减退。一般以药物治疗为主，心理咨询与治疗为辅。用药前必须明确疾病的诊断，严格掌握适应证。

药物治疗在危机干预中的作用主要有：控制和改善抑郁症状、躁狂冲动行为，避免自杀行为和伤害他人的行为出现；促进情绪稳定，自知力和社会功能的恢复，促进回归社会；对睡眠障碍有良好的作用，提高睡眠质量的同时消除或缓解焦虑、恐惧等情绪；预防已有疾病的复发和恶化；增强受挫能力和处理心理应激的能力。

药物治疗的种类及作用：

1.抗精神病药物 是能够治疗精神病性症状的药物。这类药物可以有效地控制个体的精神运动性兴奋、幻觉、妄想等精神症状，在常规剂量时对人的意识活动和智能没有损害。代表药物为氯丙嗪、氯氮平、奋乃静等。

2.抗抑郁药物 是一类主要用于治疗和预防各种抑郁障碍的药物，也可治疗焦虑症、强迫症、恐怖症和惊恐障碍及神经性厌食症等疾病。代表药物为阿米替林、丙米嗪、氟西汀等。

3.抗躁狂药 是一类对情绪高涨、联想丰富、烦躁不安、活动过度等有治疗效果的药物。主要用于情感性精神障碍的治疗和预防。代表药物有碳酸锂和丙戊酸钠。碳酸锂主要治疗和预防双相情感障碍，丙戊酸钠可用于抗躁狂发作和稳定情绪。

4.抗焦虑药 是一类主要用于减轻焦虑、紧张、恐惧情绪，兼有镇静催眠作用的药物。主要有苯二氮䓬类、巴比妥类和三环类抗抑郁药，主要的代表药为艾司唑仑、苯巴比妥、氯硝西泮等，丁螺环酮为新型的抗焦虑药。

（四）护理疗法

护理疗法是心理危机干预的一种重要方法，主要包括一般护理和心理护理两类。作为心理危机干预，心理护理显得尤为重要。

1.安全护理 为个体提供安静舒适的环境，减少外界刺激。经历过危机事件的个体富有暗示性，周围的环境以及人员太复杂均容易增加新的症状或使原有症状更顽固；给个体以足够的空间，尊重其隐私；加强不安全因素和危险物品的管理，注意自杀、自伤或冲动行为的先兆。

2.生活护理 对躯体化症状，应让患者了解目前的功能障碍是短暂的，通过检查证明无器质性损伤。应使患者确信只要配合医师治疗完全可恢复健康。应激相关障碍发作期，个体进食受阻，可稍缓喂饭；对有躯体症状的个体需分散注意力或用暗示性言语引导进食；没有不良反应的个体鼓励其进食。

3.特殊护理 在有严重应激障碍发作时，应将家属隔离，护理人员必须有条不紊地进行治疗护理，并使个体明白发作不会危及生命，疾病一定能治愈。发生意识障碍时，应加强生活护理和监护，防止发生意外；遵医嘱给相应治疗药物如抗焦虑药、抗抑郁药、抗精神病药等，让个体了解和自行观察药物的作用和不良反应。在间歇期教会其放松技术，与医师合作做好暗示治疗、行为治疗、反馈治疗等，使其增强治疗信心，并争取家庭和社会支持。对有自理缺陷的患者做好晨晚间护理，加强饮食护理，保证其营养的需要，定时翻身，做好皮肤、口腔等护理，避免发生压疮。利用患者有暗示性的特点，以暗示性言语鼓励其循序渐进地加强自主功能训练。

4.心理护理 加强观察和关心患者，建立良好的护患关系。谈话时，态度和蔼，注意倾听。提问要侧重当前问题，给予简明的指导。鼓励患者回忆自己心理创伤所致应激障碍和适应障碍发作时的感受和应对方法,接纳患者的焦虑和抑郁感受,并讨论和教会应对应激相关障碍的简易方法。严密观察患者的情绪反应,适当满足其合理要求;对不合理要求应认真解释和说服,使患者和家属对应激相关障碍的发生有正确的认识;消除患者的焦虑和抑郁。应帮助患者和家属学习疾病知识,以免其担心疾病会演变成精神病。使家属理解患者的痛苦和困境,既要关心和尊重患者,又不过分迁就或强制患者。协助患者合理安排工作和生活,恰当处理与患者的关系,并教会家属正确帮助患者恢复社会功能。

二、危机干预的基本步骤

美国心理学家 Gilliland 和 James 提出的心理危机干预六步法已被广泛采用,用于帮助不同的危机个体。包括:明确危机问题、确保当事人的安全、提供支持、诊察可供选择的方案、制定计划、获得承诺。

(一)明确危机问题

危机干预的第一步是要从当事人的角度,确定个体所面临的问题和问题的严重程度,为制定干预计划奠定基础。危机干预者应当以共情、真诚、接纳和尊重的态度来确定个体危机的核心问题,建立良好的关系,取得对方的信任。

需要明确的问题:当前个体存在的主要问题是什么,诱因是什么,首要解决的问题是什么,随后要解决的问题是什么,是否需要家属和 / 或同事参与,有无严重的躯体疾病或损伤,有无自伤、自杀或他杀倾向等。

(二)确保当事人的安全

安全感是处于危机中的个体最核心的需要。在危机干预过程中,要将保证当事人的安全作为首要目标。将个体对自我和他人造成生理和心理危险的可能性降到最低。在整个评估、倾听和制订行动计划的过程中,都必须注意保证个体安全。对有自杀倾向者使其远离可能造成伤害的物品、器械、地点,进行严密的监护,确保生命安全,并注意危机干预者的安全。保证有自杀倾向者的生命安全是危机干预的首要和核心任务。

(三)提供支持

强调危机干预者与当事人的沟通与交流,使危机个体知道危机干预者是完全可以信任,是能够给予其关心和帮助的人。危机干预者必须以尊重、无条件积极关注的方式接纳个体,让个体相信这里有一个人确实很关心他,有一个环境确实让他充满安全感和归属感的。支持技术的目的是尽可能地解决个体当前面临的情绪危机,使个体的情绪得以稳定。

(四)诊察可供选择的方案

多数情况下,即使有许多变通的应对方式可供危机个体选择,但危机个体在遭受心理创伤时思维处于不灵活或僵化状态,不能恰当地判断什么是最佳选择,甚至认为无路可走了。干预者应当帮助个体调整思路,从多种不同途径思考变通的方式:环境支持,这是提供帮助的最佳资源,让个体知道现在有哪些人在关心自己;应对机制,哪些是可以用来战胜目前危机的行动、行为;积极、建设性的思维方式,用来改变自己对问题的看法并减轻应激与焦虑水平。

(五)制定计划

危机干预计划应该包括:①确定有哪些个人、组织、团体和有关机构能够提供及时的支持。②与个体讨论和选择可以采用的、具体的、积极的应对机制。制订计划的关键在于让当事人感觉到没有被剥夺其权利、独立性和自尊,让其感觉到这是他自己的计划。有些当事人往往过分关注自己的危机,不会反对干预者决定他们做什么。所以,在计划制定过程中的主要问题是提高个体的控制性和自主性,并使其相信自己的能力,战胜危机。让当事人将计划付诸实施的目的是恢复他们的自制能力和保证他们不过分依赖于干预者。

（六）获得承诺

促使当事人对自己做出承诺，同意并保证按照制定的方案进行实际行动。明确得到有自杀倾向或自杀行为的个体不再自杀的承诺，必要时将其托付给家长，结束危机干预。

危机干预的前三个步骤可以归纳为以共情、尊重、接受、中立和关心的态度进行倾听、观察、理解和做出反应。后三个步骤主要是行动，根据个体的需要和可利用的环境支持，采取相应的干预方式。在危机干预的六步法中，评估动态贯穿于始终，即根据个体的应对能力、危机事件的威胁程度及个体的能动性水平，对个体过去和现在的危机状态进行评估，就危机当事人所属何种类型做出判断。

（孟艳君）

? **复习思考题**

1. 什么是危机干预？
2. 危机干预的技术有哪些？
3. 危机干预的基本步骤是什么？

扫一扫，测一测

第十二章　患　者　心　理

PPT课件

知识导览

学习目标

1. 掌握患者和患者角色的概念，患者的需要和一般心理。
2. 熟悉不同年龄阶段患者和特殊患者的心理及心理维护。
3. 了解患者求医行为和遵医行为的影响因素。

课堂互动

　　患者张某，女，46岁，因乳腺癌进行手术。术后一周以来该患者情绪低落、常常哭泣、兴趣下降、睡眠浅、易早醒、担心自己时日不多、悲观失望；觉得失去乳房会遭别人耻笑，认为自己不再是女人了；觉得活着毫无意义，出现了轻生的念头。

请思考：

1. 张女士目前心理反应有哪些？
2. 如何对张女士进行心理维护？

　　西方医学之父、古希腊著名医生希波克拉底认为："了解什么样的人患病比了解一个人患什么病更为重要"。意思是医师不能只是关心一个人所患的疾病，同时还应关注其心理行为特征。这与当代医学中积极提倡的生物 - 心理 - 社会医学模式是一致的。个体一旦患病，正常的生活就会受到影响，整个的心理活动也会受到冲击。由于人的心身统一性，许多患者的躯体疾病和心理问题同时出现，医务人员关注患者心理与关注患者生理同等重要。

第一节　患者的一般心理特点

一、患者与患者角色

（一）患者

　　患者（patient），又称为病人，有狭义和广义之分。狭义的患者单指患有各种躯体疾病、心身疾病、心理障碍、精神疾病等的人，不论其求医与否，均统称患者；广义的患者是指接受医疗卫生服务的所有对象，包括完全健康的人，如到医院做常规体检或保健咨询的人，或整形美容医院的求美者等。广义的"患者"的概念是在生物 - 心理 - 社会医学模式指导下，人们对健康与疾病有了全新的认识后产生的。

（二）患者角色

　　每个人在社会上都同时扮演着多种角色，社会心理学理论认为，一个人就是他所扮演的各种社会角色的总和。当一个人被确诊患有某种疾病后，他就又获得了另外一个角色，即患者角色

（patient role）。患者角色，又称患者身份，这一概念是由美国社会学家帕森斯（Parsons T）提出的，是指患病个体在患病状态的同时有寻求医疗帮助的需要和行为，在患病、治疗和康复的过程，患者与家庭、社会及医务工作者之间产生的社会角色。

二、患者的需要

个体在进入患者角色后，随角色的变化其心理和行为也发生了相应的变化，产生了新的需要。因此，医务人员应该认识并尽量满足患者的各种合理需要，以促进疾病的康复。患者的一般需要包括以下几点。

（一）患者的生理需要

生理需要是人的最基本需要，患病后患者的饮食、呼吸、排泄、睡眠及躯体舒适等，可能会受到阻碍或威胁。不同疾病及病情的严重程度对生理需要的影响不同，如食管癌患者会因吞咽困难无法满足饮食需要；腹部造口引流粪便或尿液的患者，正常排泄需要受到影响；糖尿病患者为控制血糖饮食需要受限。

（二）患者的安全需要

安全需要是患者最基本和最重要的需要，也是求医的最终目的。疾病本身就是对安全需要的威胁。另外，患者在疾病诊断和治疗过程中往往会面临一些影响安全的诊疗措施，如某些诊断性检查、手术、药物治疗、交叉感染等，也使患者产生安全的需要。为了确保安全，患者往往希望了解医院、医务人员和自己所患疾病等重要信息，特别是对可能出现的不良反应、不良后果、意外情况、疾病的预后等信息极为关注。普通患者与专业医务人员对于生命安全的理解会有较大的差异。因此，医务人员要增强责任心，在医疗工作中需要通过观察和沟通等方式评估患者的安全需要，适时给予安慰、解释等；在使用任何诊疗手段，特别是侵入性诊疗措施前做好解释，以消除患者的顾虑，让患者获得充分的安全感。

（三）患者的爱与归属的需要

患者住院后，遭受着疾病痛苦的折磨，加之又生活在一个陌生的环境里，导致他们产生非常强烈的归属需要。他们需要尽快熟悉环境，能与医务人员和病友交流并被接纳；需要家庭、社会、医院及医务人员的支持；需要保持与社会的联系和交往，获得关怀、同情及理解。他们对亲友是否探视、医务人员态度如何等都特别在意。因此，医务人员要特别留意自己的言行举止，努力建立良好的医患关系。具体可根据患者的情况和医院的客观条件，安排适当的活动，调动患者的积极性；帮助患者协调好病区小群体的人际关系，使其能在温馨和谐的人际氛围和医疗环境中得到治疗。

（四）患者的尊重需要

患者进入患者角色后，原有的社会角色随之丧失或减弱，成为"弱者"，经常处于被帮助和受支配的地位。同时，患者原有的能够满足尊重需要的途径会暂时缺乏，故自我评价往往较低，但他们却对别人如何看待自己极为敏感，自尊心极易受到伤害。这就导致其在新的人际群体中，其尊重需要可能会强于健康人。不论什么背景的患者都希望得到医务人员的尊重、重视或平等对待、赞扬和鼓励；希望自己对医院、医务人员批评和建议能够得到关注和采纳；希望医务人员对自己的隐私保密，向自己提供与疾病有关的诊治信息以及体现自己的知情同意等。在临床医疗工作中，满足患者的尊重需要不仅是人文关怀，更涉及医学伦理和卫生法规，具有伦理和法律要求。

（五）患者患病时自我实现的需要

患病时，尤其是意外事故致残或遭受严重疾病打击的患者，自身能力受限，自我实现感下降。主要表现在表达个性和发展个人能力方面感到力不从心，自我实现感明显受挫。此时，患者急需医务人员、患者家庭和社会的鼓励，以帮助其树立战胜病痛的信心，提高战胜疾病的勇气。

总之,患者的心理需要会以各种方式表现出来,若得不到及时的满足便会产生一些抵触行为,影响治疗和康复。医务人员在医疗活动中应仔细观察患者的情绪变化和行为反应及其背后起决定作用的心理需要,在确切了解患者心理需要的基础上,根据患者心理特点加以干预。

三、患者的心理反应

个体患病后,在正常的生活模式和生存状态发生改变的同时,患者心理也受到严重冲击,导致其心理和行为发生重大变化,这些变化又对个体的认知、情绪情感、意志、自我评价乃至人格特征等产生严重影响,导致患者出现一些和健康人不同的心理现象,称为患者的心理反应。

(一)认知过程

个体知道自己患病后,会把大部分注意力从外部世界转向自身的体验和感受,较患病前更多地关心自身的机能状况,对外界关注度下降。由于感知觉的指向性、选择性、理解性和范围的改变,患者对疾病的各种症状的敏感性增强,对症状的反应也更加明显,对任何躯体的变化都可能顾虑重重。由于个体的认知、情绪、人格特征密切联系,三者之间可能产生消极的相互影响。例如,注意力的集中可能导致疼痛体验的加剧,对疾病和疼痛的评价不同也会影响对疼痛的体验,而疼痛感增加会加重患者紧张焦虑的情绪反应。

患者还会出现时间知觉、空间知觉异常等现象,如对时间的估计往往比正常人要慢,有度日如年的感觉。也有患者出现病理性的错觉和幻觉。

认知活动的其他方面同样会受到影响。如患者往往出现不同程度的记忆问题,不能回忆病史,短时记忆显著下降等。患者的思维能力下降,影响到对外界事物的判断。有些疾病(如脑血管疾病、阿尔茨海默病等)会伴有不同程度的不可逆认知功能损伤。

(二)情绪

个体意识到自己患病后,会出现各种各样的情绪反应。整个患病期间,患者的情绪也会随着病情的发展和转归发生波动。临床上常见的患者情绪问题有焦虑、抑郁、恐惧、愤怒、否认等。

1. 焦虑 焦虑是患者最常见的情绪反应。焦虑是个体对环境中即将来临的模糊的、非特异性的威胁作出反应时所经历的紧张不安的情绪状态。焦虑中通常包含有烦躁不安、担心、忧虑和害怕等成分。很多患者焦虑时伴有明显的生理反应,如心率增快、血压升高、呼吸加速、失眠、头痛等。患者产生焦虑的原因很多,例如:对疾病的性质、严重程度、转归和预后不确定;对医学检查和治疗的安全性及可靠性的怀疑;对医院陌生环境的担心和害怕等。

2. 恐惧 恐惧是某种明确的具有危险性的刺激源所引起的消极情绪反应。恐惧和焦虑不同,它有非常明确的对象。临床中有多种情况可能引起患者恐惧。比如:医院特殊的氛围;侵入性的有一定危险性的诊治手段;预后不良等。恐惧有可能导致患者出现逃避行为,如逃避必要的诊治、自欺欺人等,从而延误病情。

3. 抑郁 抑郁不等于抑郁症。患者陷入抑郁状态时的主要表现有:情绪低落、兴趣减退;感到悲观失望、自卑、自责;躯体上感觉精力耗尽、失眠、食欲减退等;社会退缩、言语减少等。严重的器官功能丧失、预后不良的疾病及某些对工作和生活有较大影响的疾病更容易使患者产生抑郁情绪。患者的个性特点、经济条件、家庭成员关系等也与其抑郁情绪的产生及严重程度有关。

4. 愤怒 愤怒是由于妨碍目的达成而造成紧张积累所产生的情绪体验。当疾病的痛苦成为正常生活学习工作的障碍时,患者往往会感到愤怒,并且认为自己患病是不公平的。因各种原因导致患者治疗受阻、病情恶化,或者出现医患冲突、纠纷,都是患者产生愤怒的原因。愤怒常常伴随着攻击行为。如果愤怒情绪指向于外,患者可能会向周围的亲人、医护人员发泄不满;如果愤怒指向于内,患者可能拒绝治疗或者出现自伤、自残,甚至自杀的行为。

5. 否认 否认是指个体有意无意否定某一事实的存在,企图降低由该事件所引起的恐惧和焦虑等情绪。弗洛伊德认为,否认是人应付危害情境的一种自我防卫方式。大量研究证明,一定程度的否认对缓解心理应激是有效。患者的否认也有类似作用,当难以承受的恶劣病情袭来时,自我否认可以避免过分的焦虑与恐惧。在一项对冠心病患者的研究中,发现有明显的否认反应者,死亡率较无此反应者要低。否认虽在一定程度上起自我保护的作用,但过度或长期否认会贻误病情。有研究发现延误诊治的乳腺癌患者大都是带有否认倾向的人。

(三)意志行为

个体患病后成为被人关照的中心,加之患病后体力下降,活动能力受限,患者可能出现消极的自我暗示,感到无力、脆弱,往往表现为主动性降低,缺乏主见,被动、过于顺从依赖,甚至可能产生退行等行为。也有患者表现为自控能力下降,敏感多疑,耐受性差,不能坚持完成疾病治疗的过程。

(四)个性

一般说来,个性具有稳定性,不会轻易改变。但有些患者会因为病情的严重程度、对疾病的认知等因素而出现个性的改变。如肝病患者易发脾气,性格暴躁等;患了传染病的人有可能由原来的外向型人格变为内向型人格,甚至回避人际交往;癌症晚期的患者可能出现性格固执等。

四、求医行为与遵医行为

人们在摆脱或适应疾病、恢复健康的过程中,会产生一系列与诊治疾病相关的行为,求医行为和遵医行为是这些行为中最主要的行为。

(一)求医行为

求医行为是指人得知自己处于疾病状态或产生病感后寻求医疗帮助的行为,是人类进行对抗疾病和保持身体健康的一种重要行为。

1. 求医行为的类型　求医决定的做出,可能是患者本身,也可能是他人或社会,可分为主动求医行为、被动求医行为和强制性求医行为三种类型。

(1)主动求医行为:即患病后主动寻求医疗机构或人员帮助,是大多数患者都会主动实施的一种求医行为,是正常的求医情况。主动求医行为也见于一些对自己身体特别关注的神经症带来躯体不适的患者,也有药物依赖的人,以及患者角色的假冒者。

(2)被动求医行为:常见于无法实施主动求医的患者或被他人发现有病,在劝说、督促下求医或被他人送往医院就诊的患者。多见于意识丧失者、自知力缺乏的精神病患者、儿童、自理能力下降或行动不便的患者。

(3)强制求医行为:亦属被动求医范畴,但更具有强制性,多为疾病本身可能会对社会、家庭造成危害者,如精神病和传染性疾病等。

2. 求医行为的影响因素　求医行为是一种复杂的社会行为,受到诸多因素影响,大致可概括为以下几个方面。

(1)对疾病症状的觉察、认识和判断水平:包括患者对疾病症状出现的频度、症状的轻重以及该病症可能导致的后果的严重性等的认识,是否有一定的医疗常识,对健康的重视程度等。

(2)社会经济地位:如有无公费医疗、医疗保险、家庭经济状况等。一般社会经济地位好的人往往更为关心自己的身体健康,而在自费医疗或需要自己承担高额医疗费用,甚至完全自付医疗费用的个体则多数为消极求医或拒绝求医,只是在迫不得已时才求医。

(3)文化教育程度:通常文化水平较高的人更能认识到疾病带来的危害,意识到及早防治的重要性,故其求医行为较文化程度低的人更积极。

(4)求医动机:包括疾病诊治、健康检查及非医疗目的的法律纠纷等。

(5)就医条件:如医疗水平、医疗设施、交通状况、居住地是否偏远、医疗卫生体制及医疗保险业务的开展与否、医疗手续是否繁杂等。

（6）求医经历：个体的求医经历往往会使其对医疗机构的信赖程度产生变化，影响求医行为。一个人在既往求医过程中对医疗机构有好的印象，他就会很乐意再次求医；在求医经历中有较强挫折感的人，其日后容易出现消极的求医行为。

（7）社会支持：如单位和亲属对求医行为的态度、关注与支持程度等。

（8）心理因素：如乐观与否、个人体验是否敏感等。

影响求医行为的因素并非单一的、绝对的，而是多种因素的综合作用。医务工作者应努力做好卫生宣教，增强人们的健康意识，激发正确的求医动机，促使患者实施恰当的求医行为。

（二）遵医行为

遵医行为是指求医行为开始以后，患者诊病、治病及预防行为与医嘱保持一致的行为。遵医行为一般分为两种类型：一种是患者服从医务人员的指导和安排，配合做好医疗、预防，称为完全遵医行为。另一种是患者不能全面遵从医务人员的指导和安排，甚至拒绝诊断治疗，称为不完全遵医行为或不遵医行为。根据国内外调查资料表明，患者不遵医行为相当普遍，约占就医人数的一半，以门诊患者、病情较轻者、慢性病患者、神经症患者为多，而急危重症患者、住院患者、有器质性病变的患者较少。

影响遵医行为的因素较多，比如：医患关系是否融洽，患者是否理解医嘱，治疗效果、患者角色是否出现偏差以及医疗费用的解决等。

综上所述，提高患者的遵医行为，需要患者及其家属、医院和社会各方面的有效配合、共同努力。患者方面，要充分认识遵医行为的必要性和重要性，了解一些有关的医药卫生知识，及时与医务人员交换意见，消除对诊断治疗的顾虑与偏见。医院方面，加强医院管理，提高全体医务人员为患者服务的素质，用精湛的技术、和蔼的态度、良好的医患关系，赢得患者的信任。医师在下达医嘱时，应尽量简明扼要，通俗易懂，并向患者作出恰当的解释说明，调动其战胜疾病的勇气和积极性，使其主动配合医师、执行医嘱。社会方面，健全医疗保健（险）制度，加强健康宣传教育，帮助人们认识到遵医的重要性。

第二节　不同年龄阶段患者的心理与维护

不同年龄阶段的患者，在生理、心理、文化以及个人经历等方面存在差异，导致患病后的心理状态也不尽相同。作为医务人员，了解不同年龄阶段患者的心理，有利于运用心理学规律和技能，有针对性地采取相应的心理护理措施。

一、儿童患者

儿童患者的突出特点是年龄小，对疾病缺乏深刻认识，心理多随活动情境而迅速变化。3岁以下的儿童，没有理解因果关系的能力，患儿可能将患病住院与父母分离理解为是对自己的惩罚，从而产生被遗弃的恐惧。医护人员应当向患儿耐心解释，安慰患儿。在讨论病情时，应避免让患儿听到。如果有必要向患儿解释病情和检查治疗的过程，要使用儿童能承受的方式，切忌采取令患儿不适甚至恐惧的表达方式。

必须住院诊治的患儿，特别是乳婴，应允许母亲陪护。儿童心理学家研究认为，儿童从6个月到1周岁是建立"母子联结"的关键期，促进儿童心理健康发展的重要因素之一是母爱，此时孩子与母亲分离，大都恐惧、焦虑和不安，经常哭闹、拒食及抗拒服药。心理学家认为，皮肤接触和被抚摸是婴儿天生的需求。儿童的皮肤饥饿现象，在家庭中可由父母的搂抱等方式满足。在医院里，护士对他们轻拍、抚摸及拥抱，可使其大脑的兴奋和抑制变得自然协调，产生如在母亲怀中的安全感。

根据第七次人口普查数据显示，我国独生子女数量已经达2亿。一旦子女生病，父母格外紧张、焦虑，大都过分照顾，夸大病情，对医护人员提出过高要求。对儿童患者的心理护理，实际上在很大程度上是对家属的心理支持。家属的心理状态对儿童患者有着直接影响。

不同年龄的儿童个性差异大，其心理特点也很不相同，年龄小的儿童患者不善于表达病情，医护人员应该仔细观察其言语和非言语行为（表情、目光、体态等），从而更准确地判定其心理状态。病房应有玩具，护士要带领儿童游戏玩耍。给患儿打针治疗时要利用儿童注意力易被转移及喜欢被表扬等特点，尽量减轻他们的疼痛感和恐惧感。另外，对于致残儿童，要倍加爱护。他们往往悲伤、恐惧、啼哭或夜里突然惊醒等，护士应经常巡视，采取适当的方式安抚。

二、青少年患者

青少年正是人生朝气蓬勃的时期，是求学、就业、成家的重要阶段。他们非常关注自身健康状况，对身体的变化较为敏感，对于自己患病这一事实感到震惊，常常通过翻阅各类医学书籍或通过搜索引擎了解疾病。但通过这些方式了解的疾病信息有可能是不准确甚至错误的。他们担心疾病耽误自己的学习和工作，对自己的学业、生活和前途有不利的影响。

青年人的情绪是强烈而不稳定的，若病情稍有好转，他们就盲目乐观，往往不再认真执行医嘱。但病程较长或有后遗症的青年患者，又易于自暴自弃、悲观失望，抑郁。由于疾病的巨大挫折，他们会出现严重的精神紧张和焦虑，甚至导致理智失控，产生自杀念头。

医护人员要特别关注青年患者的心理变化，青年期是个体兴趣广泛的时期，可从其兴趣出发耐心疏导，给予他们更多的心理支持，调动他们的积极性，及时给予恰当的鼓励。

青少年期的个体较重视自我评价，自尊心强，任何消极刺激都可能对他们造成伤害，医护人员切忌因为言语不当伤害其自尊心。

三、中　年　患　者

中年人的社会角色比较突出，既是家庭的支柱，又是社会的中坚力量，是人一生中责任最重大的阶段。当他们患病时，心理活动尤为沉重和复杂。

针对中年患者的复杂心理，医务人员首先要劝导他们真正接纳疾病，帮助他们认识到治疗疾病是当务之急，身体恢复健康是家庭和事业的基础。在日常交谈中，有意识地给他们介绍一些不耐心治病而使疾病长期迁延的实例，促使他们进入患者角色。其次，还要动员其家庭和工作单位妥善安排患者所牵挂的人和事，尽量减少其在养病治病时的后顾之忧。再次，要利用中年人世界观已经成熟稳定，对现实具有较客观的评价和判断的能力，对挫折的承受力比较强等特点，鼓励他们充分发挥主观能动性，配合医护人员诊治疾病。

四、老　年　患　者

随着医疗条件改善，人均预期寿命不断延长，老年人口迅速增加。老年人大多患有慢性和老年性疾病，一旦生病，即意味着对其健康的重大威胁，他们对自身情况的估计大多比较悲观，心理上突出表现为无价值感和孤独感，甚至是被抛弃感，非常希望被重视和被尊重。老年人的生活方式比较刻板，学习能力有所下降，患病后面对不得不改变生活习惯时不容易适应。

对于老年患者，首先，医护人员要表现出热情友好的态度，用亲切礼貌的语言详细介绍负责医师、责任护士、同室病友、饮食制度、探视制度等,帮助他们尽快熟悉环境,引导和协调患者之间、护患之间关系,鼓励他们适应新的群体生活。其次,要以通俗易懂的语言向他们说明病情的重要性、可靠性及安全措施,给他们以足够的心理上的支持,消除紧张恐惧心理。再次,对于焦虑不安的老年患者,医护人员应以良好的同理心,充分理解他们的心情,通过解释和安慰消除其焦虑不安心理,帮助他们解决困难。此外,医护人员还要注意了解老年人的生活习惯,在不影响诊治的前提下,尽可能维持老年人的习惯,这样有助于老年人尽快适应住院生活。

第三节　几种特殊患者的心理与维护

一、手术患者

(一)手术患者的心理

1. 术前心理

(1)情绪反应:最常见的是焦虑与恐惧。临床上,常见术前患者睡眠差,食欲减退,频繁向术后患者和主治医生询问与手术相关的事情,并对个人和家庭的未来充满忧虑,内疚、悲哀、失望、无助和绝望等情绪反应明显。有些患者则变得易激动,产生愤怒、忿恨和敌对情绪。上述情绪反应均会对患者的手术造成不良影响。产生情绪反应的原因:患者害怕手术和麻醉会对自己造成伤害,甚至失去生命;害怕手术引起剧烈疼痛、术后痛苦和不适;害怕手术会留下后遗症,使自己丧失工作、学习和生活能力,成为家庭和社会的负担。

(2)自我防御反应:面对由即将到来的手术引起的恐惧和焦虑,有些患者有意采用压抑和否认机制予以应付,即不让"手术会有危险"这一念头在头脑中出现,不考虑手术,不寻求甚至尽力回避有关信息。这是一种不良心态。另有一些患者可能采用转移、退行性、合理化、投射和理智化等防御机制。患者可有或无焦虑的客观症状。

(3)期望:患者在手术前都期望能得到技术高超、责任心强、关心体贴自己的医生的帮助;期望能尽可能减少术中和术后的痛苦与不适;期望医生能尽可能减少手术创伤和出血,保持脏器的完整性;期望从医务人员或有过相同经历的病友处了解有关手术与麻醉的信息,如手术中麻醉的感觉与手术过程,可能会发生的危险及应对措施。

(4)心理冲突:有些患者对手术持矛盾态度,既想通过手术去除多年的病痛,又担心手术会有生命危险,担心手术引起疼痛与痛苦,担心手术后影响工作、生活和学习,因而陷入趋避冲突之中。通常情况下,患者入院时多考虑手术能够解除自己的痛苦,满怀信心地期待着手术;但是,随着手术日期的临近,患者则开始更多地考虑手术的危险与代价,回避手术的倾向急剧增大,以致超过对手术的期待或接受。

2. 术后心理　术后患者可因多种因素导致多样的心理反应。生物学因素可诱发短暂的意识障碍。术前焦虑水平高者常在术后维持较高水平的身心反应。术后生理功能丧失和体象改变常导致抑郁、焦虑及人际关系障碍等。反复手术而久治不愈者术后心理反应强烈,可能是因为术后生活不能自理、长期卧床及术后不能继续工作等原因导致严重的心理障碍。不合理的期望与动机、对手术恢复过程缺乏理解、与医务人员之间缺乏有效的沟通、缺乏社会支持、焦虑和抑郁易感性人格等心理社会因素将对患者的手术预后产生影响。

(二)手术患者的心理维护

1. 术前患者的心理维护

(1)提供足够的信息:医务人员应耐心与病人交谈,了解其心理问题及手术动机,为其提供手术的相关信息。具体包括详细介绍病情,阐明手术的重要性及必要性,尤其是就手术安全性问题给予恰当解释,对帮助病人了解手术的目的、程序和可能发生的并发症等有重要作用;对于危险性大、手术复杂、心理负担重的患者,还可以介绍有关专家如何反复研究其病情并确定最佳手术方案的;提供有关医院规章制度的信息,帮助患者对术后生活做好心理准备。

(2)加强社会支持:做好亲朋好友的支持工作,术前让家属多陪伴患者,焦虑严重者尽可能安排与手术成功患者同住一个房间,充分利用病友间相互交流达到缓解心理压力及榜样示范的作用。

(3)放松指导:教会患者利用心理技术缓解术前焦虑。如呼吸放松法、肌肉放松法、想象放松法、分散注意法、深呼吸等,以减轻病人术前紧张与焦虑。调查显示,术前参观手术室的病人较之未参观者的焦虑水平低。术前若有条件安排病人参观手术室,也可以有效地使病人身心得以放松。

2. 术后患者的心理维护 除需要充分利用社会支持系统外,还应注意以下几点。

(1)及时反馈手术信息:术后患者从麻醉中醒过来时最希望知道的是手术成功的信息,尤其是对明显抑郁焦虑的患者,因此,应及时反馈手术完成的情况,让患者放心。但对于不利的信息一般不宜直接马上向患者反馈,可以先向家属进行反馈。

(2)处理术后疼痛:麻醉作用消失后患者最希望的是减轻疼痛,除遵医嘱正确使用镇痛剂外,医务人员要耐心倾听患者关于疼痛的主诉,鼓励其表达疼痛的感受,尊重、理解、共情患者在疼痛时的行为反应;向患者解释疼痛的原因及规律性,消除患者焦虑、紧张、恐惧和抑郁情绪;积极引导患者分散注意力、通过积极暗示、引导想象、行为疗法、生物反馈疗法和松弛疗法等减轻患者的疼痛感受。

(3)消极情绪的疏导:有些患者术后会出现抑郁情绪,表现为不愿说话、不愿活动、易激惹、厌食及睡眠不佳等,患者的这种心理状态不及时排解将影响其康复。医务人员应帮助患者克服消极情绪,必要时应根据不同情绪反应采用不同抗焦虑或抗抑郁药物。

(4)进行相关行为训练:对于一些术后留有后遗症和功能损害的患者,应鼓励其进行一些容易达到目标的操作训练,使患者产生成功感,获得心理上的支持。有些患者在住院期间习惯了别人的照顾,习惯了一切听从医护人员的安排,出院时不能及时转化患者角色。医务人员应向患者及家属介绍出院后的注意事项,做好出院指导,让患者安心出院。患者出院后也可采用电话随访的方式,了解患者的康复情况,对患者提出的疑问给出合理解释,以满足患者的需求。

知识链接

美国宾夕法尼亚大学医学院术前为每名患者做心理辅导

很多患者会在术前紧张不安,而术前程序化的交流也可能无形中加重患者的恐惧感。

美国宾夕法尼亚大学医学院意识到手术患者心理负担可能比任何治疗都显得严重,此时他们对于医务人员会产生很强的依赖心理。如果能在术前进行正确的心理指导和教育,消除患者的恐惧、焦虑情绪,对顺利开展手术大有帮助,反之,可能会对手术及预后产生一定影响。

因此,宾夕法尼亚大学医学院在术前会由医生的助理专门根据患者的年龄、性别、经历、文化水平、性格等方面的不同,区别患者的心理差异,进行有针对性的解释、开导。而这个过程为了最大限度保证患者的隐私,也是全程私密的。为了让患者获得安全感,还会依据不同的患者,用恰当的语言说明术中可能承受的痛苦,向患者适当地解释病情,介绍有关手术的内容,帮助患者解除疑虑。此外,腹式深呼吸也是最简便、最常用的诱导放松方法,帮助降低患者的焦虑、恐惧等心理反应。

二、急危重症患者

急危重症患者是指临床上起病急骤、救治困难,随时都处于死亡威胁之中的患者。常见原因有:心搏骤停、休克、昏迷、大出血、主要脏器功能衰竭、各种中毒等。这类患者除了具有一般患者的心理问题外,还有其特殊的心理特点,医疗护理中应给予高度重视。

(一)急危重症患者的心理

1.焦虑、恐惧　由于起病急骤,疾病发展迅速,患者对突如其来的疾病缺乏足够的心理准备,没有时间安排工作和家庭生活,加上疾病本身带来的痛苦,导致患者产生严重的焦虑。绝大多数急危重症患者需进入抢救室接受治疗,神志清醒的患者目睹了紧张的抢救过程或死亡的情景,可能会诱发恐惧心理,同时患者对抢救室的各种医疗设备本身也会产生恐惧心理。有些疾病本已对患者产生了心理压力,如心肌梗死患者可因持续性剧痛而产生濒死的恐惧心理,消化道出血患者看到自己大量呕血、便血可出现精神极度紧张,更加重了患者的恐惧心理。

2.愤怒　意外受伤的患者可能感觉委屈而愤怒;不治之症的患者因自认不该患某类疾病,或自感救治无望,抱怨命运不好,也容易产生愤怒情绪;此外,持续的疼痛也容易引发愤怒。患者的愤怒主要表现为烦躁、敌意仇恨、行为失控、吵闹哭泣、寝食难安,同时伴有心率加快,血压、血糖升高等。

3.孤独、忧郁　约30%的患者在入住监护室的第5天后出现孤独、忧郁情绪,且常与现实的丧失有关。其主要原因有:与外界隔离、家属探视时间短、医护人员忙于抢救工作而与其交谈机会少以及患者失去工作与生活自理能力、失去经济来源等。主要表现为消极压抑、悲观失望、自我评价降低、孤僻寡言,常感孤立无助,严重时可出现自杀倾向。

4.依赖　有些患者经精心治疗与护理,当其病情明显好转获准离开监护病房时,却因熟悉并习惯、认同监护病房环境对其生命安全有较大保障,而产生依赖心理,不愿意离开监护室。

(二)急危重症患者的心理维护

1.给予心理支持　医务人员要善于运用语言和非语言沟通技巧,建立良好的医患关系,及时给予患者心理支持。要注意认真倾听并观察患者的各种表达形式与内容,切忌只注意监护仪器而忽略患者的感受。在进行各种操作前,向患者做好解释,争取其配合,尤其对语言沟通有困难的患者,如呼吸机治疗、气管切开的患者,更应注意观察其面部表情、手势和身体姿势,必要时,通过纸笔书写进行沟通,以了解其需求,尽可能满足需要。对于病情较重且反复发作的患者,在对其病情表示理解的同时,要积极安慰、鼓励和支持患者,增强患者战胜疾病的信心。

2.稳定患者情绪　患者情绪的强烈起伏与波动会增加病情复发和恶化的可能性,因此保持患者情绪的稳定是心理维护的首要任务。稳定患者情绪的具体措施包括:①热情接待,及时向患者解释入住监护室的必要性和暂时性,说明各种设施仪器的使用目的及使用中可能发出的响声,让患者熟悉环境,有安全感,解除恐惧心理,配合治疗。②认真询问患者的病情,沉重冷静、有条不紊、技术娴熟地进行抢救和护理,切不可在患者面前手忙脚乱、惊慌失措、大呼小叫,通过熟练而稳重的言行举止给患者信任感和安全感。③避免在患者面前谈论病情,如不能在患者面前说"病情严重"之类可能会诱发患者不良情绪的话。④针对患者的愤怒,医务人员应充分理解其过激行为,不训斥患者,鼓励合理宣泄,缓解心理压力,稳定情绪。⑤告诉家属在患者面前要保持情绪稳定,不要在患者面前流露悲伤情绪,以免增加患者的心理负担,影响病情和治疗效果。

3.帮助患者克服依赖心理　对于已经习惯了监护室环境和医护人员的特殊照顾而产生依赖心理的患者,医务人员要提前耐心告诉患者离开监护室的必要性;同时也要让患者意识到普通病房完全能够保证其治疗与护理,是安全的;并将其即将离开监护室解释为病情好转和患者积极配合的结果,从而为离开监护室做好准备,避免依赖心理的产生。

三、慢性病患者

慢性病指病程超过 3 个月、症状相对固定、常常缺乏特效治疗的疾病,如原发性高血压、冠心病、糖尿病等。慢性病多数是心身疾病,心理社会因素在其疾病的发生发展过程中具有重要影响。

(一)慢性病患者的心理

1. 紧张焦虑　患者担心疾病出现不良后果,对躯体的各种感受都较敏感,对自己身体的细微变化感受性明显增高,尤其对疾病的症状反应明显,常为病情的反复而紧张焦虑。

2. 抑郁心境　慢性病长期迁延不愈,使得患者长期受病痛折磨,正常的工作、学习和生活受到影响,患者感到沮丧、失望、自卑和自责,往往容易失去对生活的热情。严重者行为消极被动,甚至觉得生不如死,产生自杀念头。

3. 怀疑心理　慢性病通常病因复杂、病程长且见效慢,患者对治疗缺乏信心,不积极配合治疗,有的患者会反复要求会诊或改变治疗方案,甚至自行更换药物;有的患者会到不同的医院去检查和治疗。

4. 患者角色强化　慢性病患者长期休养、治疗,已习惯于别人的照顾,行为上表现出较强的依赖性,更强烈地需要他人关注。另外,长期处于患者角色使患者心理变得脆弱和社会退缩,回避复杂的现实,这些都使得患者角色行为强化。

5. 药物依赖和拒药心理　慢性疾病患者长期服用某种药物后,产生药物依赖。在因治疗需要停用或换用其他药物时,患者会紧张和担心,甚至出现一些躯体反应。有些慢性疾病患者则担心长期服用药物产生的毒副反应,产生恐惧心理,拒绝执行医嘱甚至擅自将药物换掉、扔掉,导致治疗困难。

(二)慢性病患者的心理维护

1. 改善影响疾病发生发展的心理社会因素　慢性病患者通常存在一些影响其疾病发生发展的心理社会因素,医务人员要在建立良好医患关系和充分交流的基础上,识别患者存在的各种心理社会因素,并根据患者心理特征、病情轻重和心理社会因素目前的影响力决定处理这些因素的时机与方式,并根据其自身特点帮助其寻找并实施个性化的调节方法。

2. 挖掘患者的积极潜能　慢性病患者长久地将注意力集中于躯体感受,容易导致敏感、抑郁、孤独和悲观等心理,容易形成关于自身的负性评价。针对这些心理特征,医务人员积极帮助患者挖掘自身的积极力量,充分理解接纳患者,与之进行深入的沟通,并善于发现患者的一些细小的积极的改变,加以强化和鼓励。

3. 提升和培养患者的自我管理能力　对于慢性病患者存在的依赖心理,医务人员要根据其病情和实际自理能力,鼓励和支持患者完成一些力所能及的事情。同时,引导慢性病患者做自己健康和疾病的主人,管理自己疾病的诊疗过程,理性地对待各种治疗措施,做好长期带病生活、与自己的慢性病和谐共处的准备。

四、癌 症 患 者

(一)癌症患者的心理

癌症是危害人类健康的主要疾病之一。多数癌症因转移和复发而难以治愈,使得人们往往谈"癌"色变。所以,当患者得知癌症的诊断消息后,通常出现显著的心理变化。该心理反应大致被分为如下四期。不过,由于个体差异的存在,有些患者的心理反应分期并没有那么的明显,许多的表现相互交织在一起,甚至出现跳跃。

1. 休克 - 恐惧期　患者初次得知自己身患癌症的消息时,往往反应剧烈,表现为震惊和恐惧,同时会有一些躯体症状,如心慌、眩晕及晕厥,甚至木僵状态。

2. 否认 - 怀疑期　患者从剧烈的情绪震荡中平静后,借助否认机制应对癌症诊断带来的紧张和痛苦。患者表现为开始怀疑诊断是否正确,到处求医,希望能找到一位能否定诊断的医生,希望有奇迹发生。

3. 愤怒 - 沮丧期　当努力不能改变癌症的诊断时,患者的情绪变得激惹、愤怒,甚至出现攻击性行为;同时,悲哀和沮丧的情绪油然而生,患者常常感到绝望,有的甚至产生轻生的念头。

4. 接受 - 适应期　患病的事实无法改变,患者最终会接受这个事实,但许多患者很难恢复到患病前的心境,常进入慢性的抑郁和痛苦中。

(二)癌症患者的心理维护

1. 告诉患者真实的信息　患者对所患的疾病有知情权。但是否将诊断结果直接告诉患者,怎么告诉患者,目前国内外医生在这个问题上有不同的看法,但多数学者主张在恰当的时机,将诊断和治疗的信息告诉患者。因此,在具体做法上,医务人员应根据患者的人格特征、应对方式、病情及对癌症的认识等,在充分征求患者家属的意见后,审慎灵活地决定将诊断结果告知患者的时间、地点和方法。

2. 纠正患者错误认知　随着医学科学技术的发展,恶性肿瘤患者的 5 年生存率大大提高,所以应纠正患者的"恶性肿瘤等于死亡"的认知;帮助患者了解与自己疾病相关的科学知识,接受并及早进入和适应患者的角色,配合治疗。做好健康知识宣传,倡导建立健康的生活方式。

3. 引导患者合理应用心理防御机制　癌症对患者是一种强烈的心理应激,可使患者身心受到严重的损伤,甚至出现心身交互影响的恶性循环。对于否认 - 怀疑心理的患者,应允许其在一定时间内采用否定、合理化等防御机制,让患者有一段过渡时间去接受严酷的癌症诊断事实。但是,强烈而长时间的"否认"则可能延误治疗,应加以指导。医务人员可采取支持性心理治疗、疏泄性心理指导或者转移机制,可达到"支持"和"宣泄"的双重治疗作用。

4. 加强患者的心理支持　癌症患者不仅忍受着来自躯体的各种痛苦,还承受着巨大的精神压力,给予患者强大的心理支持尤为重要。医护人员要仔细观察患者的心理状态,认真倾听患者倾诉,以启发、同情、鼓励、劝导、安慰等方式与患者沟通,以温和、沉着、带有权威性的语气告诉患者,只要与医护人员密切配合,心理支柱不垮,就能控制疾病。同时,可向患者介绍"抗癌俱乐部",鼓励其积极参与,通过与已经治愈或情绪乐观、疾病控制较好的患者进行沟通,从多方面获得支持和鼓舞。帮助患者分析造成不良情绪的原因,进行开导安慰,鼓励患者发泄情绪,表达情感,吐出心中不快。

5. 增强患者战胜疾病的信念　癌症患者一旦获悉自己患了不治之症以后,生的欲望会降低,而死的欲望会增强。医务人员应该帮助患者唤起生活的希望和求生的信念。当患者萌发希望之后,要进一步鼓励其承担力所能及的生活事项,鼓励他们敢于驾驭生活。适当的活动不仅使身体得到直接锻炼,还能从压抑、焦虑、烦恼、苦闷中解脱出来,对心理起到积极的调控作用。因此,医护人员的同情、关怀、尊重及耐心倾听患者的述说,让他们明确生活目的,看到前途希望,这是患者战胜癌症的重要精神支柱。

五、临 终 患 者

(一)临终患者的心理

临终患者是指医学上已经判定在当前医学技术条件下治愈无望,估计在 6 个月内将要死亡的人。临终患者由于疾病的折磨、对生的依恋、对死的恐惧以及对亲人的挂念等,使得其心理活动和行为反应极其复杂多变。临终关怀心理学的创始人、美国精神病学者库伯勒·罗斯(Kubler Ross)经过多年的临床观察提出,患者从获知病情到整个临终阶段的心理反应过程可分为否认期、愤怒期、协议期、抑郁期和接受期等五个阶段。

1. 否认期　当患者得知自己的疾病已进入晚期时,表现出震惊与否认,不承认自己病情的严重,听不进对病情的任何解释。

2. 愤怒期　当诊断被证实后,患者情感上仍难以接受现实,会出现烦躁、愤怒、怨恨的情绪,表现为常怨恨命运对自己不公,易采取攻击态度,甚至将怒气转移到医务人员和亲友身上,拒绝配合治疗。

3. 协议期　患者经过了愤怒期,知道抱怨是没有用的,患者开始承认并接受痛苦的现实,但是还是希望有奇迹的发生。为了尽量延长生命,他们会做出许多承诺,积极配合治疗。

4. 抑郁期　尽管采取多方努力,但病情日益恶化,患者已知自己疾病垂危,情绪反应极度低落,主要表现为对任何东西不感兴趣,有时沉默不语,有时却会绝望哭泣,甚至会出现自杀的念头。此时,患者可能急于安排后事,留下遗言。

5. 接受期　如果患者得到亲人、朋友和医务人员的情感支持,顺利渡过了抑郁期,他将进入一个崭新的心理发展阶段,即接受期。患者会感到自己已经竭尽全力,没有什么悲哀和痛苦了,于是开始接受即将面临死亡的现实,会表现更坦然的一面,他们不再抱怨命运,开始平静地接受死亡的来临。

(二)临终患者的心理维护

1. 否认期的心理维护　否认是抵御严重精神创伤的一种自我保护,医务人员应与患者坦诚沟通。既不要揭穿患者的防卫,也不要对患者撒谎,要了解患者对自己病情的认知程度,理解患者的心情,耐心倾听患者诉说,维持他们的适度希望,缓解其心灵创痛,并因势利导,循循善诱,使其逐步面对现实。

2. 愤怒期的心理维护　对于处在愤怒期的患者,医务人员应把愤怒看作是一个健康的适应性反应,对于患者不礼貌的行为应忍让克制。同时也应做好患者家属工作,共同给予患者关爱、宽容和理解,使他们能发泄自己的愤怒,宣泄他们的感情,并在必要时辅以药物稳定其情绪。

3. 协议期的心理维护　此期患者尽量用合作和友好的态度来试图推迟和扭转死亡的命运。因此,医务人员应理解这个时期患者的心理反应,并充分利用这段时间,调动患者的主观能动性,延长患者的生存时间,提高患者生存质量。

4. 抑郁期的心理维护　抑郁和悲伤对临终患者而言是正常的,医务人员应允许临终患者用自己的方式表达出自己的情绪,允许家属陪伴,让患者有更多时间和亲人在一起,并尽量帮助患者完成他们未尽的事宜。当患者谈及死亡时,家属和医务人员应当耐心倾听,及时回应,让患者感到被接纳。如果家属和医务人员此时回避谈论死亡,患者会感到自己不被理解,感到孤独和疏离。此外医务人员还要密切观察患者,注意心理疏导,预防意外事件的发生。

5. 接受期的心理维护　医务人员应让患者宁静安详地告别人世,不应过多地打扰他们,不要勉强与之交谈,但要保持适度的陪伴和支持。要尊重患者的信仰,保持患者临终前的生活质量,此期患者很少提出要求,似乎在默默等待死亡的来临,但内心是很矛盾的,口头上说不需要帮助,而在非语言行为上却希望得到安慰和支持。医务人员可通过一些语言和非语言行为表达关怀和温情,尽可能地满足和了却患者最后的心愿,使其平静安详地离开人世。

值得注意的是,在临床上临终患者的心理发展十分复杂,虽有一定规律可循,但个体差异很大,不可主观教条地套用某种理论。因此,在实际的临床医疗工作中,医务人员要因人而异,做到有效的治疗和护理。总之，在对临终患者的心理维护中，要善于观察，以减轻生理和心理上的痛苦，维护其尊严，满足其需要，树立信念，关心体贴患者为主，实时加以指导和帮助，让患者安详、平静而有尊严地走完生命的最后旅程。

（李明芳）

扫一扫，测一测

？ 复习思考题

1. 简述患者的心理需要。
2. 分析影响患者求医行为和遵医行为的因素。
3. 如何对手术病患者进行心理维护？
4. 简述临终患者五个阶段的心理特征。

表1 情商量表

一、量表正文

指导语：下面共有 50 个问题，每道题有"总是""有时""从不"3 个选项。选项没有正确或错误之分，请你按自己的实际情况迅速作答，不要花太多时间思考，也不要去猜测怎样才是正确的回答。

1. 对自己的性格类型有比较清晰的了解。
2. 无法确知自己是在为何生气、高兴、伤心或妒忌。
3. 知道自己在什么样的情况下容易发生情绪波动。
4. 即使有生气、高兴、伤心或妒忌的事也不愿或不能表达出来。
5. 懂得从他人的言谈与表情中发现自己的情绪变化。
6. 情绪起伏很大，自己都不了解自己是为什么。
7. 有扪心自问的反思习惯。
8. 不知道自己的感情是脆弱还是坚强。
9. 性情不够开朗，很少露出笑容。
10. 很难找到表达情绪的适当方式，要么表示愤怒，要么隐忍或委屈。
11. 遇到不顺心的事能够抑制自己的烦恼。
12. 情绪波动的起伏，往往不能自控。
13. 遇到意想不到的突发事件，能够冷静应对。
14. 精神处于紧张状态，不能自我放松。
15. 受到挫折或委屈，能够保持能屈能伸的乐观心态。
16. 对自己的期望很高，达不到标准时会很生气或发脾气。
17. 出现感情冲动或发怒时，能够较快地"自我熄火"。
18. 做什么事都很急，觉得自己属于耐不住性子的人。
19. 听取批评意见包括与实际情况不符的意见时，没有耿耿于怀或不乐意。
20. 对人对事不喜欢深思熟虑，主张"跟着感觉走"。
21. 在人生道路上的拼搏中，相信自己能够成功。
22. 不愿尝试所谓的新事物，对自己不会的事情会感到无聊、低级趣味。
23. 决定了要做的事不轻言放弃。
24. 一次想做很多事，因此显得不够专心。

25. 工作或学习上遇到困难,能够自我鼓励克服困难。

26. 对于自己该做的事,很难主动地负责到底。

27. 相信"失败乃成功之母"。

28. 没有必要要求自己什么,觉得自己做不到的事不如干脆放弃。

29. 事办错了,自己总结经验教训,不怨天尤人。

30. 不敢担任新的职责,因为怕自己会犯错。

31. 对同学、同事们的脾气、性格有一定的了解。

32. 在意别人对自己的看法,生活无法轻松自在。

33. 经常留意自己周围人们情绪变化。

34. 别人提出问题时会不知怎样回答才让人满意。

35. 与人交往时知道怎样去了解和尊重他人的情感。

36. 与人相处时不善于了解对方的想法或对方怎样看待事物。

37. 能够说出亲人和朋友各自的一些优点和长处。

38. 触痛别人或伤及别人的感情时自己不能觉察。

39. 不认为参加社交活动是浪费时间。

40. 别人的感受是什么对我来说没有必要去考虑。

41. 没有不愿同别人合作的心态。

42. 对单位、学校及家庭既定的制度、规则不能照章行事。

43. 见到他人的进步和成就没有不高兴的心情。

44. 对约定在先的事,无法履行兑现,或草率了事。

45. 与人共事懂得不能"争功于己,诿过于人"。

46. 担心自己的意见或建议不好时,宁愿随声附和。

47. 与人相处能够"严于律己,宽以待人"。

48. 别人不同意自己的意见时就会表现出不满,或避而远之。

49. 知道失信和欺骗是友谊的大敌。

50. 觉得委屈是解决矛盾的好方法。

二、计分

每道题选项的分值如下表所示,分别算出 1~10 题、11~20 题、21~30 题、31~40 题、41~50 题的分值,将这 5 个分值相加得 EQ 总分。

题号	A	B	C	题号	A	B	C	题号	A	B	C	题号	A	B	C	题号	A	B	C
1	2	1	0	11	2	1	0	21	2	1	0	31	2	1	0	41	2	1	0
2	0	1	2	12	0	1	2	22	0	1	2	32	0	1	2	42	0	1	2
3	2	1	0	13	2	1	0	23	2	1	0	33	2	1	0	43	2	1	0
4	0	1	2	14	0	1	2	24	0	1	2	34	0	1	2	44	0	1	2
5	2	1	0	15	2	1	0	25	2	1	0	35	2	1	0	45	2	1	0
6	0	1	2	16	0	1	2	26	0	1	2	36	0	1	2	46	0	1	2
7	2	1	0	17	2	1	0	27	2	1	0	37	2	1	0	47	2	1	0
8	0	1	2	18	0	1	2	28	0	1	2	38	0	1	2	48	0	1	2
9	2	1	0	19	2	1	0	29	2	1	0	39	2	1	0	49	2	1	0
10	0	1	2	20	0	1	2	30	0	1	2	40	0	1	2	50	0	1	2

三、解释

该情商量表 5 个维度的意义如下:

自我情绪认知:1~10 题,能立刻觉察自己的情绪,了解产生情绪的原因。

情绪调控:11~20 题,能够安抚自己,摆脱强烈的焦虑、忧郁、恐惧,控制刺激情绪的根源。

自我激励:21~30 题,能够调整情绪,让自己朝一定的目标努力,增加注意力与创造力。

他人情绪认知:31~40 题,能够察言观色,清楚地了解别人的情绪,理解别人的感受,察觉别人的真正需要,具有同情心理。

人际关系管理:41~50 题,能够理解并应对别人的情绪,建立良好的人际关系。

EQ 总分意义如下:

81~100:EQ 水平较高,情绪稳定,乐观自信,客观冷静,人际交往、处理问题及社会适应能力较强,是一种积极健康的心理状态。

41~80:EQ 水平居中,尚需保持和发扬优势面,克服不足,不断提高。

40 以下:EQ 水平偏低,情绪常波动起伏,人际交往、处理问题及社会适应能力欠缺,但也无须恐惧,应当找出薄弱环节,有针对性地加强自我修养和锻炼,以不断提高自己的情商水平与综合素质。

表 2 气 质 量 表

一、量表正文

指导语:下面 60 道题可以帮助您大致确定自己的气质类型,在回答这些问题时,您认为:符合自己情况的,记 2 分;比较符合的,记 1 分;介于符合与不符合之间的,记 0 分;比较不符合的,记 −1 分;完全不符合的,记 −2 分。请根据你看题后的第一印象尽快记分,不要在每个题目上费太多时间考虑。

---

1. 做事力求稳妥,不做无把握的事。

2. 遇到可气的事就怒不可遏,想把心里话全说出来才痛快。

3. 宁肯一个人干事,不愿很多人在一起。

4. 到一个新环境很快就能适应。

5. 厌恶那些强烈的刺激,如尖叫、噪声、危险的情境等。

6. 和人争吵时,总是先发制人,喜欢挑衅。

7. 喜欢安静的环境。

8. 善于和人交往。

9. 羡慕那种善于克制自己感情的人。

10. 生活有规律,很少违反作息制度。

11. 在多数情况下情绪是乐观的。

12. 碰到陌生人觉得很拘束。

13. 遇到令人气愤的事,能很好地自我克制。

14. 做事总是有旺盛的精力。

15. 遇到问题常常举棋不定,优柔寡断。

16. 在人群中从不觉得过分拘束。

17. 情绪高昂时,觉得干什么都有趣;情绪低落时,又觉得什么都没有意思。

18. 当注意力集中于一事物时,别的事很难使我分心。

19. 理解问题总比别人快。

20. 碰到危险情景,常有一种极度恐怖感。

21. 对学习、工作、事业怀有很高的热情。

22. 能够长时间做枯燥、单调的工作。

23. 符合兴趣的事情,干起来劲头十足,否则就不想干。

24. 一点小事就能引起情绪波动。

25. 讨厌那些需要耐心、细致的工作。

26. 与人交往不卑不亢。

27. 喜欢参加热烈的活动。

28. 爱看感情细腻、描写人物内心活动的文学作品。

29. 工作学习时间长了,常感到厌倦。

30. 不喜欢长时间谈论一个问题,愿意实际动手干。

31. 宁愿侃侃而谈,不愿窃窃私语。

32. 别人说我总是闷闷不乐。

33. 理解问题常比别人慢些。

34. 疲倦时只要短暂的休息就能精神抖擞,重新投入工作。

35. 心里有话宁愿自己想,不愿说出来。

36. 认准一个目标就希望尽快实现,不达目的,誓不罢休。

37. 学习、工作同样长的时间后,常比别人更疲倦。

38. 做事有些莽撞,常常不考虑后果。

39. 老师讲授新知识时,总希望他讲慢些,多重复几遍。

40. 能够很快地忘记那些不愉快的事情。

41. 做作业或做一件事情,总比别人花的时间多。

42. 喜欢运动量大的剧烈体育活动,或参加各种文艺活动。

43. 不能很快地把注意力从一件事转移到另一件事上去。

44. 接受一个任务后,就希望把它迅速解决。

45. 认为墨守成规比冒风险要强一些。

46. 能够同时注意几件事物。

47. 当我烦闷的时候,别人很难使我高兴。

48. 爱看情节起伏跌宕,激动人心的小说。

49. 对工作抱认真严谨,始终一贯的态度。

50. 和周围人们的关系总是相处不好。

51. 喜欢学习学过的知识,重复做自己掌握的工作。

52. 希望做变化大,花样多的工作。

53. 小时候会背的诗歌,我似乎比别人记得清楚。

54. 别人说我"出语伤人",可我并不觉得这样。

55. 在体育活动中,常因反应慢而落后。

56. 反应敏捷,头脑机智。

57. 喜欢有条理而不甚麻烦的工作。

58. 兴奋的事常使我失眠。

59. 老师讲新概念,常常听不懂,但是弄懂以后就难忘记。

60. 假如工作枯燥乏味,马上就会情绪低落。

二、计分

请将各题分数填入下表,并算出每栏的总分。

2	6	9	14	17	21	27	31	36	38	42	48	50	54	58	胆汁质
4	8	11	16	19	23	25	29	34	40	44	46	52	56	60	多血质
1	7	10	13	18	22	26	30	33	39	43	45	49	55	57	黏液质
3	5	12	15	20	24	28	32	35	37	41	47	51	53	59	抑郁质

三、解释

1. 如果某一类气质得分高出其他 3 种，均高出 4 分以上，则可定为该类气质得分超过 20 分，则为典型型；在 10～20 分之间，则为一般型。

2. 2 种气质类型得分接近，其差异低于 3 分，而且又高出其他 2 种类型 4 分以上，则可定为这 2 种气质的混合型。

3. 3 种气质得分均高于第 4 种，而且接近，则为 3 种气质的混合型。

表 3　艾森克人格问卷（EPQ）

一、量表正文

指导语：请回答下列问题。每题下面均有"是"和"否"，回答"是"时，就在"是"上打"√"；回答"否"时就在"否"上打"√"。每个答案无所谓正确与错误。这里没有对你不利的题目。请将问题的意思看明白就尽快回答，不要在每道题目上有太多思索。回答时不要考虑应该怎样，只回答你平时是怎样的。每题都要回答。

1. 你是否有广泛的爱好？	是	否
2. 在做任何事情之前，你是否都要考虑一番？	是	否
3. 你的情绪时常波动吗？	是	否
4. 当别人做了好事，而周围的人却认为是你做的时候，你是否感到洋洋得意？	是	否
5. 你是一个健谈的人吗？	是	否
6. 你曾经无缘无故觉得自己"可怜"吗？	是	否
7. 你曾经有过贪心使自己多得份外物质利益吗？	是	否
8. 晚上你是否小心地把门锁好？	是	否
9. 你认为自己活泼吗？	是	否
10. 当看到小孩（或动物）受折磨时你是否难受？	是	否
11. 你是否时常担心你会说出（或做出）不应该说（或做）的事情？	是	否
12. 若你说过要做某件事，是否不管遇到什么困难都要把它做成？	是	否
13. 在愉快的聚会中，你是否通常尽情享受？	是	否
14. 你是一位易激怒的人吗？	是	否
15. 你是否有过自己做错了事反责备别人的时候？	是	否
16. 你喜欢会见陌生人吗？	是	否
17. 你是否相信参加储蓄是一种好办法？	是	否
18. 你的感情是否容易受到伤害？	是	否

19. 你想服用有奇特效果或有危险性的药物吗?	是	否
20. 你是否时常感到"极其厌烦"?	是	否
21. 你曾多占、多得别人东西(甚至一针一线)吗?	是	否
22. 如果条件允许,你喜欢经常外出(旅行)吗?	是	否
23. 对你所喜欢的人,你是否为取乐开过过头玩笑?	是	否
24. 你是否常因"自罪感"而烦恼?	是	否
25. 你是否有时候谈论一些你毫无所知的事情?	是	否
26. 你是否宁愿看些书,而不想去会见别人?	是	否
27. 有坏人想要害你吗?	是	否
28. 你认为自己"神经过敏"吗?	是	否
29. 你的朋友多吗?	是	否
30. 你是个忧虑重重的人吗?	是	否
31. 你在儿童时代是否立即听从大人的吩咐而毫无怨言?	是	否
32. 你是一个无忧无虑、逍遥自在的人吗?	是	否
33. 有礼貌、爱整洁对你很重要吗?	是	否
34. 你是否担心将会发生可怕的事情?	是	否
35. 在结识新朋友时,你通常是主动的吗?	是	否
36. 你觉得自己是个非常敏感的人吗?	是	否
37. 和别人在一起的时候,你是否不常说话?	是	否
38. 你是否认为结婚是个框框,应该废除?	是	否
39. 你有时有点自吹自擂吗?	是	否
40. 在一个沉闷的场合,你能给大家添点生气吗?	是	否
41. 慢腾腾开车的司机是否使你讨厌?	是	否
42. 你担心自己的健康吗?	是	否
43. 你是否喜欢说笑话和谈论有趣的事?	是	否
44. 你是否觉得大多数事情对你都是无所谓的?	是	否
45. 你小时候曾经有过对父母鲁莽无礼的行为吗?	是	否
46. 你喜欢和别人打成一片,整天相处在一起吗?	是	否
47. 你失眠吗?	是	否
48. 你饭前必定洗手吗?	是	否
49. 当别人问你话时,你是否对答如流?	是	否
50. 你是否宁愿有富裕时间,喜欢早点动身去赴约会?	是	否
51. 你经常无缘无故感到疲倦和无精打采吗?	是	否
52. 在游戏或打牌时你曾经作弊吗?	是	否
53. 你喜欢紧张的工作吗?	是	否
54. 你时常觉得自己的生活很单调吗?	是	否
55. 你曾经为了自己而利用过别人吗?	是	否
56. 你是否参加的活动太多,已超过自己可能分配的时间?	是	否
57. 是否有那么几个人时常躲着你?	是	否
58. 你是否认为人们为保障自己的将来而精打细算、勤俭节约所费的时间太多了?	是	否
59. 你是否曾经想过去死?	是	否
60. 若你确知不会被发现,你会少付人家钱吗?	是	否
61. 你能使一个联欢会开得成功吗?	是	否
62. 你是否尽力使自己不粗鲁?	是	否
63. 一件使你为难的事情过去之后,是否使你烦恼好久?	是	否

64. 你是否曾坚持要照你的想法办事？	是	否
65. 当你去乘火车时，你是否最后一分钟到达？	是	否
66. 你是否"神经质"？	是	否
67. 你常感到寂寞吗？	是	否
68. 你的言行总是一致的吗？	是	否
69. 你有时喜欢玩弄动物吗？	是	否
70. 有人对你或你的工作吹毛求疵时，是否容易伤害你的积极性？	是	否
71. 你去赴约会或上班时，是否曾迟到？	是	否
72. 你是否喜欢周围有许多热闹和高兴的事？	是	否
73. 你愿意让别人怕你吗？	是	否
74. 你是否有时兴致勃勃，有时却很懒散不想动？	是	否
75. 你有时会把今天应做的事拖到明天吗？	是	否
76. 别人是否认为你是生气勃勃的？	是	否
77. 别人是否对你说过许多谎话？	是	否
78. 你是否对有些事情易性急生气？	是	否
79. 若你犯有错误，是否都愿意承认？	是	否
80. 你是一个整洁严谨、有条不紊的人吗？	是	否
81. 在公园里或马路上，你是否总是把果皮或废纸扔到垃圾箱里？	是	否
82. 遇到为难的事情，你是否拿不定主意？	是	否
83. 你是否有过随口骂人的时候？	是	否
84. 若你乘车或坐飞机外出时，你是否担心会碰撞或出意外？	是	否
85. 你是一个爱交往的人吗？	是	否

二、计分

E量表：外向 - 内向。第1、5、9、13、16、22、29、32、35、40、43、46、49、53、56、61、72、76、85题答"是"和第26、37题答"否"每题各记1分，否则记0分。

N量表：神经质（又称情绪性）。第3、6、11、14、18、20、24、28、30、34、36、42、47、51、54、59、63、66、67、70、74、78、82、84题答"是"每题各计1分，否则记0分。

P量表：精神质（又称倔强）。第19、23、27、38、41、44、57、58、65、69、73、77题答"是"和第2、8、10、17、33、50、62、80题答"否"的每题各计1分，否则记0分。

L量表：测定被试的掩饰、假托或自身隐蔽，或者测定其朴实、幼稚水平。第12、31、48、68、79、81题答"是"和第4、7、15、21、25、39、45、52、55、60、64、71、75、83题答"否"的每题各计1分，否则记0分。

三、解释

对于大学生群体，EPQ各个维度的结果解释大致如下，实际情况和其他群体请查找相应常模。

E量表分：分数高于15，表示人格外向，可能是好交际，渴望刺激和冒险，情感易于冲动。分数低于8，表示人格内向，好静，富于内省，不喜欢刺激，喜欢有秩序的生活方式，情绪比较稳定。

N量表分：分数高于14表示焦虑、忧心忡忡，常郁郁不乐，有强烈情绪反应，甚至出现不够理智的行为。低于9表示情绪稳定。

P量表分：分数高于8表示可能是孤独，不关心他人，难以适应外部环境，不近人情，与别人不友好，喜欢寻衅搅扰，喜欢干奇特的事情，并且不顾危险。

L量表分：分数如高于18，显示被试有掩饰倾向，测验结果可能失真。

表4 症状自评量表(SCL-90)

指导语:下面是症状自评量表(SCL-90),表格中列出了有些人可能会有的问题,共有90个测试项目,请仔细阅读每一条,把意思弄明白,然后根据最近一星期以内下述情况影响你的实际感觉,在5种情况中看哪一种符合,在符合的"□"内划一个"√"。其中"没有"是指自觉并无该项症状(问题),记1分;"很轻"是指自觉有该项症状,但对你并无实际影响或影响轻微,记2分;"中等"是指自觉有该项症状,对你有一定的影响,记3分;"偏重"是指自觉常有该项症状,对你有相当程度的影响,记4分;"严重"是指自觉该症状的频度和强度都十分严重,对你的影响严重,记5分。

	没有	很轻	中等	偏重	严重
1. 头痛	□	□	□	□	□
2. 神经过敏,心中不踏实	□	□	□	□	□
3. 头脑中有不必要的想法或字句盘旋	□	□	□	□	□
4. 头昏或昏倒	□	□	□	□	□
5. 对异性的兴趣减退	□	□	□	□	□
6. 对旁人责备求全	□	□	□	□	□
7. 感到别人能控制您的思想	□	□	□	□	□
8. 责怪别人制造麻烦	□	□	□	□	□
9. 忘记性大	□	□	□	□	□
10. 担心自己的衣饰整齐及仪态的端正	□	□	□	□	□
11. 容易烦恼和激动	□	□	□	□	□
12. 胸痛	□	□	□	□	□
13. 害怕空旷的场所或街道	□	□	□	□	□
14. 感到自己的精力下降,活动减慢	□	□	□	□	□
15. 想结束自己的生命	□	□	□	□	□
16. 听到旁人听不到的声音	□	□	□	□	□
17. 发抖	□	□	□	□	□
18. 感到大多数人都不可信任	□	□	□	□	□
19. 胃口不好	□	□	□	□	□
20. 容易哭泣	□	□	□	□	□
21. 同异性相处时感到害羞不自在	□	□	□	□	□
22. 感到受骗、中了圈套或有人想抓住您	□	□	□	□	□
23. 无缘无故地突然感到害怕	□	□	□	□	□
24. 自己不能控制地大发脾气	□	□	□	□	□
25. 怕单独出门	□	□	□	□	□
26. 经常责怪自己	□	□	□	□	□
27. 腰痛	□	□	□	□	□
28. 感到难以完成任务	□	□	□	□	□

续表

	没有	很轻	中等	偏重	严重
29. 感到孤独	□	□	□	□	□
30. 感到苦闷	□	□	□	□	□
31. 过分担忧	□	□	□	□	□
32. 对事物不感兴趣	□	□	□	□	□
33. 感到害怕	□	□	□	□	□
34. 我的感情容易受到伤害	□	□	□	□	□
35. 旁人能知道您的私下想法	□	□	□	□	□
36. 感到别人不理解您、不同情您	□	□	□	□	□
37. 感到人们对您不友好、不喜欢您	□	□	□	□	□
38. 做事必须做得很慢以保证做得正确	□	□	□	□	□
39. 心跳得很厉害	□	□	□	□	□
40. 恶心或胃部不舒服	□	□	□	□	□
41. 感到比不上他人	□	□	□	□	□
42. 肌肉酸痛	□	□	□	□	□
43. 感到有人在监视您、谈论您	□	□	□	□	□
44. 难以入睡	□	□	□	□	□
45. 做事必须反复检查	□	□	□	□	□
46. 难以做出决定	□	□	□	□	□
47. 怕乘电车、公共汽车、地铁或火车	□	□	□	□	□
48. 呼吸有困难	□	□	□	□	□
49. 一阵阵发冷或发热	□	□	□	□	□
50. 因感到害怕而避开某些东西、场合或活动	□	□	□	□	□
51. 脑子变空了	□	□	□	□	□
52. 身体发麻或刺痛	□	□	□	□	□
53. 喉咙有梗塞感	□	□	□	□	□
54. 感到没有前途、没有希望	□	□	□	□	□
55. 不能集中注意	□	□	□	□	□
56. 感到身体的某一部分软弱无力	□	□	□	□	□
57. 感到紧张或容易紧张	□	□	□	□	□
58. 感到手或脚发重	□	□	□	□	□
59. 想到死亡的事	□	□	□	□	□
60. 吃得太多	□	□	□	□	□
61. 当别人看着您或谈论您时感到不自在	□	□	□	□	□
62. 有一些不属于您自己的想法	□	□	□	□	□
63. 有想打人或伤害他人的冲动	□	□	□	□	□
64. 醒得太早	□	□	□	□	□
65. 必须反复洗手、点数目或触摸某些东西	□	□	□	□	□

续表

	没有	很轻	中等	偏重	严重
66. 睡得不稳不深	□	□	□	□	□
67. 有想摔坏或破坏东西的冲动	□	□	□	□	□
68. 有一些别人没有的想法或念头	□	□	□	□	□
69. 感到对别人神经过敏	□	□	□	□	□
70. 在商店或电影院等人多处感到不自在	□	□	□	□	□
71. 感到任何事情都很困难	□	□	□	□	□
72. 一阵阵恐惧或惊恐	□	□	□	□	□
73. 感到在公共场合吃东西很不舒服	□	□	□	□	□
74. 经常与人争论	□	□	□	□	□
75. 单独一人时神经很紧张	□	□	□	□	□
76. 别人对您的成绩没有作出恰当的评价	□	□	□	□	□
77. 即使和别人在一起也感到孤单	□	□	□	□	□
78. 感到坐立不安、心神不定	□	□	□	□	□
79. 感到自己没有什么价值	□	□	□	□	□
80. 感到熟悉的东西变成陌生或不像是真的	□	□	□	□	□
81. 大叫或摔东西	□	□	□	□	□
82. 害怕会在公共场合昏倒	□	□	□	□	□
83. 感到别人想占您的便宜	□	□	□	□	□
84. 为一些有关"性"的想法而很苦恼	□	□	□	□	□
85. 您认为应该因为自己的过错而受到惩罚	□	□	□	□	□
86. 感到要赶快把事情做完	□	□	□	□	□
87. 感到自己的身体有严重问题	□	□	□	□	□
88. 从未感到和其他人很亲近	□	□	□	□	□
89. 感到自己有罪	□	□	□	□	□
90. 感到自己的脑子有毛病	□	□	□	□	□

表5　抑郁自评量表（SDS）

指导语：请仔细阅读下面20个题项，根据您最近一星期的实际情况，在右侧适当的方格里划上一个√，每一题项有4个方格，表示：1 没有或很少时间；2 少部分时间；3 相当多时间；4 绝大多数或全部时间。

	1	2	3	4
1. 我觉得闷闷不乐,情绪低沉	□	□	□	□
*2. 我觉得一天之中早晨最好	□	□	□	□
3. 我一阵阵哭出来或觉得想哭	□	□	□	□
4. 我晚上睡眠不好	□	□	□	□

续表

	1	2	3	4
*5. 我吃得跟平常一样多	□	□	□	□
*6. 我与异性密切接触时和以往一样感到愉快	□	□	□	□
7. 我发觉我的体重在下降	□	□	□	□
8. 我有便秘的苦恼	□	□	□	□
9. 我心跳比平时快	□	□	□	□
10. 我无缘无故地感到疲乏	□	□	□	□
*11. 我的头脑跟平常一样清楚	□	□	□	□
*12. 我做事情像平时一样不感到困难	□	□	□	□
13. 我坐卧不安，难以保持平静	□	□	□	□
*14. 我对未来感到有希望	□	□	□	□
15. 我比平时更容易激怒	□	□	□	□
*16. 我觉得决定什么事很容易	□	□	□	□
*17. 我感到自己是有用的和不可缺少的人	□	□	□	□
*18. 我的生活很有意义	□	□	□	□
19. 假如我死了别人会过得更好	□	□	□	□
*20. 我仍旧喜爱自己平时喜爱的东西	□	□	□	□

注：*为反向计分题。

表6　焦虑自评量表（SAS）

指导语：请仔细阅读下面 20 个题项，根据您最近一星期的实际情况，在右侧适当的方格里划上一个√，每一题项有 4 个方格，表示：1 没有或很少时间；2 少部分时间；3 相当多时间；4 绝大多数或全部时间。

	1	2	3	4
1. 我觉得比平常容易紧张或着急	□	□	□	□
2. 我无缘无故感到害怕	□	□	□	□
3. 我容易心烦意乱或觉得惊恐	□	□	□	□
4. 我觉得我可能将要发疯	□	□	□	□
*5. 我觉得一切都很好，也不会发生什么不幸	□	□	□	□
6. 我的手脚发抖、打颤	□	□	□	□
7. 我因为头痛、颈痛和背痛而苦恼	□	□	□	□
8. 我感觉容易衰弱和疲乏	□	□	□	□
*9. 我觉得心平气和，并容易安静坐着	□	□	□	□
10. 我觉得心跳得很快	□	□	□	□
11. 我因为一阵阵头晕而苦恼	□	□	□	□
12. 我有晕倒发作，或觉得要晕倒似的	□	□	□	□
*13. 我吸气和呼气都感到容易	□		□	□

	1	2	3	4
续表
14. 我的手脚麻木和刺痛	☐	☐	☐	☐
15. 我因为胃痛和消化不良而苦恼	☐	☐	☐	☐
16. 我常常要小便	☐	☐	☐	☐
*17. 我的手脚常常是干燥温暖的	☐	☐	☐	☐
18. 我脸红发热	☐	☐	☐	☐
*19. 我容易入睡并且一夜睡得很好	☐	☐	☐	☐
20. 我做噩梦	☐	☐	☐	☐

注：*为反向计分题。

表7　A型行为类型评定量表

指导语：请回答下列问题。凡是符合你的情况的就在"是"字上打勾；凡是不符合你的情况的就在"否"字上打勾。每个问题必须回答。答案无所谓对与不对，好与不好。请尽快回答，不要在每道题目上作太多思考。回答时不要考虑"应该怎样"，只回答你平时"是怎样的"就行了。

1. 我常常力图说服别人同意我的观点。	是	否
2. 即使没有什么要紧事，我走路也很快。	是	否
3. 我经常感到应该做的事情很多，有压力。	是	否
4. 即使是已经决定了的事，别人也很容易使我改变主意。	是	否
5. 我常常因为一些事大发脾气或和人争吵。	是	否
6. 遇到买东西排长队时，我宁愿不买。	是	否
7. 有些工作我根本安排不过来，只是临时挤时间去做。	是	否
8. 我上班或赴约会时，从来不迟到。	是	否
9. 当我正在做事，谁要是打扰我，不管有意无意，我都非常恼火。	是	否
10. 我总看不惯那些慢条斯理、不紧不慢的人。	是	否
11. 有时我简直忙得透不过气来，因为该做的事情太多了。	是	否
12. 即使跟别人合作，我也总想单独完成一些更重要的部分。	是	否
13. 有时我真想骂人。	是	否
14. 我做事喜欢慢慢来，而且总是思前想后。	是	否
15. 排队买东西，要是有人加塞，我就忍不住指责他或出来干涉。	是	否
16. 我觉得自己是一个无忧无虑、逍遥自在的人。	是	否
17. 有时连我自己都觉得，我操心的事远超我应操心的范围。	是	否
18. 无论做什么事，即使比别人差，我也无所谓。	是	否
19. 我总不能像有些人那样，做事不紧不慢。	是	否
20. 我从来没想过要按照自己的想法办事。	是	否
21. 每天的事情都使我的神经高度紧张。	是	否
22. 在公园里赏花、观鱼等，我总是先看完，等着同来的人。	是	否
23. 对别人的缺点和毛病，我常常不能宽容。	是	否
24. 在我所认识的人里，个个我都喜欢。	是	否
25. 听到别人发表不正确的见解，我总想立即就去纠正他。	是	否

26. 无论做什么事,我都比别人快一些。 是 否
27. 当别人对我无礼时,我会立即以牙还牙。 是 否
28. 我觉得我有能力把一切事情办好。 是 否
29. 聊天时,我总是急于说出自己的想法,甚至打断别人的话。 是 否
30. 人们认为我是一个相当安静、沉着的人。 是 否
31. 我觉得世界上值得我信任的人实在不多。 是 否
32. 对未来我有许多想法,并总想一下子都能实现。 是 否
33. 有时我也会说人家的闲话。 是 否
34. 尽管时间很宽裕,我吃饭也快。 是 否
35. 听人讲话或报告时我常替讲话人着急,我想还不如我来讲。 是 否
36. 即使有人冤枉了我,我也能够忍受。 是 否
37. 我有时会把今天该做的事拖到明天去做。 是 否
38. 人们认为我是一个干脆、利落、高效率的人。 是 否
39. 有人对我或我的工作吹毛求疵,很容易挫伤我的积极性。 是 否
40. 我常常感到时间晚了,可一看表还早呢。 是 否
41. 我觉得我是一个非常敏感的人。 是 否
42. 我做事总是匆匆忙忙的,力图用最少的时间办尽量多的事。 是 否
43. 如果犯有错误,我每次全都愿意承认。 是 否
44. 坐公共汽车时,我总觉得司机开车太慢。 是 否
45. 无论做什么事,即使看着别人做不好我也不想替他做。 是 否
46. 我常常为工作没做完,一天又过去了而感到忧虑。 是 否
47. 很多事情如果由我来负责,情况要比现在好得多。 是 否
48. 有时我会想到一些坏得说不出口的事。 是 否
49. 即使让工作能力和水平很差的人当领导,我也无所谓。 是 否
50. 必须等待的时候,我总是心急如焚,"像热锅上的蚂蚁"。 是 否
51. 当事情不顺利时我就想放弃,觉得自己能力不够。 是 否
52. 若可以不买票白看电影,且不会被发觉,我可能会这样做。 是 否
53. 别人托我办的事,只要答应了,我从不拖延。 是 否
54. 人们认为我做事很有耐性,干什么都不会着急。 是 否
55. 约会或乘车、船,我从不迟到,若对方耽误,我就恼火。 是 否
56. 我每天看电影,不然心里就不舒服。 是 否
57. 许多事本来可以大家分担,可我喜欢一个人去干。 是 否
58. 我觉得别人对我的话理解太慢,甚至理解不了我的意思似的。 是 否
59. 人家说我是个厉害的暴性子的人。 是 否
60. 我常常比较容易看到别人的缺点而不容易看到别人的优点。 是 否

（李明芳）

主要参考书目

[1] 孙萍，崔秀娟. 护理心理学基础[M]. 2 版. 北京：人民卫生出版社，2020.

[2] 马辛，赵旭东. 医学心理学[M]. 3 版. 北京：人民卫生出版社，2020.

[3] 赵旭东，张亚林，等. 心理治疗[M]. 上海：华东师范大学出版社，2020.

[4] 郭念锋. 心理咨询师（基础知识）[M]. 北京：民族出版社，2012.

[5] 杨凤池，崔光成. 医学心理学[M]. 4 版. 北京：北京大学医学出版社，2018.

[6] 施剑飞，骆宏. 心理危机干预实用指导手册[M]. 宁波：宁波出版社，2016.

[7] 苏珊·艾尔斯，理查德·维泽. 医学心理学[M]. 洪炜，等译. 北京：商务印书馆，2019.

[8] 周郁秋，张渝成. 康复心理学[M]. 2 版. 北京：人民卫生出版社，2014.

[9] 孙萍. 医学心理学[M]. 4 版. 北京：北京大学医学出版社，2019.

[10] 钟志兵. 医学心理学[M]. 2 版. 北京：中国中医药出版社，2017.

[11] 欧文·亚隆. 给心理治疗师的礼物[M]. 张怡玲，译. 北京：中国轻工业出版社，2015.

[12] 布莱克曼（Jerome S. Blackman）. 101 个心理治疗难题[M]. 赵丞智，曹晓鸥，译. 北京：中国轻工业出版社，2016.

[13] 马存根. 医学心理学[M]. 5 版. 北京：人民卫生出版社，2019.

[14] 胡真，李光英. 医学心理学[M]. 3 版. 北京：人民卫生出版社，2021.

[15] 理查德 K. 詹姆斯（Richard K. James），伯尔 E. 吉利兰（Burl E. Gilliland）著. 危机干预策略[M]. 7 版. 肖水源，周亮，等译校. 北京：中国轻工业出版社，2017.

[16] 徐传庚. 医学心理学[M]. 2 版. 北京：中国中医药出版社，2018.

[17] 马克杜·兰德（V. Mark Durand），戴维·巴洛（David H. Barlow）. 变态心理学纲要[M]. 4 版. 王建平，张宁，等译. 北京：中国人民大学出版社，2009.

[18] 杰拉德·科里. 心理咨询与治疗的理论及实践[M]. 10 版. 朱智佩，陆璐，李滢，等译. 北京：中国轻工业出版社，2021.

[19] 张理义. 临床心理学[M]. 3 版. 北京：人民军医出版社，2012.

[20] 顾瑜琦，孙宏伟. 心理危机干预[M]. 北京：人民卫生出版社，2013.

[21] 施剑飞，骆宏. 心理危机干预使用指导手册[M]. 宁波：宁波出版社，2016.

[22] 姚树桥，杨艳杰. 医学心理学[M]. 7 版. 北京：人民卫生出版社，2018.

[23] 孙宏伟，冯正直. 医学心理学案例版[M]. 3 版. 北京：科学出版社，2020.

复习思考题答案要点

模 拟 试 卷

《医学心理学》教学大纲